2015—2017 年

中国居民营养与健康状况监测报告

主　编　赵丽云　丁钢强　赵文华

副主编　于冬梅　张　坚　杨丽琛

　　　　杨振宇　黄　建

人民卫生出版社

·北 京·

图书在版编目（CIP）数据

2015—2017 年中国居民营养与健康状况监测报告 /
赵丽云，丁钢强，赵文华主编 . —北京：人民卫生出版
社，2022.7

ISBN 978-7-117-33211-8

Ⅰ. ①2… Ⅱ. ①赵… ②丁… ③赵… Ⅲ. ①居民 –
合理营养 – 调查报告 – 中国 –2015–2017 ②居民 – 健康状况
– 调查报告 – 中国 –2015–2017 Ⅳ. ①R151.4②R194.3

中国版本图书馆 CIP 数据核字（2022）第 105104 号

人卫智网	www.ipmph.com	医学教育、学术、考试、健康，购书智慧智能综合服务平台
人卫官网	www.pmph.com	人卫官方资讯发布平台

2015—2017 年中国居民营养与健康状况监测报告

2015—2017 Nian Zhongguo Jumin Yingyang yu Jiankang
Zhuangkuang Jiance Baogao

主　　编：赵丽云　丁钢强　赵文华
出版发行：人民卫生出版社（中继线 010-59780011）
地　　址：北京市朝阳区潘家园南里 19 号
邮　　编：100021
E - mail：pmph @ pmph.com
购书热线：010-59787592　010-59787584　010-65264830
印　　刷：保定市中画美凯印刷有限公司
经　　销：新华书店
开　　本：787×1092　1/16　印张：21
字　　数：511 千字
版　　次：2022 年 7 月第 1 版
印　　次：2022 年 7 月第 1 次印刷
标准书号：ISBN 978-7-117-33211-8
定　　价：99.00 元

打击盗版举报电话：**010-59787491**　E-mail：WQ @ pmph.com
质量问题联系电话：**010-59787234**　E-mail：zhiliang @ pmph.com
数字融合服务电话：**4001118166**　E-mail：zengzhi @ pmph.com

《2015—2017 年中国居民营养与健康状况监测报告》

编写委员会

主 编

赵丽云　丁钢强　赵文华

副主编

于冬梅　张 坚　杨丽琛　杨振宇　黄 建

编 委

丁钢强　赵文华　赵丽云　于冬梅　张 坚　杨丽琛　杨振宇　黄 建　房红芸　琚腊红
宋鹏坤　李淑娟　王丽娟　陈 竞　李裕倩　王 睿　庞学红　胡贻椿　朴 玮　王 杰
李 敏　毛德倩　郭齐雅　许晓丽　满青青　蔡姝雅　姜 珊　毕 烨

营养与健康所管理与工作组

组织管理组

丁钢强　赵文华　刘开泰　李新威　赖建强　张 兵　孙 静　冯爱菊　何 丽　刘爱玲
许 洁　门建华　靳 云　潘丽莉　韩秀明

现场工作组

赵丽云　于冬梅　张 坚　杨丽琛　杨振宇　王京钟　房红芸　于文涛　琚腊红　满青青
宋鹏坤　李裕倩　陈 竞　王 杰　王丽娟　毛宏梅　毛德倩　刘婷婷　王晶波　李卫东
张 宇　刘小兵　吴景欢　卢佳希　宋 爽　贾珊珊　柳 桢　李丽祥　高颐雄　李淑娟
朴 玮　郭齐雅　许晓丽　贾凤梅　郭海军　刘轶群

问卷与体测组

于冬梅　赵丽云　杨振宇　王京钟　房红芸　段一凡　郭海军　于文涛　王 杰　庞学红
琚腊红　毕 烨　朴 玮　郭齐雅　许晓丽　李淑娟　贾凤梅　张 宇　吴景欢

生化检测组

张 坚	杨丽琛	黄 建	霍军生	卓 勤	宫照龙	满青青	宋鹏坤	李裕倩	宋 爽
贾珊珊	柳 桢	李丽祥	高颐雄	庞邵杰	王 慧	陈 竞	王 睿	胡贻椿	李 敏
毛德倩	李卫东	刘小兵	卢佳希	王丽娟	陈 頔	唐艳斌	姜 珊	毛红梅	王晶波
刘婷婷	李 岩	张 琳	任 硕	石丽丽	陈 曦	王同蕾	韩 超	赵金鹏	马 妍
杨 倬	秦 文	王丽媛	程家丽	马彦宁	刘轶群	刘婷婷	杨林立		

数据分析组

于冬梅	房红芸	琚腊红	李淑娟	宋鹏坤	陈 竞	王 杰	王丽娟	庞学红	郭齐雅
朴 玮	李裕倩	王 睿	毕 烨	胡贻椿	李 敏	许晓丽	毛德倩	刘小兵	卢佳希
蔡姝雅	姜 珊	王玉英	丁心悦	周 晨					

编写秘书组

赵丽云	于冬梅	朴 玮	蔡姝雅	琚腊红	房红芸	宋鹏坤	陈 竞	王丽娟	王 杰
黄 坤	杨宇祥	魏潇琪	姚 帆						

致谢

杨晓光　杨月欣　葛可佑

营养专家给予本报告的大力支持！

前 言

　　国民营养与健康状况是反映一个国家或地区经济与社会发展、卫生保健水平和人口素质的重要指标，也是制定国家公共卫生政策及疾病预防控制策略的重要依据。世界上许多国家，尤其是发达国家，会定期开展国民营养与健康状况调查与监测，及时颁布国民健康状况年度报告，并据此制定和评价相应的社会发展政策，以改善国民营养和健康状况，促进社会经济的协调发展。

　　中华人民共和国成立以后，党和国家高度重视人民健康，我国于 1959 年、1982 年、1992 年、2002 年、2010—2013 年（简称"2012 年"）和 2015—2017 年（简称"2015 年"）分别开展了 6 次全国性的居民营养健康状况调查（监测）。及时了解居民膳食结构、营养和健康状况及其变化规律、揭示社会经济发展对居民营养和健康状况的影响，为国家制定相关政策引导农业及食品产业发展、指导居民建立健康生活方式提供科学依据。

　　1959 年由卫生部领导中国医学科学院劳卫所营养与食品卫生研究室（现中国疾病预防控制中心营养与健康所）组织完成首次全国居民营养调查，覆盖 20 个省、4 个自治区及北京、上海两个直辖市的 190 个调查点，总样本量 149.8 万人。1982 年全国营养调查被卫生部列为 1982 年医药卫生科研重点课题，由中国医学科学院卫生研究所（现中国疾病预防控制中心营养与健康所）组织实施，覆盖 27 个省（自治区、直辖市），实际调查 172 个调查点，总调查人数 24 万人。1992 年第 3 次全国营养调查是卫生部下达的"八五"期间重点工作，由卫生部、农业部、公安部和国家统计局联合发文，中国预防医学科学院营养与食品卫生研究所（现中国疾病预防控制中心营养与健康所）组织实施，覆盖全国 29 个省（自治区、直辖市）（台湾省及辽宁省未进行调查），总调查人数约为 10 万人次。2002 年中国居民营养与健康状况调查由卫生部、科技部和国家统计局联合发文，由中国疾病预防控制中心营养与食品安全所（现中国疾病预防控制中心营养与健康所）组织实施，覆盖全国 31 个省（自治区、直辖市），共抽取 132 个调查县 / 区，总调查人数约 27 万。2004 年 10 月 12 日首次在国务院新闻办公室由卫生部王陇德副部长发布了"2002 年中国居民营养与健康状况调查"结果，为政府有关部门和社会各界全面了解我国居民膳食营养健康现况、制定营养改善策略提供科学依据。

2010 年卫生部疾病预防控制局(简称"疾控局")把全国性的居民营养与健康状况调查列入由财政支持的国家公共卫生重大项目,从此中国居民营养与健康状况监测在全国定期开展。2010—2013 年中国疾病预防控制中心营养与健康所作为技术负责在 31 省(自治区、直辖市),205 个监测点组织开展了首轮营养与健康状况监测,共计调查 25 万余人,形成具有全国代表性(不含台湾、香港和澳门)的居民膳食营养与健康数据库。2015 年 6 月 30 日国家卫生和计划生育委员会(简称"卫计委")疾控局汇总 2012 年中国居民营养与健康状况监测和慢性病及其危险因素监测的数据,在国务院新闻办公室由国家卫计委王国强副主任发布了《中国居民营养与慢性病状况报告(2015)》,其中全国居民的食物和营养素摄入、体格发育状况及营养相关慢性病的流行和变化趋势等结果引起了国内外广泛关注。

2015—2017 年国家卫计委疾控局把中国居民营养与健康状况监测与成人慢性病危险因素监测结合形成"中国居民慢性病与营养监测"项目,在全国 31 个省(自治区、直辖市)和新疆生产建设兵团分三年分别对 298 个、148 个、125 个共 571 个监测点开展了 18 岁及以上中国成人慢性病与营养监测、中国儿童与乳母营养健康监测工作,收集近 40 万人、覆盖全人群的营养与健康相关数据信息并进行了详细分析,撰写了报告。国家卫生健康委员会汇总主要结果,于 2020 年 12 月 23 日在国务院新闻办发布《中国居民营养与慢性病状况报告(2020年)》,为国家制定营养与健康相关政策提供技术支持。

《2015—2017 年中国居民营养与健康状况监测报告》根据卫计委疾控局 2015—2017 年中国居民营养与慢性病监测数据,对全国总体水平以及不同地域、不同年龄段人群膳食营养状况、体质状况和生化检测等指标进行了现况分析和描述,并与上一轮监测结果进行了比较。

展望未来,随着我国人群期望寿命不断增加,人民对美好生活的向往,社会公众和居民对新时期营养与健康提出了更高的要求。作为人群营养评价的专业团队,我们会继续在《"健康中国 2030"规划纲要》《国民营养计划(2017—2030 年)》和《健康中国行动(2019—2030 年)》等指引下,积极开拓进取,百尺竿头,更进一步,为中国营养与健康事业做出我们的贡献。

最后,谨代表中国疾病预防控制中心营养与健康所,向 2015—2017 年负责组织协调和完成现场工作的各级疾控中心及监测点工作人员表示衷心感谢!

向关心和支持中国人群营养与健康工作的各位领导和专家表示衷心感谢!

向参与本报告编写和审稿的专家及技术骨干们表示衷心感谢!

编者

2021 年 8 月

目　录

第一部分

背景和方法

一、调查背景

营养与健康状况监测是全面了解人群膳食摄入、膳食结构和健康状况的重要手段,是反映一个国家或地区居民健康水平、社会与经济发展以及卫生保健水平的重要指标之一。全球许多国家,尤其是相对发达的国家,对国民的营养与健康状况均高度重视,定期调查并及时公布和评价本国国民的营养健康状况,并据此制定相应的公共卫生政策,有针对性地开展国民营养和健康状况改善计划,从而提高国民整体健康水平和生命质量,促进社会健康协调可持续发展。

近年来我国政府相继发布了人群营养健康相关的政策与计划,包括《"健康中国 2030"规划纲要》《国民营养计划(2017—2030 年)》《中国儿童发展纲要(2011—2020 年)》,均把国民营养健康监测工作列为评估我国居民营养健康状况的重要工作,并提出了不同人群控制营养不良发生率、超重/肥胖等目标值。《中国食物与营养发展纲要(2014—2020 年)》还明确提出婴幼儿、儿童青少年、老年人是营养改善优先人群,并着力降低农村儿童青少年生长迟缓、缺铁性贫血发生率;遏制城镇儿童青少年超重、肥胖增长态势。《营养问题罗马宣言》宣布 2016 年至 2025 年为"营养行动十年",倡导消除一切形式营养不良。在世界卫生组织(WHO)《婴幼儿喂养评估指标》、WHO 全球非传染性疾病预防控制综合监测框架等重要报告中均倡导各国要加强不同年龄居民健康目标的科学监测评估。

我国于 1959 年、1982 年、1992 年、2002 年和 2010—2013 年分别开展了具有全国代表性的居民营养与健康状况调查(监测)。其调查结果对于了解我国城乡居民膳食结构、营养水平、相关慢性疾病的流行病学特点及变化规律,评价城乡居民营养与健康水平发挥了积极的作用,也为政府制定营养健康改善措施、疾病防治措施以及公共卫生政策等提供了重要的科学依据。

近年来,我国社会经济得到快速发展,居民营养和健康状况处于快速变迁时期。为了贯彻落实《中国慢性病防治工作规划(2012—2015 年)》和《中国食物与营养发展纲要(2014—2020 年)》,响应《预防控制非传染性疾病全球行动计划(2013—2020 年)》和《全球非传染性疾病预防控制综合监测框架》要求,在国家卫健委疾病控制局的领导下,中国疾病预防控制中心组织实施了公共卫生重大专项——"2015—2017 年中国居民营养与健康状况监测项目",在全国 31 个省(自治区、直辖市)和新疆生产建设兵团开展中国成人慢性病与营养监测(2015)、中国儿童与乳母营养健康监测(2016—2017)工作。此次监测在历年大规模人群营养与健康状况调查的基础上,对抽样代表性、现场调查方法和工作流程等方面进行了再次论证和完善,并进一步丰富了监测内容。本轮监测整合中国疾病预防控制中心营养与健康所、慢性非传染性疾病预防控制中心的资源和技术力量,分阶段完成了覆盖 31 省(自治区、直辖市)和新疆生产建设兵团 571 个监测点、具有全国代表性的全人群营养与健康状况监测;系统地收集、分析了全年龄居民的营养和健康状况,并及时发布。

本报告依据"2015—2017 年中国居民营养与健康状况监测项目"的全人群数据,分析和描述居民食物与能量营养素摄入、体质与营养状况、行为和生活方式及营养相关疾病的现况。结果可为政府制定营养健康改善措施、疾病防治措施以及公共卫生政策等提供重要的科学依据。

二、调查目的

（一）总目标

根据我国《营养改善工作管理办法》的需要和总体安排,利用我国现有营养与健康监测体系,开展覆盖 0~5 岁婴幼儿、6~17 岁儿童青少年、18~59 岁成年人(含孕妇、乳母)、60 岁及以上老年人的全人群营养与健康监测工作,建立中国全人群营养与健康监测系统。定期监测我国人群膳食营养与健康状况的流行现状,掌握变化趋势。建立相关数据共享平台与机制,加强数据分析与利用,发布权威信息。优化各级疾病预防控制机构的工作资源,提高各级疾病预防控制机构专业技术人员的相关工作能力,建立一支业务素质高、技术能力强的营养工作队伍。进一步贯彻落实《国民营养计划(2017—2030 年)》《"健康中国 2030" 规划纲要》相关规定,为政府制定营养健康相关政策提供基础信息和科学依据。

（二）具体目标

1. 掌握我国居民食物消费量、食物摄入频率、膳食结构,膳食中宏量和微量营养素,如蛋白质、维生素 A、维生素 D、铁、钙等的摄入量及变化趋势。

2. 掌握我国成人居民慢性病相关行为和生活方式,包括饮酒、膳食和身体活动等的现状及变化趋势。

3. 掌握我国居民身高(身长)、体重、腰围、血压、血糖、血脂及重要营养素等指标的现状及变化趋势。

4. 掌握我国居民营养不良、营养素缺乏及营养过剩等主要营养性疾病的患病现状及变化趋势。

5. 掌握我国育龄妇女、孕妇、乳母和老年人等重点人群的营养与健康状况及变化趋势。

6. 掌握我国 2 岁以下儿童的喂养和营养情况(母乳喂养、辅食添加等)。

7. 掌握我国乳母的食物与营养素摄入状况及哺乳行为与健康状况。

三、调查方法与内容

（一）调查对象

2015 年调查对象为全国 31 个省(自治区、直辖市)(不含香港、澳门特别行政区及台湾省)的 298 个监测点和 4 个新疆生产建设兵团监测点中抽中的样本住户常住人口。本次监测常住人口是指在调查前 12 个月内在监测地区居住 6 个月及以上的中国籍居民,但不包含居住在功能区中的居民,如工棚、军队、学生宿舍、养老院等。本次监测居民户指以家庭成员关系为主,居住一处共同生活的人口,包括家庭成员和非家庭成员(如亲戚、保姆等其他人),户中至少有一名监测点常住居民。每个监测点调查户数至少为 270 户,18 岁及以上常住居民调查人数不少于 612 人。此外,每个监测点的县级妇幼保健机构开展至少 30 人的孕妇调查,孕早、中、晚期各 10 人。

2016—2017 年调查对象是全国 31 个省(自治区、直辖市)(不含香港、澳门特别行政区及台湾省)的 275 个监测点(31 个大城市、101 个中小城市、99 个普通农村和 44 个贫困农村),抽取当地 0~17 岁儿童青少年,并调查所抽中 2 岁以下儿童的母亲(乳母)。每个监测点至少调查 0~5 岁儿童 280 名,分为 7 个月龄组,0~5 月龄、6~11 月龄、12~23 月龄、24~35 月龄、36~47 月龄、48~59 月龄和 60~71 月龄组各 40 名,男女各半。每个监测点至少调查 6~17 岁儿童青少年 280 名,其中按一至六年级、初一、初二、高一和高二共 10 个班级,每个班级 28 人共计 280 人,男女各半。以所抽中 2 岁以下儿童的母亲作为乳母调查对象,每个监测点调查 2 岁以下儿童的母亲 100 名。

（二）抽样设计

2015 年中国成人慢性病与营养监测和 2016—2017 年中国儿童与乳母营养健康监测均采用多阶段分层整群抽样的方法,通过样本估计总体。由国家统计局应用 2010 年人口普查数据,在我国农村和城市抽样框中,直接完成了样本县（市、区）和行政村（居委会、连）的抽样工作。再由县（区）级疾病预防控制中心（CDC）项目工作组按照国家项目组制定的统一抽样原则完成样本户的抽样。

2015 年中国成人慢性病与营养监测以 605 个中国死因监测系统的监测县（区）为基础选择监测点。监测点选取尽量考虑地域和城乡等分层因素的分布均衡性以及现有工作基础和条件,最终选取 302 个监测点。通过对粗出生率、粗死亡率、非农业人口比例、文盲率、15 岁以下人口比例、65 岁以上人口比例、抚养比、总人口和城镇化率在监测点和各省水平的差异性检验,认为各省监测点具有省级代表性。

2016—2017 年中国儿童与乳母营养健康监测在保证监测样本的全国和四类地区（大城市、中小城市、普通农村和贫困农村）代表性的同时,兼顾经济有效、可行性原则以及既往全国监测的延续性。监测点选取尽量考虑地域和城乡等分层因素的分布均衡性以及现有工作基础和条件,最终在我国 31 个省（自治区、直辖市）中确定 275 个监测点,结果将具有全国代表性和四类地区代表性。

2015 年每个监测点抽取 6 个行政村（居委会、连）约 270 户 612 人,以及从所在监测点的妇幼保健机构开展不少于 30 人的孕妇调查作为中国成人慢性病与营养监测的最小样本量进行调查。2016—2017 年每个监测点抽取 4 个居（村）委会,在其中抽取 280 名 0~5 岁儿童及 100 名被抽中的 0~2 岁儿童的母亲,224 名 6~14 岁儿童青少年,另在每个监测点随机抽取 1 所高中内 56 名 15~17 岁青少年,作为中国儿童与乳母营养健康监测的最小样本量进行调查。

1. 县（区）级行政单位分层及抽样框建立方法

2016—2017 年中国儿童与乳母营养健康监测实施的调查将全国所有县（区）级行政单位（包括县、县级市、区）分为四层:大城市、中小城市、普通农村、贫困农村。

大城市:直辖市、计划单列市、城区人口 100 万以上的省会城市的中心城区。

中小城市:上述大城市中心城区之外的所有区、县级市。

普通农村:指贫困农村以外的县。

贫困农村:指国家确定的扶贫开发重点县。本层为《中国农村扶贫开发纲要（2011—2020 年）》中确定的县、区中去掉县级市或区。

各层抽样单位在各省的分布见附录一。分层后,按国家行政区划代码排队建立县（区）级行政单位抽样框。

2. 样本量确定

最小样本量计算公式为:

$$N = deff \frac{u^2 p(1-p)}{d^2}, \text{其中允许误差}:\delta = rxp$$

（1）0~5 岁儿童所需最小样本量

1）本次调查以 2013 年 0~5 岁儿童生长发育迟缓率 8.1% 作为确定样本大小的计算标识；

2）相对标准误差在 10% 以内，取 r=10%，d=10%×8.1%，以保证 0.8% 的精确度；

3）置信区间取 95%（双侧），即 u=1.96，以保证准确度；

4）对地区（4 个水平）、性别（2 个水平）因素分层分析，共 8 层；

5）设计效率 $deff$ 值取 2.0。

综上，根据层数为 8，并考虑无应答率 10%，0~5 岁儿童调查总样本量为：8 717×8÷90%=77 484，约 7.7 万人。

（2）6~17 岁儿童所需最小样本量

1）本次调查以 2012 年 6~17 岁儿童青少年的超重率 9.6% 作为确定样本大小的计算标识；

2）相对标准误差控制在 11% 以内，取 r=11%，d=11%×9.6%，以保证 1.1% 的精确度；

3）置信区间取 95%（双侧），即 u=1.96，以保证准确度；

4）分地区（4 个水平）、性别（2 个水平）因素分层分析，共 8 层；

5）设计效率 $deff$ 值取 3.0。

综上，根据层数为 8，并考虑无应答率 10%，6~17 岁儿童青少年调查总样本量为：8 969×8÷90%=79 724，约 7.9 万人。

（3）乳母所需最小样本量

1）本次调查以 2013 年乳母贫血率 9.3% 作为确定样本大小的计算标识；

2）相对标准误差在 11% 以内，取 r=11%，d=11%×9.3%，以保证 1.0% 的精确度；

3）置信区间取 95%（双侧），即 u=1.96，以保证准确度；

4）分地区（4 个水平）因素分层分析，共 4 层；

5）设计效率 $deff$ 值取 2.0。

综上，根据层数为 4，并考虑无应答率 10%，乳母调查总样本量为：6 192×4÷90%=27 520 人，约 2.8 万人。

（4）18 岁及以上成人（包含孕妇）所需最小样本量

1）本次调查以 2010 年监测糖尿病患病率 9.7% 作为确定样本大小的计算标识；

2）相对标准误差控制在 20% 以内，取 r=20%，d=20%×9.7%，以保证 1.9% 的精确度；

3）置信区间取 95%（双侧），即 u=1.96，以保证准确度；

4）分城乡 2 层（地级以上城市市辖区、县级市和县），地理分布按省分为 31 层，共 62 层；

5）设计效率 $deff$ 值取 3.0。

综上，根据层数为 8，并考虑无应答率 10%，6~17 岁儿童青少年调查总样本量为：2 683×62÷90%=184 828，约 18.5 万人。此外，还应从所在监测点的县级妇幼保健机构开展不少于 30 人的孕妇调查。

（5）样本量分配

1）2015 年中国成人慢性病与营养监测共确定 302 个监测点，估计调查样本量为 18.5 万人，平均每个监测点需调查约 612 人，每个监测点拟调查户数平均为 270 户，每户拟调查人数平均为 2.3 人，根据城市每户平均 2.5 人，农村平均 2.6 人，满足最小样本量的要求。

2）2016—2017 年中国儿童与乳母营养健康监测共确定 275 个监测点，估计调查样本量为 18.15 万人，平均每个监测点需调查约 660 人，每个监测点拟调查 0~5 月龄、6~11 月龄、12~23 月龄、24~35 月龄、36~47 月龄、48~59 月龄和 60~71 月龄组各 40 名共计 280 人；小学一至六年级、初一、初二、高一和高二共 10 个班级，每班 28 人共计 280 人；被抽中 2 岁以下儿童的母亲 100 人，满足最小样本量的要求。

（6）监测点抽样方法

1）2015 年中国成人慢性病与营养监测在全国 31 个省（自治区、直辖市）和新疆生产建设兵团内，按照城镇化率（高、低）、人口数（高、低）和死亡率（高、低）各分为 8 层，以 605 个中国死因监测系统的监测县（区）为基础选择监测点。

2）2016—2017 年中国儿童与乳母营养健康监测在全国共抽取 275 个县（县级市、县级区）作为监测点。31 个省（自治区、直辖市）与 4 个地区分层交叉后，共计 124 小层，除去空缺（如东部 9 省市没有贫困县，或省会城市不足 100 万人因而不设中心城区层），并考虑个别地区工作条件等问题，全国共划分 109 个小层。监测点的选取尽量考虑地域和城乡等分层因素的分布均衡性以及现有工作基础和条件，共抽取 275 个县（县级市、县级区）作为监测点。按照 4 类地区人口比例分配，包括大城市监测点 31 个，中小城市监测点 101 个，普通农村监测点 99 个，贫困农村监测点 44 个。通过对粗出生率、粗死亡率、非农业人口比例、文盲率、15 岁以下人口比例、65 岁以上人口比例、抚养比、总人口和城镇化率在监测点和全国水平的差异性检验，认为监测点具有城乡四层和全国代表性。

3. 乡镇（街道、团）抽选方法

以国家统计局"统计用区划代码和城乡划分代码库"中的乡镇（街道）级单位信息为基础建立乡镇（街道）抽样框。由省级疾控中心负责，2015 年中国成人慢性病与营养监测每个监测点（全国 302 个监测点）采用人口规模排序的系统抽样，随机抽取 3 个乡镇（街道、团）；2016—2017 年中国儿童与乳母营养健康监测每个监测点（全国 275 个监测点），遵循城市抽取街道，农村抽取乡镇的原则，采用人口规模排序的系统抽样，随机抽取 2 个乡镇（街道）。

4. 行政村（居委会、连）抽选方法

由省级疾控中心负责，2015 年中国成人慢性病与营养监测在每个监测点抽中的 3 个乡镇（街道、团）内，采用人口规模排序的系统抽样，随机抽取 2 个行政村（居委会、连），共抽取 6 个行政村（居委会、连）。2016—2017 年中国儿童与乳母营养健康监测在每个监测点抽中的 2 个乡镇（街道）内，遵循城市抽取居委会，农村抽取村委会的原则，采用人口规模排序的系统抽样，随机抽取 2 个行政村（居委会），共抽取 4 个行政村（居委会）。

5. 监测户抽选方法

2015 年中国成人慢性病与营养监测每个监测点在每个抽中的行政村（居委会、连）内，以不少于 60 户为规模将居民户划分为若干个村民 / 居民小组，并采用简单随机抽样方法抽取 1 个村民 / 居民小组。在每个抽中的村民 / 居民小组中，选取 45 户开展调查，其中 20 户作为膳食调查户，在膳食调查户中选取 5 户采集家庭食盐样品，并对这 5 户中的 2 个成年人（原则上 1 名男性和 1 名女性）采集 24 小时尿样。其余 25 户为非膳食调查户。

6. 样本人群抽选方法(图1、图2)

(1) 0~2岁儿童及乳母抽选方法:由省级疾控中心负责,在抽中的村(居)委会中,随机抽取0~2岁儿童,确保每个村(居)委会0~5月龄、6~11月龄、12~23月龄、24~35月龄组中每组10名儿童。开展询问调查、体格测量和实验室检查。乳母则以监测点为单位,在抽中的儿童中,每个年龄段随机抽取6名儿童的母亲。

(2) 3~5岁儿童抽选方法:城市3~5岁儿童由省级疾控中心负责,从抽中的居委会内幼儿园中随机抽取1所,如抽中居委会内无幼儿园,则从邻近居委会内抽取幼儿园。从抽中幼儿园的大、中、小3个年级各抽1班,随机抽取选中班级儿童(排除非本居委会儿童以及非3~5岁儿童),保证每个居委会3~岁、4~岁和5~岁每个年龄组至少10名儿童,男女各半。

农村3~5岁儿童由省级疾控中心负责,在抽中的村委员会中随机抽取3~5岁儿童,确保每个村委会3~岁、4~岁和5~岁每个年龄组至少10名儿童,男女各半。

(3) 6~14岁儿童青少年抽选方法:为了达到方案要求的一岁一组、分性别的样本量,各监测点从实际出发的可操作方式是从学校中获得,抽样方法如下:

1) 教育机构的抽选方法:以监测点抽中的两个乡镇(街道)中全部小学和初中信息为基础,建立教育机构抽样框。由省级疾控中心负责,每个监测点抽取2所小学、2所初中;分配

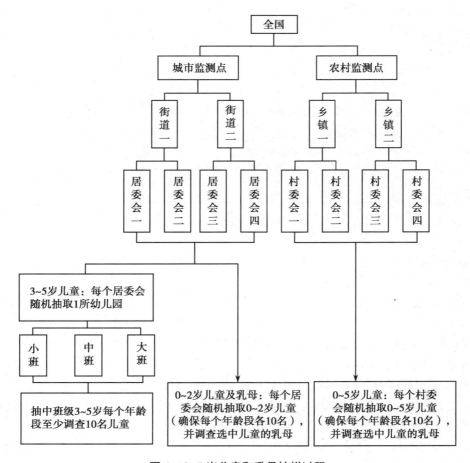

图1　0~5岁儿童和乳母抽样过程

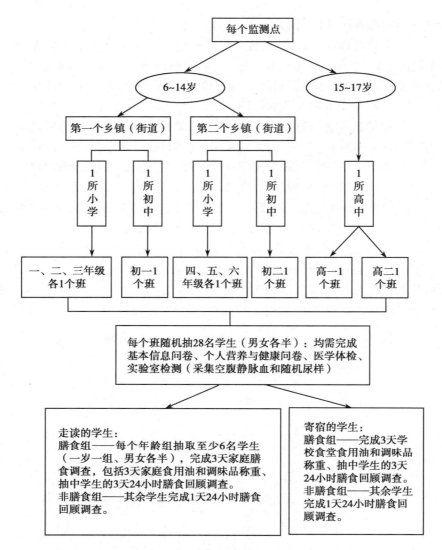

图2   6~17岁儿童青少年抽样过程

在每个乡镇(街道)则为各1所小学和1所初中。如抽中的乡镇(街道)没有小学或初中,则在邻近的乡镇(街道)中抽取。

要求在监测点抽中的第一个乡镇(街道)完成一年级、二年级、三年级和初一年级的调查,在另一个乡镇(街道)完成四年级、五年级、六年级和初二年级的调查。

2) 样本人群抽选方法:由省级疾控中心负责,在抽中的学校的相应年级中,每年级随机抽取1个班,在该班级中随机抽取28名学生进行集中询问调查、医学体检和实验室检测(均采集血样和随机尿样);在抽中的28名学生中,进一步随机抽取8名学生额外完成入户膳食调查(连续3天家庭调味品称重调查、学生个体3天24小时膳食调查),但要满足规定的膳食调查样本量(按一岁一组,每组6名,男女各半)。

要求每个监测点至少调查6~14岁儿童青少年224名,每个年龄组(8组)各28名,男女各半。如果1个班级学生不能满足样本量要求,则在抽中的学校和年级中随机抽取并扩增到 2 个班级、3 个班级。

（4）15~17 岁青少年抽选方法：为了达到方案要求的一岁一组、分性别的样本量，各监测点从实际出发的可操作方式是从学校来获得，抽样方法如下：

1）教育机构的抽选方法：以监测点全部高中（包括职业高中、技校等）信息为基础，建立教育机构抽样框。由省级疾控中心负责，每个监测点抽取 1 所高中，完成高一和高二年级的调查。

2）样本人群抽选方法：由省级疾控中心负责，在抽中的学校和相应年级中，每年级随机抽取 1 个班，在该班级中随机抽取 28 名学生进行集中询问调查、医学体检和实验室检测（均采集血样和随机尿样）；在抽中的 28 名学生中，进一步随机抽取 9 名学生额外完成膳食调查（连续 3 天调味品称重调查、学生个体 3 天 24 小时膳食调查），但要满足规定的膳食调查样本量（按一岁一组，每组至少 6 名，男女各半）。

要求每个监测点至少调查 15~17 岁青少年 56 名，每个年龄组（2 组）各 28 名，男女各半。如果 1 个班级学生不能满足样本量要求，则在抽中的学校和年级中随机抽取并扩增到 2 个班级、3 个班级。

（5）18 岁及以上成人（包含孕妇）抽选方法：2015 年中国成人慢性病与营养监测每个监测点抽中的监测户中所有膳食调查户和非膳食调查户中 18 岁及以上常住居民（包含孕妇）为此次监测调查对象。若抽中的 45 户中完成个人调查的 18 岁及以上常住居民不足 102 人，需从该村民 / 居民小组中补充相应的膳食调查户或非膳食调查户开展调查。此外，还应从所在监测点的县级妇幼保健机构开展不少于 30 人的孕妇调查，孕早、中、晚期各 10 人。

（三）调查内容与方法

调查内容包括询问调查、医学体检、实验室检测和膳食调查四个部分。现场监测工作实施前通过了中国疾病预防控制中心营养与健康所伦理委员会评审，并在抽取的被调查对象签署知情同意书后方进行监测工作。

1. 2015 年中国成人慢性病与营养监测

（1）询问调查：询问调查采用社区、家庭、个人和孕妇四种调查问卷收集信息。社区问卷包括县（区）所辖区内人口、经济、社会、医疗卫生保健及慢性病防控等方面的基本信息。家庭问卷包括家庭成员基本情况和经济收入、调查对象的一般情况等。个人问卷包括主要慢性疾病的患病、控制情况及家族史、吸烟、饮酒、饮食习惯和身体活动状况等。孕妇问卷包括基本信息、怀孕分娩状况、饮食、身体活动、健康状况、吸烟和饮酒情况等内容。社区问卷通过查阅资料、走访当地统计、卫生等部门采集信息。家庭、个人和孕妇问卷由调查员开展面对面询问调查方式采集信息。

（2）医学体检：医学体检由调查员采用标准方法集中进行，所有 18 岁及以上调查对象测量身高、体重、腰围和血压，孕妇不测量腰围。身高测量采用金属立柱式身高计，精确度为 0.1cm。体重测量采用电子体重秤，精确度为 0.1kg。腰围测量采用腰围尺，精确到 0.1cm。血压测量采用电子血压计，精确到 1mmHg。所有测量仪器均应符合国家计量认证要求。测量方法均符合中华人民共和国行业标准《人群健康监测人体测量方法》（WS/T 424—2013）的要求。

（3）实验室检测：分为样品采集保存和样品测定两部分。采集所有 18 岁及以上调查对象的空腹静脉血 8mL，检测血红蛋白、空腹血糖、糖化血红蛋白、总胆固醇、甘油三酯、高密度脂蛋白胆固醇、低密度脂蛋白胆固醇。抽取部分血样检测维生素 A、维生素 D、锌等微量营养素,并检测铁蛋白、C 反应蛋白等。采集部分膳食调查户 18 岁及以上调查对象的尿液样本,检测尿碘。

采用氰化高铁法测定血红蛋白,采用己糖激酶法测定血糖,采用高效液相色谱法测定糖化血红蛋白,采用胆固醇氧化酶法测定胆固醇,采用去游离甘油法测定甘油三酯,采用直接法测定高密度脂蛋白胆固醇和低密度脂蛋白胆固醇,采用高效液相色谱法测定维生素 A,采用酶联免疫法测定维生素 D,采用免疫比浊法测定铁蛋白和 C 反应蛋白,采用质谱法测定锌等微量元素,采用砷铈催化分光光度法测定尿碘。

(4)膳食调查:每个村(居)委会抽取 45 户家庭,其中 20 户作为膳食调查户,采用称重记账法记录 3 天内调查户中各种食用油、盐、味精等主要调味品消费情况;连续 3 天调查 2 岁及以上家庭成员 24 小时内膳食摄入情况,并记录营养素补充剂消费状况。另外,利用统一的食物频率调查问卷,收集膳食调查户、非膳食调查户中 18 岁及以上调查对象过去 1 年内各种食物消费频率及消费量。

2. 2016—2017 年中国儿童与乳母营养健康监测

(1)询问调查:询问调查包括不同年龄人群的基本信息问卷、个人营养与健康状况问卷(0~2 岁、3~5 岁、小学生、中学生和乳母)、机构基本状况调查表(幼儿园、小学和中学)和监测点社区基本信息收集。每个监测点(县 / 区)完成一份社区基本信息调查表,收集内容包括所辖区内人口、经济、社会及医疗卫生保健等方面的基本信息,由调查员按照要求,通过查阅资料、走访当地统计、卫生等部门,进行询问和记录。所有询问调查采用问卷调查的方法,由培训合格的调查员入户开展面对面询问调查。

(2)医学体检:医学体检由调查员采用标准方法集中进行,所有测量仪器均应符合国家计量认证要求。测量方法均符合中华人民共和国行业标准《人群健康监测人体测量方法》(WS/T 424—2013)标准要求。根据人群和年龄不同选择相应的测量项目(表 1)。

表 1 0~17 岁儿童青少年和乳母医学体检项目

年龄	头围	身长	身高	体重	腰围	血压
2 岁以下儿童	√	√		√		
2~5 岁儿童	√		√	√		√(3~5 岁)
6~17 岁儿童青少年			√	√	√	√
乳母			√	√	√	√

1)0~17 岁儿童青少年根据年龄不同选择相应的测量项目

2 岁以下儿童身长:采用婴幼儿身长测量计,精确度为 0.1cm。

2~17 岁儿童青少年身高:利用金属立柱式身高计测定,精确度为 0.1cm。

0~17 岁儿童青少年体重:利用电子体重秤测定,精确度为 0.05kg。

0~5 岁儿童头围:利用软尺测量头围,精确到 0.1cm。

6~17 岁儿童青少年腰围:利用腰围尺测量腰围,精确到 0.1cm。

3~17 岁儿童青少年血压:采用电子血压计(刻度范围 0~300mmHg)测量血压,精确到 1mmHg。采用与年龄相适合的袖带。

2）乳母测量身高、体重、腰围和血压

身高：采用金属立柱式身高计测定，精确度为 0.1cm。

体重：利用电子体重秤测定，精确度为 0.1kg。

腰围：利用软尺测量腰围，精确到 0.1cm。

血压：采用电子血压计（刻度范围 0~300mmHg）测量血压，精确到 1mmHg。

（3）实验室检测：中国疾病预防控制中心国家项目组负责制订本项目实验室工作方案；各检测项目制订统一的检验方法，制订质量控制方案，制备质控品，对各省级集中检测实验室和各监测点现场工作实验室进行检测前期、检测过程中的质量考核，并指导各省级和监测点实验室按照项目的实验室检测技术要求完成检验工作。

各省、自治区和直辖市疾病预防控制中心按照国家项目组提出的工作方案要求，建立实验室工作组，并通过相关检测项目的质量考核；在国家项目组的指导下，组织完成本省各监测点收集生物样本的各项指标检测工作，以及数据整理、上传并向被调查对象反馈结果。如因目前实验室检测能力薄弱，无法按照项目实验室检测技术要求自行完成各项目检验，省、自治区和直辖市疾病预防控制中心应及时与国家项目组沟通，说明实际情况，协商以委托方式进行检测。受托单位需要具备国家项目组提出的机构资质要求，并通过国家项目组提出的相关检测项目质量考核；并且，受托单位须同意接受国家项目组和省级疾控中心对其检测过程进行督查，并按项目技术要求修改检测流程。

生物样本的良好保存和运输是完成此次调查任务的关键。各监测点应确保将生物样本及时运到指定实验室进行检测，并按要求将部分生物样本运送到国家项目组进行复检和长期保存。因此，需要安排 4~6 次的生物样本运送。

各组样本量及检测项目如下（表 2）。

表 2　各监测点各人群生物样本检测项目

人群	样本量/人	生物样本量	检测项目	检测
0~5 岁儿童	280	指血	全血血红蛋白	监测点实验室人员现场完成
6~17 岁儿童青少年	280	静脉血 6mL（2mL 抗凝血 +4mL 非抗凝血）	全血血红蛋白	监测点实验室人员现场完成
			血清维生素 A，维生素 D，锌，铁蛋白，空腹血糖，血脂 4 项	省级疾控中心负责，按照国家项目组的质量控制和操作技术要求，安排集中检测
		随机尿 8~10mL	检测尿钠、碘	省级疾控中心负责，按照国家项目组的质量控制和操作技术要求，监测点实验室人员现场安排集中检测
乳母	100	静脉血 6mL（2mL 抗凝血 +4mL 非抗凝血）	全血血红蛋白	监测点实验室人员现场完成
			血清维生素 A，维生素 D，锌，铁蛋白，维生素 B_{12}，叶酸，空腹血糖，血脂 4 项、白蛋白等	省级疾控中心负责，按照国家项目组的质量控制和操作技术要求，安排集中检测

1) 0~5 岁儿童:对 0~5 岁儿童采集末梢血测定血红蛋白含量值,现场全血血红蛋白采用 HemoCue 仪测定。

2) 6~17 岁儿童青少年:对 6~17 岁儿童青少年采集空腹静脉血样品 6mL。检测全血血红蛋白、维生素 A、维生素 D、血清铁蛋白、血清锌等反映营养状况指标;血糖、血脂 4 项等常规生化指标。收集其随机尿 8~10mL,检测尿钠、碘。

3) 乳母:抽取乳母空腹静脉血 6mL,检测全血血红蛋白、维生素 A、维生素 D、血清铁蛋白、转铁蛋白受体、C 反应蛋白、锌、维生素 B_{12}、叶酸、血糖、血脂 4 项、白蛋白、总蛋白等常规生化指标。

(4) 膳食调查:每个监测点抽取部分样本完成 0~2 岁儿童配方奶和辅食摄入调查,以及 3~5 岁儿童、6~17 岁儿童青少年、乳母的膳食调查。样本量见表 3。

表 3   各监测点 0~5 岁儿童及乳母调查样本量

单位:人

儿童月龄 / 月	总样本		膳食调查组	
	儿童	乳母	儿童	乳母
0~5	40	33	6	6
6~11	40	33	6	6
12~23	40	34	6	6
24~35	40	—	6	—
36~47	40	—	6	—
48~59	40	—	6	—
60~71	40	—	6	—
合计	280	100	42	18

1) 0~5 岁儿童和乳母:在每个监测点,0~5 岁儿童和乳母分为膳食调查、非膳食调查两组。

① 膳食调查组:每个监测点至少 42 名 0~5 岁样本需完成入户(园)调查。2 岁以下儿童和乳母对全家实施连续 3 天家庭食用油和调味品称重调查;同时对调查儿童和乳母进行连续 3 天 24 小时膳食回顾调查(2 个工作日和 1 个休息日)。2~5 岁儿童:需完成 3 天 24 小时膳食回顾调查(2 个工作日和 1 个休息日)。其中城市 3~5 岁儿童的 3 天 24 小时膳食回顾调查要求 2 个工作日在幼儿园和 1 个休息日在家。

② 非膳食调查组:抽中儿童中除膳食调查组外,所有 0~2 岁儿童完成婴幼儿喂养状况调查,3~5 岁儿童完成过去一周食物频率调查,乳母完成过去 1 个月食物频率调查。

对儿童和乳母进行膳食调查的方法如下:

家庭食用油和调味品称重:采用称重记录法调查家庭 3 天各种食用油、盐、味精等主要调味品的消费量。

连续 3 天 24 小时膳食回顾调查:通过询问乳母,了解和记录 2 岁以下儿童和乳母在连续 3 个 24 小时(2 个工作日和 1 个休息日)内在家、在外进食的所有食物。

3 天 24 小时膳食回顾调查:通过询问了解并记录 2~5 岁儿童 3 个 24 小时(2 个工作日

和 1 个休息日）内在家（或幼儿园）和在外进食的所有食物。这 3 天可以不连续。

　　食物频率调查：通过统一问卷收集 3~5 岁儿童和乳母过去一段时间食物摄入情况。

　　2）6~17 岁儿童青少年：当前我国城市、农村地区存在完全小学或中学、不完全小学或中学、九年制学校、规模办学等各种形式，鉴于城乡学生就学、就餐的多样性和复杂性，6~17 岁儿童青少年的膳食调查必须兼顾走读生和寄宿生，需根据每个监测点抽中的班级中（包括小学、初中、高中），参与调查的学生是走读或寄宿来实施不同的膳食调查方式（表 4）。

表 4　每个监测点 6~17 岁儿童青少年膳食调查组的方法选择

抽中班级的学生类型	膳食调查方式	膳食调查方法
均为走读生 （以在家就餐为主）	入户膳食调查	连续 3 天家庭食用油和调味品称重； 连续 3 天 24 小时膳食回顾（2 个上学日 +1 个休息日）
均为寄宿生 （以在学校就餐为主）	在学校膳食调查	连续 3 天学校食堂食用油和调味品称重 连续 3 天 24 小时膳食回顾（2 个上学日 +1 个休息日）
走读生 + 寄宿生	入户膳食调查或者 在学校膳食调查 （入户还是入学校食堂的原则：抽中的学生中哪种类型多就选择为哪一种膳食调查方法）	入户：连续 3 天家庭食用油和调味品称重 连续 3 天 24 小时膳食回顾 （2 个上学日 +1 个休息日） 学校：连续 3 天学校食堂食用油和调味品称重 连续 3 天 24 小时膳食回顾 （2 个上学日 +1 个休息日）

　　本监测中，走读生是指每天回家并以在家就餐为主的学生；寄宿生是指在学校住宿并以在学校集体就餐为主的学生。如果走读生和寄宿生的三餐有极端特殊情况（例如抽中的学生是走读生但每天都在学校食堂就餐，或抽中的学校有多个食堂，或寄宿生在学校的饮食均为营养餐企业供餐等），监测点在摸底之后应及时将情况反馈国家项目组，从而根据实际情况讨论决定膳食调查方式。

　　走读生：如果抽中的某班级学生全是走读生，分为膳食调查、非膳食调查两组，每个年龄组需要完成的膳食调查人数见表 5。

　　① 膳食调查组：以住户为单位，以入户调查的方式，对全家实施连续 3 天家庭食用油和调味品称重调查，记录家庭同进餐者的就餐人次；同时只对抽中的学生进行连续 3 天 24 小时膳食回顾调查（2 个上学日和 1 个休息日）。

　　② 非膳食调查组：膳食调查组的学生确定后，其余学生在学校组织的调查现场，以集中调查的方式完成一天 24 小时膳食回顾调查。

　　寄宿生：如果抽中的某班级学生全是寄宿生，在学校食堂吃饭，属于集体用餐。也分为膳食调查、非膳食调查两组，每个年龄组需要完成的膳食调查人数见表 5。

　　① 膳食调查组：以学校为单位，需完成 3 天学校食堂的食用油和调味品称重、在食堂就餐的全部学生和教职员工就餐人次登记；同时对班级中抽中的学生进行连续 3 天 24 小时膳食回顾调查（2 个上学日和 1 个休息日）。

　　如果该学校只有一个食堂，则完成这个食堂 3 天食用油和调味品称重，并按照年级和性别统计在这个食堂就餐的全校师生早、中、晚餐的用餐人次数；如果该学校有两个及两个以

表 5 各监测点 6~17 岁儿童青少年各年级调查人数（从班级获得）

单位：人

年级		总人数	采静脉血	采集随机尿	走读生（寄宿生）膳食调查组
小学	一	28	28	28	8
	二	28	28	28	8
	三	28	28	28	8
	四	28	28	28	8
	五	28	28	28	8
	六	28	28	28	8
初中	初一	28	28	28	8
	初二	28	28	28	8
高中	高一	28	28	28	9
	高二	28	28	28	9
合计		280	280	280	82

上的食堂,则需要完成所有食堂的 3 天食用油和调味品称重,并按照年级和性别统计在学校食堂就餐的全校师生的早、中、晚餐的用餐人次数。

② 非膳食调查组:膳食调查组的学生确定后,其余学生在学校组织的调查现场,以集中调查的方式完成一天 24 小时膳食回顾调查。

走读生和寄宿生混合:如果抽中的某班级学生有走读生同时也有寄宿生,这种情况建议以哪类学生为最多数来选择入户还是入校食堂称重。每个年龄组需要完成的膳食调查人数参见表 5。不论是按走读生或寄宿生,都要同"走读生""寄宿生"一样,按照一岁一组样本要求,分膳食调查组和非膳食调查组来实施相应调查。

① 膳食调查组:完成相应的 3 天 24 小时膳食回顾调查。

② 非膳食调查组:以集中调查方式完成一天 24 小时膳食回顾调查。

对 6~17 岁儿童青少年进行膳食调查的方法如下:

家庭(或学校食堂)食用油和调味品称重:采用称重记录法调查家庭(或学校食堂)3 天各种食用油、盐、味精等主要调味品的消费量。

24 小时膳食回顾调查:不管走读还是寄宿,只需询问抽中的 6~17 岁儿童青少年,了解和记录在连续 3 个 24 小时内在家(或学校食堂)、在外进食的所有食物,包括主食、副食、零食、水果、饮料等。如果走读生每天在学校吃饭,调查员要提前叮嘱学生、家长或老师记录所有的食物;对膳食调查组的学生要求连续询问填写 3 天 24 小时膳食情况;对非膳食调查组只询问调查一天 24 小时膳食情况。对抽中的寄宿生也要连续询问填写 3 天 24 小时膳食情况,包括在校、周末回家、在外进食的所有食物,包括主食、副食、零食、水果、饮料等;也需要老师、家长的配合;对膳食调查组的学生要求连续询问填写 3 天 24 小时膳食情况;对非膳食调查组只询问调查一天 24 小时膳食情况。

食物频率调查:采用统一问卷(包含在个人营养与健康问卷中),收集 6~17 岁儿童青少年过去 1 个月内各种食物消费情况、频率及消费量。

特别注意:膳食调查组不要放在暑假期间实施;调查期间住户内的非在学(不上学的)儿童青少年也酌情考虑在内。6~17 岁儿童青少年的膳食调查需由经过培训的调查员进行面对面询问,年龄小者可以由调查员询问家长和老师;年龄大者则由调查员询问儿童青少年本人和老师。

四、样本及代表性评价

将实际调查样本的基本人口学指标与 2010 年国家统计局第六次全国人口普查统计数据进行比较,还将人口年龄构成与 2010 年人口数据进行比较,以了解本次监测样本的全国代表性。

(一) 抽样样本与全国人口基本人口学指标比较

将本次调查抽样样本的基本人口学指标,包括性别比例、人口负担系数、家庭户规模和少数民族人口比例,与国家统计局公布的 2010 年人口数据比较,男性人群比重和负担系数偏低,家庭户规模和少数民族人口比例偏高(表 6)。

表 6　抽样样本与全国人口基本人口学指标比较

指标	本次抽样样本数据	2010 年全国人口数据
性别比	107.93	104.90
人口负担系数	106.15	42.72
家庭户规模(人/户)	2.33	3.09

(二) 抽样样本与全国人口年龄构成的比较

将 2010 年人口普查数据作为总体,把本次调查的抽样人口数据作为样本,比较样本年龄分布与总体年龄分布的一致程度。本次调查的抽样样本为 183 137 人,经过拟合优度检验表明,抽样样本的年龄结构与全国人口年龄结构有显著性差异(表 7)。

表 7　2015—2017 年中国居民营养与健康状况监测抽样人群年龄结构
与全国 2010 年人口普查年龄结构比较

单位:%

年龄/岁	合计		男		女	
	全国	样本	全国	样本	全国	样本
0~	5.667	19.135	6.018	19.892	5.299	18.431
5~	5.318	11.531	5.637	11.944	4.984	11.146
10~	5.620	9.911	5.901	10.299	5.325	9.550
15~	7.495	4.688	7.607	4.888	7.377	4.502
20~	9.560	1.542	9.381	1.490	9.747	1.591
25~	7.579	2.983	7.451	2.640	7.714	3.302
30~	7.288	3.123	7.258	2.826	7.320	3.400
35~	8.856	3.489	8.851	3.302	8.860	3.662

续表

年龄/岁	合计		男		女	
	全国	样本	全国	样本	全国	样本
40~	9.360	5.208	9.322	4.913	9.400	5.483
45~	7.923	6.949	7.881	6.425	7.966	7.436
50~	5.909	7.194	5.916	6.768	5.902	7.590
55~	6.101	6.248	6.021	6.077	6.185	6.407
60~	4.402	7.085	4.372	6.993	4.433	7.170
65~	3.085	5.114	3.041	5.298	3.131	4.943
70~	2.474	3.028	2.404	3.245	2.547	2.827
75~	3.362	2.772	2.938	3.000	3.807	2.560
合计	100	100	100	100	100	100
	$\chi^2=25.712\,6, P<0.05$		$\chi^2=26.759\,4, P<0.05$		$\chi^2=25.190\,8, P<0.05$	

人口金字塔是将人口的性别、年龄分组数据,以年龄为纵轴,人口百分数为横轴,男女性别分于两侧绘制而成。人口金字塔可以形象、直观的表示出人群的年龄性别构成情况(图3、图4)。

可见本次调查的抽样人口与2010年国家统计局发布的第六次人口普查数据相比,儿童青少年比例较高,青年人口比例偏低,中老年人口比例偏高,女性人口偏多。因此,在计算分析时采用事后分层方法调整人口年龄结构,调整后抽样样本的年龄结构与全国人口年龄结构没有显著性差异。

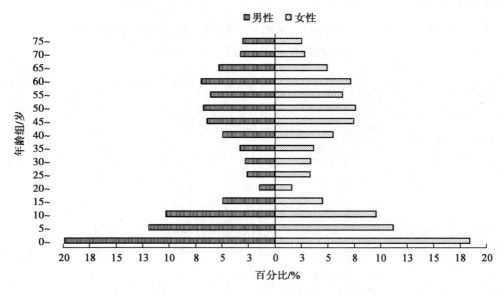

图3   2015—2017年中国居民营养与健康状况监测抽样人口金字塔

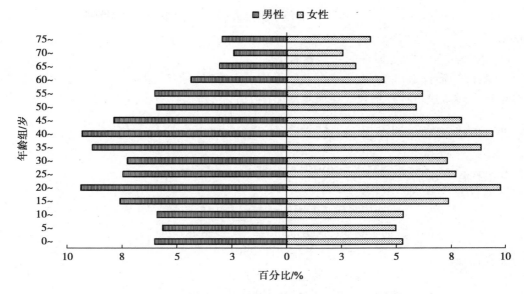

图 4　2010 年国家统计局第六次全国人口普查人口金字塔

（三）监测点变更情况

由于地区行政区划的变更、抽样村（居）委会拆迁、人口结构和数量不适合调查等原因，同时考虑个别监测点或村（居）委会工作压力过大，对部分抽样监测点或村（居）委会进行了调整。调整的原则是：①监测点提出变更申请，省级疾病预防控制中心工作组同意后上报国家项目组；②国家项目组认可后进行重新抽样；③调整后的监测点应与原监测点在经济水平、地理及人口结构上基本类似，并与原监测点处于同层中。本轮监测中共更换 23 个监测点，占监测点总数的 4.0%。

五、数据处理、统计分析方法及结果表述

（一）数据处理

1. 数据录入采用统一编制的数据管理平台进行录入。

2. 上报数据为 Excel 格式，统一转换为 SAS 格式进行清理。

3. 数据清理一般原则

（1）检验变量间的逻辑关系；

（2）分析变量的频数分布；

（3）查找变量的异常值和极值，将数据中的连续变量的 1%~5% 的数值作为极值加以查验；

（4）确定变量的取值范围（考虑年龄、性别差异）。

4. 清理后异常值返回原抽样点进行核查，进一步修正，建立最终标准数据库。

（二）统计分析方法

1. 均值和率的计算都进行复杂抽样加权处理

样本抽样权重计算与抽样设计密切相关，首先按照抽样方案，计算每一个调查对象在各阶段所属样本单元的基础抽样权重，再依据 2010 年第六次人口普查的人口资料计算事

后分层权重,最后将每个个体的基础抽样权重和事后分层权重相乘,为个体最终权重(final weight)。

(1) 2015 年中国成人慢性病与营养监测

1) 基础抽样权重(Wb):由于本次监测采用了不等概率抽样,因此需要根据 2015 年监测抽样设计对样本进行抽样加权。按照本次监测的抽样设计,样本个体各阶段抽样权重如下:

$$第一阶段\quad Q1=\frac{全国区/县总数量}{监测点数量}$$

$$第二阶段\quad Q2=\frac{监测点乡镇/街道总数量}{乡镇/街道样本数量}$$

$$第三阶段\quad Q3=\frac{所抽中乡镇/街道的村(居)委会总数量}{所抽中乡镇/街道的村(居)委会样本数量}$$

$$第四阶段\quad Q4=\frac{所抽中村(居)委会的居民小组总数量}{所抽中村(居)委会的居民小组样本数量}$$

$$第五阶段\quad Q5=\frac{所抽中居民小组的总户数}{所抽中居民小组的样本户数}$$

$$Wb=Q1\times Q2\times Q3\times Q4\times Q5$$

2) 事后分层权重(Wpk):为了调整由于抽样造成的某些重要指标在样本与总体分布上的偏差,需要进行事后分层调整。调整的方法是通过对每一样本个体赋予事后分层权重,使这些指标按照权重计算的样本分布与总体分布是一致的。

① 关于总体和样本的定义:总体为 2010 年全国 18 岁及以上人口,资料来源于国家统计局 2010 年发布的第六次人口普查数据。样本为经过抽样加权调整后的样本人口。

② 分层指标的选择:根据本次监测产出的需要,同时考虑分层过细可能导致最小分层样本量不足的问题,需选择主要指标作为分层指标。由这些指标相互交叉得到的最细分层为最小分层,最小分层共计 52 层(表 8)。

表 8　分层指标及其层数

分层指标	层数	分层标准
性别	2	男性、女性
年龄	13	共 13 层,即 18~19 岁,20~24 岁,25~29 岁,30~34 岁,35~39 岁,40~44 岁,45~49 岁,50~54 岁,55~59 岁,60~64 岁,65~69 岁,70~74 岁,75 岁及以上
地区	2	城市、农村

③ 事后分层权重的计算方法:

$$Wpk=\frac{总体在第\ k\ 层的人口数}{样本在第\ k\ 层的权重之和}$$

如果将第 k 层的样本权重按照上式求和,其结果为第 k 层的总体人口数,这表明通过上述加权方法,将指标在样本和总体的分布调整为一致。

3) 最终权重(Wf):最终权重为以上抽样权重和事后分层权重的乘积:

$$Wf=Wb\times Wpk$$

(2) 2016—2017 年中国儿童与乳母营养健康监测

1)基础抽样权重（Wb）：根据 2016—2017 年监测抽样设计对样本进行抽样加权。按照本次监测的抽样设计，样本个体各阶段抽样权重如下：

① 高中学生

第一阶段 $Q1 = \dfrac{\text{城市和农村各层内区 / 县总数量}}{\text{城市和农村各层内监测点数量}}$

第二阶段 $Q2 = \dfrac{\text{监测点的高中总数量}}{\text{监测点的高中样本数量}}$

第三阶段 $Q3 = \dfrac{\text{所抽中高中各年级的班级总数量}}{\text{所抽中高中各年级所抽中班级样本数量}}$

第四阶段 $Q4 = \dfrac{\text{所抽中班级的学生总数量}}{\text{所抽中班级的学生样本数量}}$

$$Wb = Q1 \times Q2 \times Q3 \times Q4$$

② 农村 0~5 岁、城市 0~2 岁儿童

第一阶段 $Q1 = \dfrac{\text{城市和农村各层内区县总数量}}{\text{城市和农村各层内监测点数量}}$

第二阶段 $Q2 = \dfrac{\text{监测点的乡镇 / 街道总数量}}{\text{监测点的乡镇 / 街道样本数量}}$

第三阶段 $Q3 = \dfrac{\text{所抽中乡镇 / 街道的村（居）委会总数量}}{\text{所抽中乡镇 / 街道的村（居）委会样本数量}}$

第四阶段 $Q4 = \dfrac{\text{所抽中村（居）委会的 0~5 岁或 0~2 岁儿童总数量}}{\text{所抽中村（居）委会的 0~5 岁或 0~2 岁儿童样本数量}}$

$$Wb = Q1 \times Q2 \times Q3 \times Q4$$

③ 城市幼儿园儿童（3~5 岁）

第一阶段 $Q1 = \dfrac{\text{城市区县总数量}}{\text{城市监测点数量}}$

第二阶段 $Q2 = \dfrac{\text{监测点的街道总数量}}{\text{监测点的街道样本数量}}$

第三阶段 $Q3 = \dfrac{\text{所抽中街道的居委会总数量}}{\text{所抽中街道的居委会样本数量}}$

第四阶段 $Q4 = \dfrac{\text{所抽中居委会的幼儿园总数量}}{\text{所抽中居委会的幼儿园样本数量}}$

第五阶段 $Q5 = \dfrac{\text{所抽中幼儿园各年级的班级总数量}}{\text{所抽中幼儿园各年级的班级样本数量}}$

第六阶段　$Q6 = \dfrac{\text{所抽中班级的儿童总数量}}{\text{所抽中班级的儿童样本数量}}$

$$Wb = Q1 \times Q2 \times Q3 \times Q4 \times Q5 \times Q6$$

④ 小学生

第一阶段　$Q1 = \dfrac{\text{城市和农村各层内区县总数量}}{\text{城市和农村各层内监测点数量}}$

第二阶段　$Q2 = \dfrac{\text{监测点的乡镇/街道总数量}}{\text{监测点的乡镇/街道样本数量}}$

第三阶段　$Q3 = \dfrac{\text{所抽中乡镇/街道的小学总数量}}{\text{所抽中乡镇/街道的小学样本数量}}$

第四阶段　$Q4 = \dfrac{\text{所抽中小学各年级的班级总数量}}{\text{所抽中小学各年级的班级样本数量}}$

第五阶段　$Q5 = \dfrac{\text{所抽中班级的学生总数量}}{\text{所抽中班级的学生样本数量}}$

$$Wb = Q1 \times Q2 \times Q3 \times Q4 \times Q5$$

⑤ 初中学生

第一阶段　$Q1 = \dfrac{\text{城市和农村各层内区县总数量}}{\text{城市和农村各层内监测点数量}}$

第二阶段　$Q2 = \dfrac{\text{监测点的乡镇/街道总数量}}{\text{监测点的乡镇/街道样本数量}}$

第三阶段　$Q3 = \dfrac{\text{所抽中乡镇/街道的初中学校总数量}}{\text{所抽中乡镇/街道的初中学校样本数量}}$

第四阶段　$Q4 = \dfrac{\text{所抽中初中各年级的班级总数量}}{\text{所抽中初中各年级的班级样本数量}}$

第五阶段　$Q5 = \dfrac{\text{所抽中班级的学生总数量}}{\text{所抽中班级的学生样本数量}}$

$$Wb = Q1 \times Q2 \times Q3 \times Q4 \times Q5$$

2）事后分层权重（Wpk）

① 关于总体和样本的定义：总体为 2010 年全国 0~17 岁人口，资料来源于国家统计局 2010 年发布的第六次人口普查数据。样本为经过抽样加权调整后的样本人口。

② 分层指标的选择：选择性别、年龄及地区作为分层指标，这些指标相互交叉得到的最细分层为最小分层，最小分层共计 36 层，见表 9。

③ 事后分层权重的计算方法：

$$Wpk = \dfrac{\text{总体在第 } k \text{ 层的人口数}}{\text{样本在第 } k \text{ 层的权重之和}}$$

表 9 分层指标及其层数

分层指标	层数	分层标准
性别	2	男性、女性
年龄	9	0~5 岁每一岁一组，共 6 层 6~17 岁按 6~9 岁、10~14 岁、15~17 岁分 3 层
地区	2	城市、农村

如果将第 k 层的样本权重按照上式求和，其结果为第 k 层的总体人口数，这表明通过上述加权方法，将指标在样本和总体上的分布调整为一致。

3）最终权重（Wf）：最终权重为以上抽样权重和事后分层权重的乘积：

$$Wf=Wb \times Wpk$$

2. 采用 SAS 9.4 进行统计分析

加权估计不同地区、不同年龄人群某疾病的患病率，95% 置信区间采用 SURVEYFREQ 过程实现；均值、标准误的估计使用 SURVEYMEANS 过程实现。

（三）指标定义与评价标准

1. 标准人及标准人系数

标准人是指 18 岁从事轻体力活动的成年男子，其一日能量需要量为 2 250kcal。每个个体按照能量需要量除以 2 250kcal，获得每个个体的标准人系数。食物及营养素摄入量除以标准人系数，即获得折合标准人的食物和营养素摄入量，参见《中国居民膳食营养素参考摄入量（2013 版）》。

2. 膳食营养素参考摄入量（DRIs）

DRIs 是为了保证人体合理摄入营养素而设定的每日平均膳食营养素摄入量的一组参考值，包括平均需要量（EAR）、推荐摄入量（RNI）、适宜摄入量（AI）、可耐受最高摄入量（UL）、宏量营养素可接受范围（AMDR）、预防非传染性慢性病的建议摄入量（PI）和特定建议值（SPL）。EAR 用于评估群体中摄入不足的发生率。总脂肪的 ADMR 为脂肪供能比 20%~30%，总碳水化合物（糖类）的 ADMR 为碳水化合物供能比 50%~65%。

3. 纯母乳喂养

指婴儿只吃母乳，不再提供水（不含能量）、其他液体或者固体食品，但除外口服补液盐、维生素、矿物质或者药物的滴剂 / 糖浆。

4. 6 个月内纯母乳喂养率

指婴儿 0~5 月龄完全喂母乳的比例。依据 WHO 2008 年版《婴幼儿喂养评估指标》。

6 个月内纯母乳喂养率 = $\dfrac{0~5 月龄婴儿前一天一夜（24 小时）完全喂母乳的人数}{0~5 月龄婴儿总数}$

5. 合理辅食添加率

6~8 月龄儿童开始添加固体、半固体或软烂食物的比例。依据 WHO 2008 年版《婴幼儿喂养评估指标》。

6. 体重指数（BMI）

用来衡量人体胖瘦程度的指标，BMI= 体重（kg）/ 身高（m）^{2}。

7. 0~5 岁儿童营养不足

(1) 生长迟缓:5 岁以下儿童(不足 60 月龄者)采用 WHO 2006 年生长发育标准,5 岁儿童(60~71.9 月龄)采用 WHO 2007 年生长发育标准,年龄别身高 Z 评分(HAZ)或年龄别身长 Z 评分(LAZ)<–2 为生长迟缓;

(2) 低体重:5 岁以下儿童(不足 60 月龄者)采用 WHO 2006 年生长发育标准,5 岁儿童(60~71.9 月龄)采用 WHO 2007 年生长发育标准,年龄别体重 Z 评分(WAZ)<–2 为低体重;

(3) 消瘦:5 岁以下儿童(不足 60 月龄者)采用 WHO 2006 年生长发育标准,5 岁儿童(60~71.9 月龄)采用 WHO 2007 年生长发育标准,5 岁以下采用身高(长)别体重 Z 评分(WHZ)<–2 为消瘦,5 岁采用年龄别 BMI Z 评分 <–2 为消瘦。

8. 6~17 岁儿童青少年生长迟缓和消瘦

(1) 生长迟缓:采用中华人民共和国卫生行业标准《学龄儿童青少年营养不良筛查》(WS/T 456—2014)中的定义,生长迟缓指主要起因于胎、婴、幼儿阶段的膳食蛋白质 - 能量摄入不足,导致身高低于筛查标准的年龄别身高界值范围,属长期性营养不良。

(2) 消瘦:采用中华人民共和国卫生行业标准《学龄儿童青少年营养不良筛查》(WS/T 456—2014)中的定义,消瘦属即时性营养不良,起因于现时性的膳食蛋白质 - 能量摄入不足,导致 BMI 低于筛查标准的年龄别 BMI 界值范围。

9. 18 岁及以上成年居民体重过低

采用中华人民共和国卫生行业标准《成人体重判定》(WS/T 428—2013),按中国成人 BMI 分类参考值来评价,BMI<18.5kg/m² 者为体重过低。

10. 6~17 岁儿童青少年超重与肥胖

采用中华人民共和国卫生行业标准《中国学龄儿童少年超重与肥胖筛查标准》(WS/T 586—2018)分年龄、性别 BMI 超重肥胖判定标准。凡 BMI 大于或等于相应性别、年龄组超重界值点且小于肥胖界值点者为超重;凡 BMI 大于或等于相应性别、年龄组肥胖界值点者为肥胖。

11. 中心性肥胖

根据《成人体重判定》(WS/T 428—2013),将 85cm≤成年男性腰围 <90cm,80cm≤成年女性腰围 <85cm 定义为中心性肥胖前期;成年男性腰围≥90cm,成年女性腰围≥85cm 定义为中心性肥胖。

12. 贫血

本次调查采用氰化高铁法测定血红蛋白含量,经海拔高度调整后计算贫血患病率。以《人群贫血筛查方法》(WS/T 441—2013)标准作为参考值,并对血红蛋白值进行相应的海拔校正(表 10、表 11)。

表 10   人群贫血判定的血红蛋白含量界值

单位:g/L

年龄或性别	血红蛋白含量界值	年龄或性别	血红蛋白含量界值
6~59 月龄	110	15 岁以上男性	130
5~11 岁	115	15 岁以上女性(非孕妇)	120
12~14 岁	120	孕妇	110

表 11 不同海拔高度居民血红蛋白的校正值

单位:g/L

海拔高度 /m	血红蛋白界值增加量	海拔高度 /m	血红蛋白界值增加量
<1 000	0	3 000~	+19
1 000~	+2	3 500~	+27
1 500~	+5	4 000~	+35
2 000~	+8	4 500~	+45
2 500~	+13		

13. 低血清铁蛋白

采用《人群铁缺乏筛查方法》(WS/T 465—2015),5 岁及以上人群血清铁蛋白 <25ng/mL 判定为低血清铁蛋白(注:要求同时测定的 C 反应蛋白≤5mg/L,以排除炎症、感染等状况)。

14. 维生素 A 缺乏及边缘性缺乏

采用中华人民共和国卫生行业标准《人群维生素 A 缺乏筛查方法》(WS/T 553—2017)中的定义和判定标准。

(1)维生素 A 缺乏:人体内维生素 A 水平不足以维持正常生理功能,血清(血浆)中视黄醇水平儿童(6 岁及以下)低于 0.35μmol/L,6 岁以上儿童及成人低于 0.70μmol/L,并可能出现眼、皮肤等的病理改变。

(2)维生素 A 边缘型缺乏:人体内维生素 A 水平可以维持正常生理功能,但是补充维生素 A 后血清(血浆)中视黄醇水平上升。

(3)人群维生素 A 边缘型缺乏和缺乏判定标准:以单位体积血清(血浆)视黄醇含量作为维生素 A 缺乏筛查指标,当实测的血清(血浆)视黄醇含量小于相应参考值时,即判定为相应维生素 A 边缘型缺乏或者缺乏,判定指标及判定界值见表 12。

表 12 人群维生素 A 边缘型缺乏和缺乏的判定指标及判定界值

维生素 A 状况	血清(血浆)视黄醇含量	
	边缘型缺乏 /(μmol·L^{-1})或(μg·mL^{-1})	缺乏 /(μmol·L^{-1})或(μg·mL^{-1})
儿童(6 岁及以下)	≥0.35~<0.70,≥0.10~<0.20	<0.35,<0.10
6 岁以上儿童及成人	≥0.70~<1.05,≥0.20~<0.30	<0.70,<0.20

注:转换系数 1mol 视黄醇 =286.45g 视黄醇。

15. 维生素 D 缺乏和不足

采用中华人民共和国卫生行业标准《人群维生素 D 缺乏筛查方法》(WS/T 677—2020)中的定义和判定标准(表 13)。

(1)维生素 D 缺乏:当人体血清(或血浆)25- 羟基维生素 D 含量低于缺乏的参考判定值时,可判定为维生素 D 缺乏。

(2)维生素 D 不足:当人体血清(或血浆)25- 羟基维生素 D 含量低于正常人群的参考判定值,但高于缺乏参考判定值时,可判定为维生素 D 不足。

表 13　人群维生素 D 营养状况判定指标及参考判定值

判定指标	正常		不足		缺乏	
	ng·mL⁻¹	nmol·L⁻¹	ng·mL⁻¹	nmol·L⁻¹	ng·mL⁻¹	nmol·L⁻¹
血清（或血浆）25-羟基维生素 D 含量	≥20	≥50	≥12~<20	≥30~<50	<12	<30

16. 锌缺乏

总锌含量的营养状况判定，参考国际锌营养咨询委员会拟定的判定标准。分为一般人群和孕妇锌缺乏判定标准（表 14、表 15）。

表 14　一般人群锌缺乏判定标准

单位：μg/L

年龄	性别	血清锌	
		缺乏	正常
10 岁以下	男	<65	≥65
	女	<64	≥64
10 岁及以上	男	<74	≥74
	女	<70	≥70

表 15　孕妇锌缺乏判定标准

单位：μg/L

孕期	血清锌判定阈值
孕早期（12 周及以前）	560
孕中期（13~27 周）	500
孕晚期（28 周及以后）	500

17. 饮水量

（1）7~17 岁儿童青少年饮水量是指近一周内，平均每天喝白水（白开水、桶装或瓶装的矿泉水、纯净水）或冲调水（蜂蜜、酸梅晶、果汁等形式冲饮的水）的总量。

（2）18 岁以上成年居民饮水量是指过去 12 个月内，通常每天饮用白水、茶水和咖啡的总量。

18. 饮水不足

以《中国居民膳食指南（2016）》中的饮水推荐量为依据，低于推荐量判断为饮水不足（表 16）。

表 16　中国居民饮水情况判断标准

单位：mL

年龄组	饮水不足	达到推荐量	超过推荐量
7~13 岁	<1 000	1 000~1 300	>1 300
14~17 岁	<1 200	1 200~1 400	>1 400
18 岁及以上	<1 500	1 500~1 700	>1 700

19. 孕妇尿碘状况

本次监测孕妇尿碘状况,是通过采集孕妇早晨随机尿进行尿碘含量测定。参考 WHO、联合国儿童基金会(UNICEF)和国际控制碘缺乏病理事会(ICCIDD)推荐的人群碘营养状况评价标准(表 17)。

表 17 人群碘营养状况评价标准

单位:μg/L

人群	尿碘中位数	碘营养状况
孕妇	<150	不足
	150~	适宜
	250~	超过适宜量
	≥500	过量

20. 身体活动不足

(1) 儿童青少年身体活动不足:根据 *WHO Guidelines on Physical Activity and Sedentary Behaviour*,儿童青少年在一周内,平均每天进行中等或高强度身体活动不足 60 分钟,即判断为身体活动不足。

(2) 18 岁及以上成人身体活动不足:根据 *WHO Guidelines on Physical Activity and Sedentary Behaviour*,通常一周内,中等强度活动的总时间不足 150 分钟,或高强度活动时间不足 75 分钟,或中等和高强度两种活动相当量累计不足 150 分钟,即判断为身体活动不足。

21. 业余静态行为时间

一周内平均每天业余静态行为的时间。业余总静态行为包括视屏、阅读纸质书籍杂志报纸等。

22. 视屏时间

视屏时间指看电视或影碟、玩手机、玩电视(电子)游戏、用电脑等屏幕产品的时间。

23. 饮酒率

饮酒率是指过去 12 个月内有饮酒行为者占总人群的比例。

24. 过量饮酒率

过量饮酒率是指超过《中国居民膳食指南(2016)》建议限量(男性一天饮用酒的酒精量不超过 25g,女性一天饮用酒的酒精量不超过 15g)者占饮酒者的比例。

25. 危险饮酒率

根据 WHO《国际酒精消费及危害监测指南》,危险饮酒率定义为男性日均酒精摄入量 ≥41g 且 <61g,女性日均酒精摄入量 ≥21g 且 <41g 的人群占饮酒者的比例。

26. 有害饮酒率

根据 WHO《国际酒精消费及危害监测指南》,有害饮酒率定义为男性日均摄入酒精 61g 及以上、女性日均摄入酒精 41g 及以上的人群占饮酒者的比例。

27. 成人血脂异常患病率

成人血脂异常患病率以《中国成人血脂异常防治指南(2016 年修订 9 版)》为依据(表 18)。

表 18　成人血脂异常判断标准

判定标准	总胆固醇（TC）		甘油三酯（TG）		高密度脂蛋白胆固醇（HDL-C）		低密度脂蛋白胆固醇（LDL-C）	
	mg·dL^{-1}	mmol·L^{-1}	mg·dL^{-1}	mmol·L^{-1}	mg·dL^{-1}	mmol·L^{-1}	mg·dL^{-1}	mmol·L^{-1}
边缘升高	≥5.2~<6.2	≥200~<240	≥1.7~<2.3	≥150~<200			≥3.4~<4.1	≥130~<160
升高	≥6.2	≥240	≥2.3	≥200			≥4.1	≥160
降低					<1.0	<40		

28. 血脂检测率

血脂检测率指在本次监测之前就已接受过血脂检测的人数占调查人群的比例。

29. 血脂异常知晓率

血脂异常知晓率指本次监测确定的血脂异常者中，已明确被乡镇/社区级或以上医院确诊为血脂异常者的比例。

30. 血脂异常治疗率

血脂异常治疗率指本次监测确定的血脂异常者中，采取控制和治疗措施（包括控制饮食、增加运动、接受药物治疗等）者所占的比例。

六、质量控制的组织与实施

（一）质量控制组织和技术措施

1. 加强质量控制工作的组织领导

为了加强调查的组织领导和保证调查质量，在国家卫生健康委员会（原国家卫生和计划生育委员会）领导下，中国疾病预防控制中心营养与健康所成立了技术执行组和专家组，全面负责组织、协调、落实项目有关工作，在组织层面保证调查方案的实施。

2. 组成专门质量控制队伍

由中国疾病预防控制中心营养与健康所组成国家质量控制工作队，负责确定调查的质量控制方法，统一调查方法和调查表格，组织各省（自治区、直辖市）调查工作队培训、现场调查技术指导及调查全过程的质量控制。各省（自治区、直辖市）成立本省（自治区、直辖市）质量控制工作组，按抽样、询问调查、医学体检、实验室检测、膳食调查、数据管理项目设立省级质控员，按项目质量控制工作规范及方法，负责并配合国家质量控制工作队完成本省（自治区、直辖市）调查全过程的质量控制。监测点设立专人负责质量控制工作，并在省（自治区、直辖市）质量控制工作组的领导下做好监测点的质量控制工作。

3. 统一方法

在抽样、询问调查、医学体检、实验室检测、膳食调查、数据清理等各环节、各阶段确定质量控制方法。为了保证项目的顺利进行和调查的质量，技术执行组和专家组对调查方案进行反复论证，确定了中国居民营养与健康状况监测的总体方案。

为保证调查质量，本轮调查实行五个统一：统一提供全部调查表格及调查手册；统一提供专用条形码标记，标识所有调查对象，并要求每个数据录入点统一购置条形码识别器；统一提供符合计量标准的体重秤、身高计、血压计及腰围尺；要求按国家技术执行组提出的技术要求购置现场所需全部试剂、标准采血针、注射器、负压抗凝离心管、血液样品储存管等；为每个监测点统一提供直接影响测定精确度的关键器材。

4. 调查人员培训

项目组制订了统一的培训计划和培训手册，2015 年、2016 年和 2017 年分别在全国举办了 6 期、4 期和 4 期国家级培训班，每省级 2 人参加，其中 1 人为实验室人员；每个监测点至少 3 人参加，其中 2 人为实验室人员。三年共培训来自全国 31 个省、自治区、直辖市 577 个监测点的近 3 000 余名省级和县（区）级技术骨干人员。国家级培训班直接培训省级和各监测点的技术骨干人员，通过培训，要求每个调查员必须明确调查意义、了解设计原则、熟悉调查表内容、掌握调查询问方法与实际操作技能，调查人员熟练掌握调查技术，一致性达到 95% 以上。省级疾控中心和监测点实验室的 500 多名相关人员参加了血红蛋白测定的国家级培训。血红蛋白考核一次考核优良率在 98.0% 以上。所有实验室人员通过学习和操作最终都通过了实习考核。培训后经过考核合格后作为师资力量再回到当地培训所有调查员。所有参加调查的调查员必须参加统一培训、通过统一考试。

（二）质量控制的内容和结果评价

1. 调查信息采集平台

本次调查中，全程采用电子化采集方式，降低纸张消耗，节能环保，并在采集过程中有效进行了值域范围提示、控制和逻辑跳转。同时对信息采集全程录音，并进行省级和国家级录音听审，保证数据的真实性和可溯性，避免人工误判，显著提高数据质量。系统实现实时打印电子体检表单，通过系统采集的体检和实验室数据，根据评价标准及时提供个人体检和实验室结果报告。国家和省级督导组到现场，完成体检项目、实验室检测的抽测和质量控制监督指导，达到高质量质控。

2. 询问调查质量控制

2015 年、2016—2017 年 2 次现场调查中，省级质量控制工作队共对 4 350 份问卷质量进行检查，漏项问卷占 12.8%，逻辑错误问卷占 15.3%，填写不清问卷占 11.6%。3 年内国家级质量控制工作队共对 301 份问卷质量进行检查，漏项问卷占 28.6%，逻辑错误问卷占 19.6%，填写不清问卷占 22.9%。国家级和省级分年度问卷质控结果见表 19。

表 19　2015—2017 年调查表填写质量控制检查结果

调查年	质量控制队	监测点数 / 个	调查表份数 / 份	漏项 /%	逻辑错误 /%	填写不清 /%
合计	省级	425	4 350	12.8	15.3	11.6
	国家级	56	301	28.6	19.6	22.9
2015 年	省级	235	2 520	22.1	15.7	11.6
	国家级	30	207	41.6	21.3	28.0
2016—2017 年	省级	190	1 830	0.0	14.8	11.7
	国家级	26	94	0.0	16.0	11.7

询问调查的质量控制分为省级和国家级两部分，省级质量控制工作队到调查现场抽取部分调查问卷进行质量控制检查，国家级质量控制检查通过抽取省级质量控制队检查

的部分问卷进行。在实际调查过程中,省级和国家级质量控制工作队均到调查现场直接抽取调查问卷进行质量控制检查。省级质量控制工作队的检查覆盖近75%的监测点,质控结果具有全国代表性,3年合计结果漏项率、逻辑错误率和填写不清率均低于16%以下。国家级质量控制工作队主要覆盖地理位置偏远,营养监测工作团队薄弱的监测点,质控结果具有一定偏倚,漏项率、逻辑错误率和填写不清率偏高。2015年质控结果发现,问卷填写漏项问题严重,其原因为调查信息采集平台设计时未设置必填限制,2016—2017年的调查信息采集平台补充设置了"必须按要求填写答案后才可以跳转下一题"限制,漏项率降至0。

3. 医学体检项目的质量控制

(1) 身高、体重、腰围质量控制结果:2015年、2016—2017年2次现场调查中,医学体检的质量控制分为省级和国家级两部分。省级和国家级质量控制工作队均到调查现场对调查员的部分测量结果进行复核,原测结果与质控结果的符合率结果见表20。身高测量以厘米(cm)为单位,使用国家项目组指定的经过计量认证认可的身高测量计,精确度为0.1cm,测量1次。体重测量以千克(kg)为单位,使用国家项目组指定的经过计量认证认可的体重秤,精确度为0.1kg,测量1次。腰围测量以厘米(cm)为单位,使用国家项目组指定的经过计量认证认可的腰围尺,精确度为0.1cm,测量位置为腋中线肋弓下缘和髂嵴连线中点的水平位置,测量两次并分别记录结果,计算平均值。

3年合计结果显示,省级质控员共现场复测身高4 792人,原测结果与质控结果符合率(误差不超过 ±1cm)为98.5%;复测体重4 592人,原测结果与质控结果符合率(误差不超过 ±0.2kg)为91.5%;复测腰围4 714人,原测结果与质控结果符合率(误差不超过 ±2cm)为98.7%。国家级质控员共现场复测身高254人,原测结果与质控结果符合率(误差不超过 ±1cm)为95.7%;复测体重229人,原测结果与质控结果符合率(误差不超过 ±0.2kg)为85.2%;复测腰围314人,原测结果与质控结果符合率(误差不超过 ±2cm)为88.2%。

表20　2015—2017年身高、体重及腰围质量控制符合情况

调查年	质量控制队	身高		体重		腰围	
		n/人	符合率/%	n/人	符合率/%	n/人	符合率/%
合计	省级	4 792	98.5	4 592	91.5	4 714	98.7
	国家级	254	95.7	229	85.2	314	88.2
2015 年	省级	2 388	98.3	2 190	90.3	2 370	97.8
	国家级	153	94.8	131	87.0	231	87.0
2016—2017 年	省级	2 404	98.7	2 402	92.5	2 344	99.7
	国家级	101	97.0	98	82.7	83	91.6

(2) 血压质量控制结果:在2015—2017年国家级和省级质量控制工作队对监测点的质控中,现场调查员测量的血压与国家级和省级质量控制工作队测量结果的符合率见表21。血压测量使用国家项目组指定的经过计量认证认可的血压计,精确度为1mmHg,测量3次并分别记录结果,计算平均值。

表 21 2015—2017 年血压质量控制符合情况

调查年	质量控制队	n/ 人	收缩压符合率 /%	舒张压符合率 /%
合计	省级	4 893	96.9	97.4
	国家级	226	88.5	95.6
2015 年	省级	2 455	95.6	99.1
	国家级	145	84.8	95.9
2016—2017 年	省级	2 438	98.2	97.2
	国家级	81	95.1	95.1

3 年合计结果显示,省级质控员共现场复测血压 4 893 人,收缩压原测结果与质控结果符合率(误差不超过 ±10mmHg)为 96.9%,舒张压符合率为 97.4%;国家级质控员共现场复测血压 226 人,收缩压原测结果与质控结果符合率为 88.5%,舒张压符合率为 95.6%。

4. 实验室检测质量控制

(1)血清葡萄糖测定质控

1)实验室内部质量控制:国家中心实验室统一进行血清葡萄糖项目测定。承担血糖检测的实验室工作人员均经过统一培训和考核;检测仪器为经过计量认证的全自动生化分析仪;采用统一的检测试剂;在测定血清葡萄糖指标的同时,每日进行 2~3 次 2 个水平的质控样品检测,分别在样本检测开始前、检测中和检测结束后进行,整个检测过程均使用同一批号的质控血清进行检测。质控曲线见图 5、图 6。对可能影响检测结果的溶血、脂血等标本情况进行记录;对检测值异常(血糖 <2.8mmol/L 或血糖 >15mmol/L)的样本进行复测。

2)实验室外部质量控制:血清葡萄糖测定实验室参加国家卫健委临床检验中心常规化学室间质量评价考核,通过实验室间比对,保证结果的准确性。在一年内进行 2 个批次共 10 支盲样考核,血清葡萄糖测定结果的偏倚小于 ±5%,远低于室间质量评价的允许偏倚(表 22)。

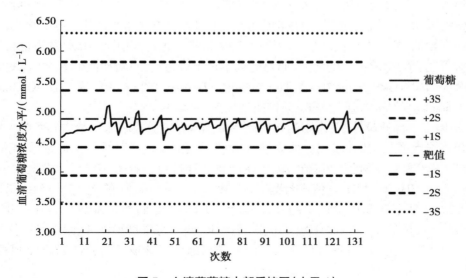

图 5 血清葡萄糖内部质控图(水平 1)

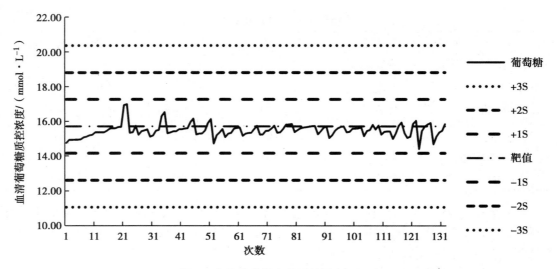

图 6　血清葡萄糖内部质控图（水平 2）

表 22　国家卫健委临床检验中心常规化学室间质量评价血清葡萄糖统计结果

	201621	201622	201623	201624	201625	201631	201632	201633	201634	201635
测定结果 /(mmol·L⁻¹)	18.36	6.57	3.75	8.65	10.79	11.48	7.95	16.24	5.56	2.95
靶值 /(mmol·L⁻¹)	18.41	6.62	3.82	8.72	10.95	11.69	8.17	16.80	5.74	3.00
偏倚 /%	−0.27	−0.76	−1.83	−0.80	−1.46	−1.80	−2.69	−3.33	−3.14	−1.67

（2）血脂测定质控

1）实验室内部质量控制：国家中心实验室统一进行血脂项目测定。承担血脂检测的实验室工作人员均经过统一培训和考核；检测仪器为经过计量认证的全自动生化分析仪；采用统一的检测试剂；在测定血脂指标的同时，每日进行 2~3 次 2 个水平的质控样品检测，分别在样本检测开始前、检测中和检测结束后进行，整个检测过程均使用同一批号的质控血清进行检测。对可能影响检测结果的溶血、脂血等标本情况进行记录；对检测值异常（TC<1mmol/L 或 TC>8mmol/L；TG<0.2mmol/L 或 TG>5mmol/L；HDL-C<0.2mmol/L 或 HDL-C>3mmol/L；LDL-C>6mmol/L）的样本进行复测。质控曲线见图 7~ 图 14。

2）实验室外部质量控制：血脂测定实验室参加国家卫健委临床检验中心脂类测定室间质量评价考核与美国 CDC 脂质标准化项目考核，通过实验室间比对，保证结果的准确性。其中，国家卫健委临床检验中心脂类测定室间质量评价考核在一年内对 2 批次共 10 支盲样的 TC、TG、HDL-C、LDL-C 值进行测定，结果如表 23 所示，所有项目的检测结果偏倚均小于 ±5%，远低于室间质量评价的允许偏倚。美国 CDC 脂质标准化项目在一年内对 4 批次共 48 支盲样的 TC、TG、HDL-C 值进行测定，要求每季度检测 1 批次 3 个水平的 12 支盲样（约每周 1 支），所有项目检测均值的偏倚均远低于该项目的允许偏倚（2 倍标准差）（表 24）。

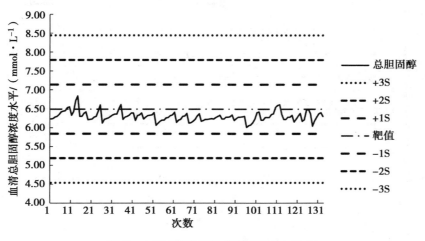

图 7　血清总胆固醇内部质控图（水平 1）

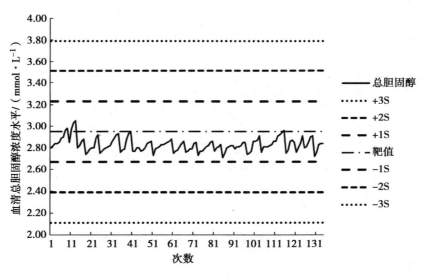

图 8　血清总胆固醇内部质控图（水平 2）

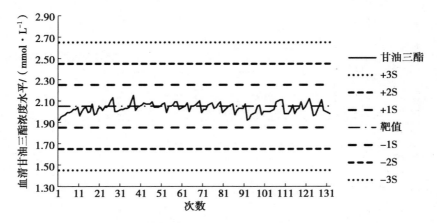

图 9　血清甘油三酯内部质控图（水平 1）

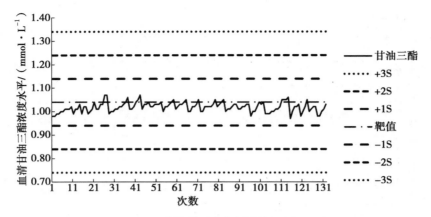

图 10　血清甘油三酯内部质控图（水平 2）

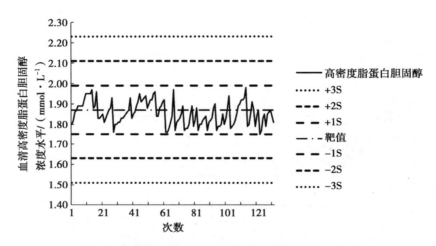

图 11　血清高密度脂蛋白胆固醇内部质控图（水平 1）

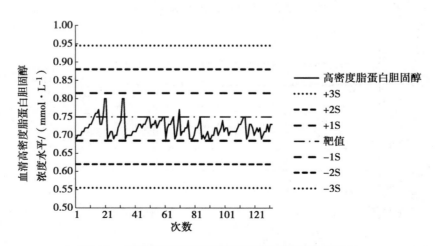

图 12　血清高密度脂蛋白胆固醇内部质控图（水平 2）

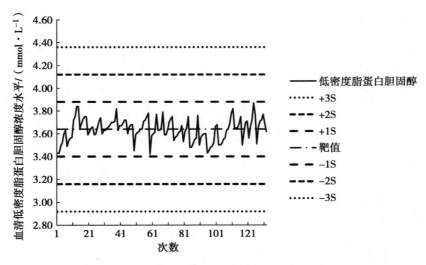

图 13 血清低密度脂蛋白胆固醇内部质控图(水平 1)

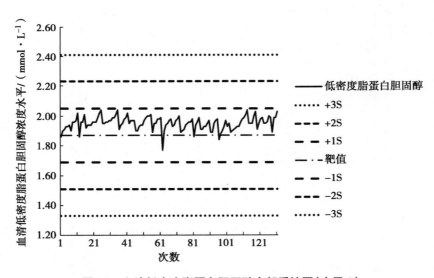

图 14 血清低密度脂蛋白胆固醇内部质控图(水平 2)

表 23　国家卫健委临床检验中心脂类测定室间质量评价统计结果

项目	样本编号	201611	201612	201613	201614	201615	201621	201622	201623	201624	201625
TC	测定结果 /(mmol·L^{-1})	5.22	3.55	7.91	3.46	7.42	3.70	5.96	6.93	7.20	5.81
	靶值 /(mmol·L^{-1})	5.36	3.64	8.00	3.58	7.59	3.69	6.00	6.96	7.25	5.90
	偏倚 /%	-2.61	-2.47	-1.12	-3.35	-2.24	0.27	-0.67	-0.43	-0.69	-1.53
TG	测定结果 /(mmol·L^{-1})	2.36	1.25	4.21	1.27	3.89	1.26	2.36	3.55	3.76	2.47
	靶值 /(mmol·L^{-1})	2.39	1.28	4.24	1.30	3.94	1.26	2.35	3.47	3.71	2.48
	偏倚 /%	-1.26	-2.34	-0.71	-2.31	-1.27	0.00	0.43	2.31	1.35	-0.40
HDL-C	测定结果 /(mmol·L^{-1})	0.98	0.86	1.40	0.84	1.30	0.86	1.09	1.23	1.24	1.09
	靶值 /(mmol·L^{-1})	0.96	0.82	1.37	0.82	1.30	0.84	1.08	1.21	1.23	1.06
	偏倚 /%	2.08	4.88	2.19	2.44	0.00	2.38	0.93	1.65	0.81	2.83
LDL-C	测定结果 /(mmol·L^{-1})	3.33	2.27	4.87	2.23	4.69	2.29	3.80	4.33	4.47	3.66
	靶值 /(mmol·L^{-1})	3.26	2.21	4.72	2.17	4.59	2.22	3.70	4.32	4.47	3.60
	偏倚 /%	2.15	2.71	3.18	2.76	2.18	3.15	2.70	0.23	0.00	1.67

表 24 美国 CDC 脂质标准化项目统计结果

项目		第一季度			第二季度			第三季度			第四季度		
		467	571	701	474	477	571	160	415	572	160	475	572
TC	检测均值 /(mmol·L⁻¹)	5.85	4.72	4.85	4.48	4.85	4.75	4.86	2.85	4.38	4.89	3.75	4.38
	CDC 检测均值 /(mmol·L⁻¹)	5.90	4.78	4.92	4.51	4.94	4.78	4.87	2.84	4.34	4.87	3.69	4.34
	偏倚 /%	−0.81	−1.36	−1.47	−0.72	−1.77	−0.73	0.81	0.18	−0.15	0.41	1.69	0.81
	允许偏倚 /%	±6.18	±6.18	±6.18	±6.18	±6.18	±6.18	±6.18	±6.84	±6.18	±6.18	±5.96	±6.18
TG	检测均值 /(mmol·L⁻¹)	1.38	0.93	1.13	0.82	2.94	0.92	1.31	0.60	0.90	1.31	1.16	0.90
	CDC 检测均值 /(mmol·L⁻¹)	1.43	1.01	1.22	0.93	2.96	1.01	1.40	0.69	0.99	1.40	1.20	0.99
	偏倚 /%	−3.50	−8.42	−7.38	−12.10	−0.84	−9.16	−6.79	−12.68	−9.34	−6.25	−3.75	−9.34
	允许偏倚 /%	±14.5	±20.6	±17.0	±19.9	±10.3	±20.6	±14.8	±26.9	±18.7	±14.8	±17.3	±18.7
HDL-C	检测均值 /(mmol·L⁻¹)	1.54	1.43	1.35	1.50	1.06	1.44	1.45	0.98	1.52	1.44	0.92	1.52
	CDC 检测均值 /(mmol·L⁻¹)	1.55	1.45	1.36	1.56	1.10	1.45	1.49	1.03	1.57	1.49	0.94	1.57
	偏倚 /%	−0.48	−1.38	−1.10	−3.69	−3.64	−0.86	−3.02	−5.10	−3.03	−3.19	−2.66	−3.50
	允许偏倚 /%	±9.24	±9.24	±9.24	±9.24	±9.24	±9.24	±9.24	±9.24	±9.24	±9.24	±9.96	±9.24

（3）维生素 A 测定质控：国家项目组统一进行血清维生素 A 测定，承担检测的实验室工作人员均经过统一培训和考核；检测仪器为经过计量认证的高效液相仪；采用美国国家标准与技术研究所（National Institute of Standards and Technology，NIST）SRM-968e 作为外部质控血清，测定结果在要求范围内。项目组自制维生素 A 高、中、低三个水平内部质控血清，每日进行 2~3 次 3 个水平的质控样品检测，分别在样本检测开始前、检测中和检测结束后进行，质控曲线见图 15~ 图 17。对可能影响检测结果的溶血、脂血等标本情况进行记录；对检测值异常（维生素 A<0.10μg/mL 或 >1.50μg/mL）的样本进行复测，剔除复测后仍异常的数据。

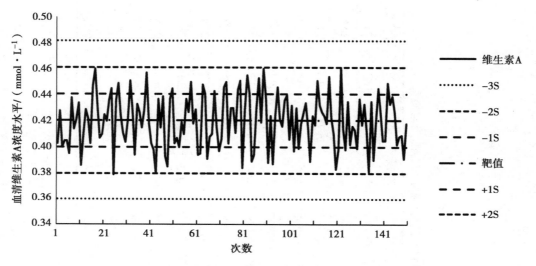

图 15   血清维生素 A 内部质控图（高水平）

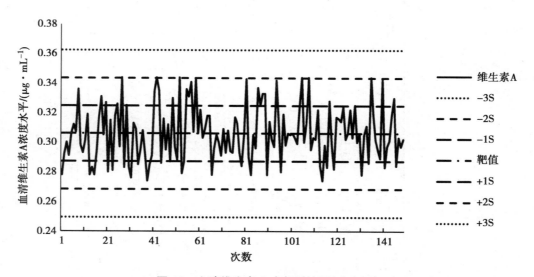

图 16   血清维生素 A 内部质控图（中水平）

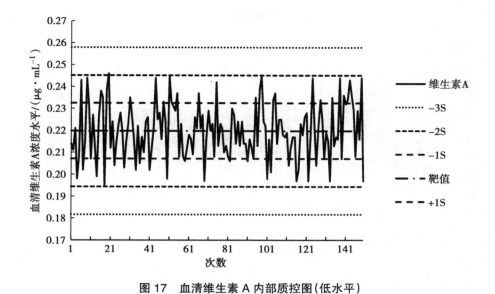

图 17 血清维生素 A 内部质控图(低水平)

(4)维生素 D 测定的质量控制:国家项目组统一进行血清维生素 D 测定,承担检测的实验室工作人员均经过统一培训和考核。采用酶联免疫法测定血清 25- 羟基维生素 D 浓度(25-Hydroxy Vitamin D 酶联免疫试剂盒,英国 IDS 公司),质控为试剂盒自带 25- 羟基维生素 D 的高值和低值血清质控。每个试剂盒分别进行 2 个平行的高值、低值质控检测,质控曲线见图 18、图 19。对可能影响检测结果的溶血、脂血等标本情况进行记录;对低于检测限(<4.8ng/mL)的异常样本进行复测,剔除复测后仍异常的数据。

(5)孕妇血清锌测定质控:国家项目组统一进行血清锌测定,承担检测的实验室工作人员均经过统一培训和考核。血清锌全程采用 Clinchek 定值质控样本监测分析过程,即每 20 个样本间隔增加 1 次质控样本,通过结果回收率和稳定性评价方法的可靠性。结果回收率介于 95%~105%,精密度介于 0.6%~4.0%,符合血清锌检测分析要求(图 20)。

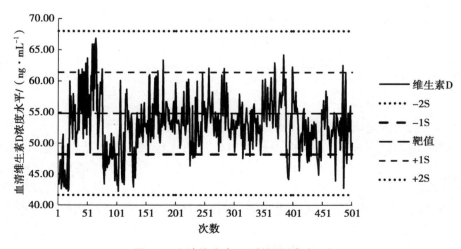

图 18 血清维生素 D 质控图(高水平)

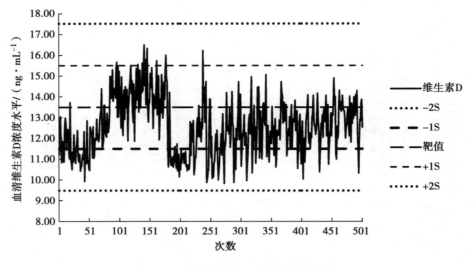

图 19 血清维生素 D 质控图（低水平）

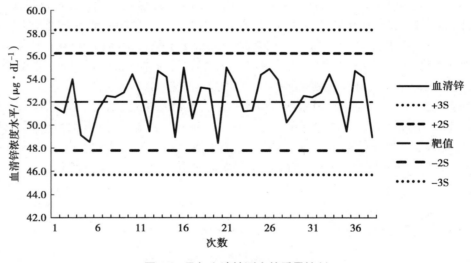

图 20 孕妇血清锌测定的质量控制

（6）血清铁蛋白测定质量控制

1）实验室内部质量控制：承担血清铁蛋白检测的实验室工作人员均经过统一培训和考核；检测仪器为经过计量认证的电化学发光免疫分析仪；采用统一的检测试剂；分别在样本检测开始前、检测中和检测结束后进行高、低两个浓度的质控样品检测，以质控批号为 18746300 和 18746200 的质控血清为例，根据每次测定结果进行质控图绘制（图 21、图 22）。

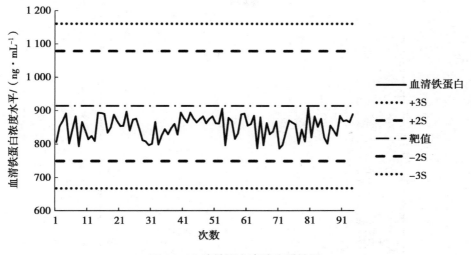

图 21 血清铁蛋白高浓度质控图

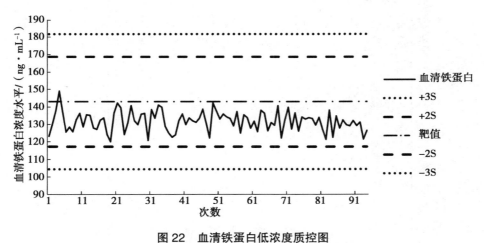

图 22 血清铁蛋白低浓度质控图

2）实验室外部质量控制：定期进行实验室间比对，保证结果的准确性。参加美国 CDC VITAL-EQA 项目，血清铁蛋白检测结果均合格。以 2016 年秋季盲样考核结果为例，铁蛋白检测结果的精密度和准确度评估均合格（表 25）。

表 25　美国 CDC VITAL-EQA 项目检测结果

	水平 1			水平 2			水平 3		
	第一天	第二天	第三天	第一天	第二天	第三天	第一天	第二天	第三天
结果 1/(ng·mL^{-1})	20.6	20.8	20.5	35.7	33.4	34.7	41.0	39.9	42.8
结果 2/(ng·mL^{-1})	21.6	21.1	21.4	36.6	35.9	36.4	42.1	41.7	45.1
平均值/(ng·mL^{-1})	21.1	21.0	21.0	36.2	34.6	35.6	41.6	40.8	43.9
整体平均值/(ng·mL^{-1})		21.0			35.5			42.1	
标准差(S)		0.42			1.21			1.76	
变异系数(CV)		2.0%			3.4%			4.2%	
偏倚		3.7%			9.0%			6.1%	
CDC 靶值/(ng·mL^{-1})		20.2			32.5			39.7	
CDC 标准差(S)		1.46			1.75			2.07	
精密度评价	优:<3.7%;良:<7.5%;及格:<11.2%;不及格:≥11.2%								
准确度评价	优:<±12.7%;良:<±25.5%;及格:<±38.2%;不及格:≥±38.2%								

第二部分

主要调查结果

第一章

调查样本人口基本情况

一、监测人口规模

2015 年中国成人慢性病与营养监测覆盖全国 31 个省（自治区、直辖市）和新疆生产建设兵团的 302 个监测点，由于新疆建设兵团未进行膳食调查，故不纳入报告分析。2015 年中国成人慢性病与营养监测抽样调查 83 036 户，其中城市 33 660 户，农村 49 376 户，东部地区 30 897 户，中部地区 23 557 户，西部地区 28 582 户。户籍人口 189 313 人，其中城市 76 993 人，农村 112 320 人，东部地区 70 475 人，中部地区 53 646 人，西部地区 65 192 人；实际在家居住人数 187 978 人，其中城市 76 329 人，农村 111 649 人，东部地区 70 039 人，中部地区 53 293 人，西部地区 64 646 人。合计参加 24h 膳食调查者 73 572 人，参加食物频率调查者 77 500 人，参加饮水摄入量调查者 79 027 人，参加就餐行为调查者 80 703 人，参加饮酒行为调查者 181 795 人（表 1-1）。

表 1-1　2015 年中国城乡不同地区居民营养与健康状况监测人口规模

	全国	东部	中部	西部	城市	农村
监测点数 / 个	298	111	85	102	—	—
合计人数 / 人	198 374	73 854	56 253	68 145	—	—
抽样人群						
调查户数 / 户	83 036	30 897	23 557	28 582	33 660	49 376
户籍人口 / 人	189 313	70 475	53 646	65 192	76 993	112 320
在家居住 / 人	187 978	70 039	53 293	64 646	76 329	111 649
24h 膳食调查 / 人	73 572	28 962	21 284	23 326	30 219	43 353
食物频率调查 / 人	77 500	29 232	21 984	26 284	31 235	46 265
饮水摄入量调查 / 人	79 027	29 810	22 243	26 974	32 115	46 912
就餐行为调查 / 人	80 703	30 497	22 694	27 512	32 630	48 073

续表

	全国	东部	中部	西部	城市	农村
身体活动调查 / 人	168 257	57 357	47 756	57 655	62 519	99 140
饮酒行为调查 / 人	181 795	67 580	51 612	62 603	73 692	108 103
补充人群						
孕妇 / 人	8 939	3 379	2 607	2 953	5 420	3 519

为保证特殊人群代表性，补充调查孕妇 8 939 人，其中城市 5 420 人，农村 3 519 人，东部地区 3 379 人，中部地区 2 607 人，西部地区 2 953 人。

2016—2017 年中国儿童与乳母营养健康监测覆盖全国 31 个省（自治区、直辖市）的 275 个监测点，实际调查 269 个监测点。抽样调查人数 174 432 人，其中城市 83 077 人，农村 91 355 人，东部地区 59 094 人，中部地区 53 935 人，西部地区 61 403 人。0~5 岁调查人数 71 840 人，其中城市 33 833 人，农村 38 007 人，东部地区 24 091 人，中部地区 22 294 人，西部地区 25 455 人；6~11 岁调查人数 40 723 人，其中城市 19 302 人，农村 21 421 人，东部地区 13 639 人，中部地区 13 124 人，西部地区 13 960 人；12~17 岁调查人数 34 881 人，其中城市 17 032 人，农村 17 849 人，东部地区 12 056 人，中部地区 10 375 人，西部地区 12 450 人；乳母调查人数 26 988 人，其中城市 12 910 人，农村 14 078 人，东部地区 9 308 人，中部地区 8 142 人，西部地区 9 538 人。合计参加 24h 膳食调查者 16 042 人，参加食物频率调查者 71 178 人，参加就餐行为调查者 69 979 人，参加 0~5 岁母乳喂养调查者 4 770 人，参加 6~8 月龄合理辅食添加调查者 5 462 人（表 1-2）。

表 1-2　2016—2017 年中国城乡不同地区居民营养与健康状况监测人口规模

	全国	东部	中部	西部	城市	农村
监测点数 / 个	275	93	83	99	131	144
实际点数 / 个	269	90	83	96	128	141
合计人数 / 人	174 432	59 094	53 935	61 403	83 077	91 355
抽样人群						
0~5 岁 / 人	71 840	24 091	22 294	25 455	33 833	38 007
6~11 岁 / 人	40 723	13 639	13 124	13 960	19 302	21 421
12~17 岁 / 人	34 881	12 056	10 375	12 450	17 032	17 849
乳母 / 人	26 988	9 308	8 142	9 538	12 910	14 078
24h 膳食调查 / 人	16 042	5 576	4 910	5 556	7 524	8 518
食物频率调查 / 人	71 178	24 297	22 025	24 856	34 060	37 188
0~5 岁母乳喂养调查 / 人	4 770	1 698	1 496	1 576	2 258	2 512
6~8 月龄合理辅食添加调查 / 人	5 462	1 898	1 732	1 832	2 652	2 810
7~17 岁饮水摄入量调查 / 人	66 651	22 189	20 757	23 705	31 281	35 370
6~17 岁就餐行为调查 / 人	69 979	24 066	21 673	24 240	33 300	36 679

2015—2017 年中国居民营养与健康状况监测不同地区、城乡医学体检和实验室检测的样本量和分析样本量,见表 1-3 和表 1-4。

表 1-3　2015—2017 年中国城乡不同地区居民营养与健康状况监测医学体检样本情况

		全国	东部	中部	西部	城市	农村
0~5 岁	调查人数 / 人	71 840	24 091	22 294	25 455	33 833	38 007
	体检人数 / 人	71 026	23 500	22 240	25 286	33 289	37 737
	体检率 /%	98.9	97.5	99.8	99.3	98.4	99.3
6~17 岁	调查人数 / 人	75 604	25 695	23 499	26 410	36 334	39 270
	体检人数 / 人	72 781	24 323	22 754	25 704	34 225	38 556
	体检率 /%	96.3	94.7	96.8	97.3	94.2	98.2
≥18 岁	调查人数 / 人	189 605	70 557	53 718	65 330	77 096	112 509
(非孕妇乳母)	体检人数 / 人	182 127	67 736	51 985	62 406	74 129	107 998
	体检率 /%	96.1	96.0	96.8	95.5	96.2	96.0
孕妇	调查人数 / 人	8 939	3 379	2 607	2 953	5 420	3 519
	体检人数 / 人	8 919	3 374	2 600	2 945	5 407	3 512
	体检率 /%	99.8	99.9	99.7	99.7	99.8	99.8
乳母	调查人数 / 人	26 988	9 308	8 142	9 538	12 910	14 078
	体检人数 / 人	25 162	8 707	7 536	8 919	12 076	13 086
	体检率 /%	93.2	93.5	92.6	93.5	93.5	93.0
合计	调查人数 / 人	373 098	133 030	110 260	129 686	165 593	207 383
	体检人数 / 人	360 137	127 640	107 115	125 260	159 126	200 889
	体检率 /%	96.5	95.9	97.1	96.6	96.1	96.9

表 1-4　2015—2017 年中国城乡不同地区居民营养与健康状况监测测量与数据分析样本情况

单位:人

	全国	城市	农村	东部	中部	西部
18 岁及以上成人(不包含孕妇乳母)						
体格测量分析	182 127	74 129	107 998	67 736	51 985	62 406
腰围分析	181 817	74 014	107 803	67 552	51 944	62 321
血红蛋白测量分析	179 625	73 255	106 370	67 248	51 523	60 854
血脂测量分析	179 728	73 443	106 285	67 309	51 677	60 742
血糖测量分析	179 262	73 156	106 106	67 660	51 700	59 902
糖化血红蛋白测量分析	180 417	73 553	106 864	67 355	51 896	61 166
血压测量分析	179 231	73 322	101 276	67 060	51 265	60 906

续表

	全国	城市	农村	东部	中部	西部
铁蛋白测量分析	29 566	11 866	17 700	10 329	9 173	10 064
维生素 A 测量分析	11 561	4 545	7 016	4 060	3 448	4 053
维生素 D 测量分析	15 120	5 961	9 159	5 106	4 564	5 450
锌测量分析	8 963	3 539	5 424	3 117	2 713	3 133
孕妇						
铁蛋白测量分析	6 852	4 126	2 726	2 374	2 150	2 328
维生素 A 测量分析	8 135	4 862	3 273	2 819	2 512	2 804
维生素 D 测量分析	8 200	4 909	3 291	2 869	2 557	2 774
锌测量分析	7 147	4 185	2 623	2 350	2 022	2 436
尿碘测量分析	6 078	3 714	2 364	2 553	1 637	1 888
6~17 岁儿童青少年						
体格测量分析	72 781	34 225	38 556	24 323	22 754	25 704
7~17 岁儿童青少年腰围分析	67 987	—	—	22 737	21 059	24 191
血红蛋白测量分析	71 036	—	—	23 792	22 127	25 117
血脂测量分析	68 940	—	—	24 058	20 033	24 849
血糖测量分析	68 641	—	—	23 633	20 515	24 493
血压测量分析	69 805	—	—	23 394	21 792	24 619
铁蛋白测定	65 293	—	—	22 244	19 468	23 581
维生素 A 测定	63 310	—	—	20 963	19 971	22 376
维生素 D 测定	64 819	—	—	23 491	20 087	21 241
锌测定	65 733	—	—	23 760	19 761	22 212

二、样本人群特征

(一)性别和年龄构成

样本人群中,男性 163 673 人(48.3%),女性 175 058(51.7%),女性比例高于男性。城市男性合计 70 512 人(47.6%),女性合计 77 679 人(52.4%);农村男性合计 93 161 人(48.9%),女性合计 97 379 人(51.1%)。城市和农村均为女性比例高于男性(表 1-5)。

(二)文化程度

在 18 岁及以上(不包含孕妇乳母)的样本人群中,未接受正规学校教育的居民占14.9%,小学未毕业占 13.9%,小学文化程度占 20.2%,初中文化程度占 30.6%,高中/中专/技校文化程度占 13.0%,大专文化程度占 4.7%,本科文化程度占 2.6%,研究生及以上文化程度占 0.2%。农村未接受正规学校教育和小学未毕业的比例大幅高于城市,高中及以上文化程度的比例大幅低于城市(表 1-6)。

表 1-5   2015—2017 年中国城乡不同性别调查人口的年龄构成（不包含孕妇和乳母）

年龄 / 岁	全国				城市				农村			
	男		女		男		女		男		女	
	n/人	比例 /%	n/人	比例 /%	n/人	比例 /%	n/人	比例 /%	n/人	比例 /%	n/人	比例 /%
合计	163 673	100	175 058	100	70 512	100	77 679	100	93 161	100	97 379	100
0~	36 924	22.6	36 865	21.1	17 382	24.7	17 391	22.4	19 542	21.0	19 474	20.0
6~	21 149	12.9	21 275	12.2	10 334	14.7	10 397	13.4	10 815	11.6	10 878	11.2
12~	16 499	10.1	16 336	9.3	7 819	11.1	7 745	10.0	8 680	9.3	8 591	8.8
18~	26 792	16.4	32 074	18.3	10 684	15.2	13 642	17.6	16 108	17.3	18 432	18.9
45~	31 825	19.4	37 611	21.5	11 981	17.0	15 119	19.5	19 844	21.3	22 492	23.1
60~	30 484	18.6	30 897	17.7	12 312	17.5	13 385	17.2	18 172	19.5	17 512	18.0

表 1-6　2015—2017 年中国城乡不同地区 18 岁及以上调查人口的文化程度构成

	全国	东部	中部	西部	城市	农村
调查人数 / 人	189 313	70 475	53 646	65 192	76 993	112 320
未接受正规学校教育 /%	14.9	11.9	13.1	19.8	9.2	18.8
小学未毕业 /%	13.9	11.3	13.2	17.2	8.7	17.4
小学 /%	20.2	17.7	21.4	21.9	15.2	23.6
初中 /%	30.6	33.3	31.4	26.9	31.6	29.9
高中 / 中专 / 技校 /%	13.0	15.4	14.1	9.4	19.8	8.3
大专 /%	4.7	6.0	4.5	3.4	9.3	1.5
本科 /%	2.6	4.1	2.2	1.4	5.8	0.5
研究生及以上 /%	0.2	0.3	0.1	0.1	0.4	0.1

（三）职业分布

在 18 岁及以上（不包含孕妇乳母）的样本人群中,从事农林牧渔水利业生产人员最多,占 14.9%,其他比例较高的职业分类为从事家务者 13.8%,离退休人员 11.8% 和其他劳动者 9.1%。城市人群中,从事农林牧渔水利业生产人员和离退休人员占比较高,为 20.5% 和 20.1%;农村从事农林牧渔水利业生产人员占比达到 62.1%（表 1-7）。

表 1-7　2015—2017 年中国城乡不同地区 18 岁及以上调查人口的职业构成

	全国	东部	中部	西部	城市	农村
调查人数 / 人	189 313	70 475	53 646	65 192	76 993	112 320
农林牧渔水利业生产人员 /%	45.2	33.8	46.0	56.9	20.5	62.1
生产、运输设备操作人员及有关人员 /%	3.8	6.0	3.3	2.0	5.0	3.0
商业、服务业人员 /%	5.4	7.1	5.2	3.6	9.0	2.9
国家机关、党群组织、企业、事业单位负责人 /%	1.9	2.1	1.9	1.5	3.4	0.8
办事人员和有关人员 /%	2.0	2.9	1.9	1.2	3.9	0.7
专业技术人员 /%	4.8	5.8	5.2	3.4	8.5	2.3
军人 /%	0.2	0.2	0.1	0.1	0.2	0.1
其他劳动者 /%	9.1	9.3	8.5	9.4	10.2	8.4
在校学生 /%	0.4	0.5	0.3	0.4	0.6	0.3
未就业 /%	4.5	5.2	4.9	3.4	6.3	3.2
家务 /%	13.8	14.1	14.1	13.2	12.3	14.8
离退休人员 /%	9.1	13.1	8.6	5.1	20.1	1.5

第二章

膳食营养状况

一、食物摄入量

本报告标准人数据来源于 2015 年中国成人慢性病与营养监测。6~17 岁人群来源于 2016—2017 年中国儿童与乳母营养健康监测;3~5 岁和 18 岁以上人群数据来源于 2015 年中国成人慢性病与营养监测。

2015 年 2 岁及以上纳入分析膳食的样本数为 73 572 人;男性 34 606 人,占 47.0%,女性 38 966 人,占 53.0%;年龄分布为 2~5 岁 2 279 人(其中 3~5 岁 1 756 人),6~11 岁 3 147 人,12~17 岁 1 256 人,18~44 岁 20 260 人,45~59 岁 24 061 人,60 岁及以上 22 569 人;城市 30 219 人,占 41.1%,农村 43 353 人,占 58.9%;东部地区 28 962 人,占 39.4%,中部地区 21 284 人,占 28.9%,西部地区 23 326 人,占 31.7%。

2016—2017 年 6~17 岁儿童青少年纳入分析膳食的样本数为 16 042 人;男童 7 982 人,占 49.8%,女童 8 060 人,占 50.2%;年龄分布为 6~11 岁 8 777 人,12~17 岁 7 265 人;城市 7 524 人,占 46.9%,农村 8 518 人,占 53.1%;东部地区 5 576 人,占 34.8%,中部地区 4 910 人,占 30.6%,西部地区 5 556 人,占 34.6%。

异常值的删除标准:2015 年剔除每标准人日能量摄入量过低(每标准人日能量摄入低于 800kcal)或过高(每标准人日能量摄入高于 5 000kcal)的被调查者,去掉 3 天膳食调查期间膳食记录天数不足 1 天的被调查者,2015 年 2 岁及以上纳入分析膳食的样本数为 73 572 人。

2016—2017 年以《中国居民膳食营养素参考摄入量》(2013 版)中居民膳食能量需要量的人群年龄分布为依据,6~17 岁儿童青少年的体力活动量默认为中等体力活动,相应推荐标准均参考中等体力活动对应的数值。删除各年龄人群每标准人日能量摄入量的过高极值98% 及以上或过低极值2% 及以下的被调查者,删除 3 天膳食调查期间膳食记录天数不足 1 天的被调查者,2016—2017 年 6~17 岁儿童青少年实际分析膳食的样本数为 16 042 人。

（一）中国居民食物摄入量

1. 粮谷类食物摄入量

2015 年中国城乡居民平均每标准人日粮谷类食物摄入量为 305.8g，其中米及其制品 168.5g、面及其制品 121.0g、其他谷类 16.3g。城市居民平均每标准人日粮谷类食物摄入量为 263.9g，低于农村居民的 334.4g；中部地区居民平均每标准人日粮谷类食物摄入量为 311.7g，高于东部和西部地区居民的 298.1g 和 309.8g（表 2-1）。与 2010—2012 年相比，2015 年中国城乡居民粮谷类食物平均摄入量略有减少，其中城市基本稳定，农村下降了54.2g（表 2-2）。

表 2-1 2015 年中国城乡不同地区居民食物摄入量

单位:g/标准人日

食物名称	全国	城市	农村	东部	中部	西部
米及其制品	168.5	131.6	193.6	169.5	175.5	161.0
面及其制品	121.0	117.3	123.6	111.2	118.9	134.6
其他谷类	16.3	15.0	17.2	17.4	17.3	14.2
糕点	6.5	9.8	4.2	8.8	5.8	4.3
薯类	41.9	35.5	46.2	29.5	50.6	48.9
杂豆类	4.0	4.2	3.9	4.4	3.7	3.8
大豆及其制品	10.3	11.3	9.6	10.9	14.3	5.9
新鲜蔬菜	265.9	286.5	252.0	290.6	279.0	224.7
新鲜水果	38.1	55.7	26.2	47.3	34.8	30.2
坚果	3.6	4.4	3.1	4.6	3.6	2.5
畜类	72.0	79.5	66.9	75.8	62.1	76.3
禽类	13.0	15.5	11.3	16.7	11.2	10.2
动物内脏	2.9	3.0	2.9	3.0	3.1	2.7
鱼虾类	24.3	29.7	20.6	40.0	21.5	8.1
蛋类	23.4	30.4	18.7	30.0	24.6	14.5
奶类	25.9	42.2	14.8	29.5	19.5	27.4
烹调油	43.2	42.0	44.1	40.4	45.6	44.5
烹调盐	9.3	8.9	9.6	8.8	9.8	9.6
酒精	2.3	1.8	2.6	2.7	2.3	1.7
糖及糖果	2.5	2.6	2.4	2.4	1.8	3.0

注:标准人为 18 岁从事轻体力活动的男子,能量需要量为 2 250kcal(《中国居民膳食营养素参考摄入量》2013 版)。

表 2-2　2015 年与 2010—2012 年中国城乡居民食物摄入量变化

单位:g/ 标准人日

	2015 年			2010—2012 年		
	全国	城市	农村	全国	城市	农村
米及其制品	168.5	131.6	193.6	176.6	129.9	221.5
面及其制品	121.0	117.3	123.6	142.2	134.2	149.7
其他谷类	16.3	15.0	17.2	16.6	15.7	17.4
糕点	6.5	9.8	4.2	7.5	8.3	6.6
薯类	41.9	35.6	46.2	35.7	28.4	42.6
杂豆类	4.0	4.2	3.9	3.3	2.9	3.6
大豆及其制品	10.3	11.3	9.6	10.8	12.3	9.3
新鲜蔬菜	265.9	286.5	252.0	268.0	281.8	255.0
新鲜水果	38.1	55.7	26.2	41.0	49.0	33.2
坚果	3.6	4.4	3.1	3.7	4.7	2.8
畜类	72.0	79.5	66.9	72.5	79.3	65.9
禽类	13.0	15.5	11.3	14.7	16.4	13.1
动物内脏	2.9	3.0	2.9	2.5	2.9	2.2
鱼虾类	24.3	29.7	20.6	23.6	32.4	15.3
蛋类	23.4	30.4	18.7	24.3	29.5	19.4
奶类	25.9	42.2	14.8	24.9	37.8	12.3
烹调油	43.2	42.0	44.1	41.8	43.0	40.8
烹调盐	9.3	8.9	9.6	10.4	10.2	10.6
酒精	2.3	1.8	2.6	2.0	2.1	1.9
糖及糖果	2.5	2.6	2.4	2.4	2.9	1.4

注:标准人为 18 岁从事轻体力活动的男子,能量需要量为 2 250kcal(《中国居民膳食营养素参考摄入量》2013 版)。

2. 新鲜蔬菜和水果摄入量

2015 年中国城乡居民平均每标准人日蔬菜的摄入量为 265.9g。城市居民为 286.5g,高于农村居民的 252.0g;东部地区居民平均每标准人日蔬菜摄入量为 290.6g,高于中部和西部地区居民的 279.0g、224.7g(表 2-1)。与 2010—2012 年相比,城乡居民蔬菜平均摄入量基本稳定,变化不大(表 2-2)。

2015 年中国城乡居民平均每标准人日水果的摄入量为 38.1g。城市和农村居民水果摄入量分别为平均每标准人日 55.7g 和 26.2g,城市居民水果摄入水平是农村居民的 2 倍;东部地区居民平均每标准人日水果摄入量为 47.3g,高于中部和西部地区居民的 34.8g 和 30.2g(表 2-1)。与 2010—2012 年相比,城乡居民水果平均摄入量略有下降,下降了 2.9g,其中城市居民摄入量上升了 6.7g,农村居民摄入量下降了 7.0g(表 2-2)。

3. 畜禽肉蛋类和鱼虾类摄入量

2015 年中国城乡居民平均每标准人日畜禽肉的摄入量为 87.9g,其中畜肉摄入量 72.0g,内脏 2.9g,禽肉 13.0g。城市居民平均每标准人日畜禽肉的摄入量为 98.0g,其中畜肉摄入量 79.5g,内脏 3.0g,禽肉 15.5g,农村居民平均每标准人日畜禽肉的摄入量为 81.1g,其中畜肉摄入量 66.9g,内脏 2.9g,禽肉 11.3g;东部地区居民平均每标准人日畜禽肉的摄入量为 95.5g,高于中部和西部地区居民的 76.4g 和 89.2g(表 2-1)。与 2010—2012 年相比,城乡居民畜禽肉平均摄入量变化不大(表 2-2)。

2015 年中国城乡居民平均每标准人日蛋类的摄入量为 23.4g。城市平均每标准人日蛋类的摄入量高于农村,分别为 30.4g 和 18.7g;东部地区居民平均每标准人日蛋类的摄入量为 30.0g,高于中部和西部地区居民的 24.6g 和 14.5g(表 2-1)。与 2010—2012 年相比,城乡居民蛋类平均摄入量变化不大(表 2-2)。

2015 年中国城乡居民平均每标准人日鱼虾类食物摄入量为 24.3g。城市居民平均每标准人日鱼虾类食物摄入量为 29.7g,农村 20.6g;东部地区居民平均每标准人日鱼虾类的摄入量为 40.0g,高于中部和西部地区居民鱼虾类的摄入量 21.5g 和 8.1g(表 2-1)。与 2010—2012 年相比,城乡居民鱼虾类平均摄入量略有上升,其中城市居民摄入量减少了 2.7g,农村居民摄入量上升了 5.3g(表 2-2)。

4. 奶类和大豆类摄入量

2015 年中国城乡居民平均每标准人日奶类及其制品的摄入量为 25.9g。城市和农村居民平均每标准人日奶类及其制品的摄入量分别为 42.2g 和 14.8g,城乡居民奶类及其制品摄入量差距较大,城市居民是农村居民的近 3 倍;东部地区居民平均每标准人日奶类及其制品摄入量为 29.5g,高于中部和西部地区居民的 19.5g 和 27.4g(表 2-1)。与 2010—2012 年相比,城乡居民奶类及其制品平均摄入量略有增加,城市和农村居民摄入量分别增加了 4.4g 和 2.5g,但仍处于较低水平(表 2-2)。

2015 年中国城乡居民平均每标准人日大豆及其制品摄入量为 10.3g。城市居民平均每标准人日大豆及其制品摄入量为 11.3g,农村为 9.6g;东部地区居民平均每标准人日大豆及其制品摄入量为 10.9g,高于中部和西部地区居民的 14.3g 和 5.9g(表 2-1)。与 2010—2012 年相比,城乡居民大豆及其制品平均摄入量变化不大(表 2-2)。

5. 烹调油摄入量

2015 年中国城乡居民平均每标准人日烹调油摄入量为 43.2g。城市和农村居民平均每标准人日烹调油摄入量分别为 42.0g 和 44.1g;东部地区居民平均每标准人日烹调油摄入量为 40.4g,低于中部和西部地区居民的 45.6g 和 44.5g(表 2-1)。与 2010—2012 年相比,城乡居民烹调油平均摄入量略有增加,其中城市居民摄入量下降了 1.0g,农村居民摄入量上升了 3.3g(表 2-2)。

6. 烹调盐摄入量

2015 年中国城乡居民平均每标准人日烹调盐摄入量为 9.3g。城市和农村居民平均每标准人日烹调盐摄入量分别为 8.9g 和 9.6g;东部地区居民平均每标准人日烹调盐摄入量为 8.8g,低于中部和西部地区居民的 9.8g 和 9.6g(表 2-1)。与 2010—2012 年相比,城乡居民烹调盐平均摄入量均有所降低,城市和农村居民摄入量分别降低了 1.3g 和 1.0g(表 2-2)。

7. 糖及糖果摄入量

2015 年中国城乡居民平均每标准人日糖及糖果摄入量为 2.5g。城市和农村居民平均每标准人日糖及糖果摄入量分别为 2.6g 和 2.4g；东部、中部和西部地区居民平均每标准人日糖及糖果摄入量分别为 2.4g、1.8g 和 3.0g（表 2-1）。与 2010—2012 年相比，城乡居民糖及糖果平均摄入量略有上升，其中城市居民摄入量下降了 0.3g，农村居民摄入量上升了1.0g（表 2-2）。

8. 酒精摄入量

2015 年中国城乡居民平均每标准人日酒精摄入量为 2.3g。城市和农村居民平均每标准人日酒精摄入量分别为 1.8g 和 2.6g；东部、中部和西部地区居民平均每标准人日酒精摄入量分别为 2.7g、2.3g 和 1.7g（表 2-1）。与 2010—2012 年相比，城乡居民酒精平均摄入量略有上升，其中城市居民摄入量下降了 0.3g，农村居民摄入量上升了 0.7g（表 2-2）。

（二）3~5 岁儿童食物摄入量

（1）粮谷类食物摄入量：2015 年中国 3~5 岁儿童粮谷类食物平均每人日摄入量为198.2g，其中米及其制品 136.7g，面及其制品 55.4g，其他谷类 6.1g；其中男童粮谷类食物平均每人日摄入量为 203.3g，高于女童的 192.0g；城市儿童粮谷类食物平均每人日摄入量为139.2g，低于农村儿童的 229.8g；中部地区儿童粮谷类食物平均每人日摄入量为 205.7g，高于东部和西部地区儿童的 188.2g 和 202.9g（表 2-3）。

表 2-3　2015 年中国城乡不同地区 3~5 岁儿童食物摄入量

单位：g/ 人日

食物名称	全国	城市	农村	东部	中部	西部
合计						
米及其制品	136.7	85.2	164.3	132.8	149.8	128.3
面及其制品	55.4	48.0	59.3	47.4	50.1	70.5
其他谷类	6.1	6.0	6.2	8.0	5.8	4.1
糕点	11.3	13.3	10.2	11.8	13.9	8.0
薯类	17.7	15.5	18.9	12.7	21.0	20.5
杂豆类	1.7	1.7	1.6	1.6	1.8	1.7
大豆及其制品	4.4	4.6	4.3	3.9	6.8	2.6
新鲜蔬菜	97.3	105.4	93.0	102.0	104.0	84.8
新鲜水果	34.8	44.0	29.9	41.7	32.0	29.2
坚果	1.6	1.7	1.5	1.6	2.1	1.0
畜类	40.8	43.1	39.6	41.2	38.9	42.4
禽类	7.6	10.2	6.3	10.5	6.5	5.2
动物内脏	1.1	1.1	1.1	1.0	1.4	0.9
鱼虾类	8.7	11.0	7.5	14.3	7.2	3.4
蛋类	22.6	25.3	21.2	28.6	25.4	12.5

食物名称	全国	城市	农村	东部	中部	西部
奶类	56.1	82.6	41.9	65.2	53.2	47.8
烹调油	25.7	26.0	25.6	23.9	28.4	25.3
烹调盐	5.6	5.2	5.9	5.1	5.8	6.2
糖及糖果	2.6	2.0	3.0	2.1	2.4	3.5
男童						
米及其制品	141.7	87.9	169.8	135.6	151.2	138.7
面及其制品	55.9	49.7	59.1	48.6	52.7	68.1
其他谷类	5.7	5.7	5.7	7.4	5.7	3.7
糕点	12.4	15.1	11.0	12.4	15.4	9.2
薯类	16.8	13.8	18.4	12.1	18.5	20.7
杂豆类	1.8	2.1	1.7	1.7	2.1	1.7
大豆及其制品	4.6	4.8	4.5	3.5	7.3	3.1
新鲜蔬菜	99.8	109.2	95.0	102.5	108.4	87.2
新鲜水果	35.3	48.7	28.3	43.7	32.0	28.6
坚果	1.6	2.0	1.3	1.7	1.8	1.2
畜类	45.2	48.1	43.6	46.9	42.1	46.4
禽类	8.4	11.7	6.7	12.4	6.9	5.3
动物内脏	1.2	1.2	1.3	1.4	1.2	1.1
鱼虾类	9.0	11.4	7.7	14.6	7.9	3.4
蛋类	23.6	27.8	21.4	28.1	27.0	14.3
奶类	56.8	84.4	42.4	72.0	50.8	45.0
烹调油	27.0	27.3	26.9	25.5	29.7	25.9
烹调盐	5.7	5.2	6.0	5.2	5.9	6.2
糖及糖果	2.6	1.7	3.1	2.1	2.6	3.2
女童						
米及其制品	130.7	82.0	157.5	129.6	147.7	116.2
面及其制品	54.7	45.9	59.6	45.9	46.4	73.3
其他谷类	6.6	6.3	6.7	8.6	6.1	4.6
糕点	9.9	11.2	9.1	11.1	11.7	6.6
薯类	18.9	17.4	19.7	13.4	24.6	20.3
杂豆类	1.5	1.3	1.6	1.5	1.3	1.7
大豆及其制品	4.1	4.3	4.0	4.3	6.0	2.1

续表

食物名称	全国	城市	农村	东部	中部	西部
新鲜蔬菜	94.2	100.8	90.6	101.4	97.9	82.0
新鲜水果	34.2	38.4	31.9	39.4	31.9	29.9
坚果	1.6	1.4	1.7	1.5	2.6	0.8
畜类	35.6	37.3	34.6	34.7	34.5	37.7
禽类	6.7	8.5	5.7	8.4	6.1	5.1
动物内脏	0.9	1.0	0.8	0.5	1.6	0.6
鱼虾类	8.4	10.4	7.3	14.0	6.4	3.4
蛋类	21.5	22.4	21.0	29.1	23.3	10.4
奶类	55.1	80.4	41.2	57.3	56.6	51.1
烹调油	24.2	24.5	24.0	22.1	26.6	24.6
烹调盐	5.5	5.1	5.8	5.0	5.6	6.2
糖及糖果	2.7	2.3	2.9	2.1	2.2	3.8

（2）新鲜蔬菜和水果摄入量：2015 年中国 3~5 岁儿童新鲜蔬菜平均每人日摄入量为 97.3g；男童蔬菜平均每人日摄入量为 99.8g，高于女童的 94.2g；城市儿童蔬菜平均每人日摄入量为 105.4g，高于农村儿童的 93.0g；中部地区儿童蔬菜平均每人日摄入量为 104.0g，高于东部和西部地区儿童的 102.0g 和 84.8g（表 2-3）。

2015 年中国 3~5 岁儿童水果平均每人日摄入量为 34.8g；男童水果平均每人日摄入量为 35.3g，略高于女童的 34.2g；城市儿童水果平均每人日摄入量为 44.0g，高于农村儿童的 29.9g；东部地区儿童水果平均每人日摄入量分别为 41.7g，高于中部和西部地区儿童的 32.0g 和 29.2g（表 2-3）。

（3）畜禽肉蛋类和鱼虾类摄入量：2015 年中国 3~5 岁儿童畜禽肉平均每人日摄入量为 49.5g，其中畜肉 40.8g，内脏 1.1g，禽肉 7.6g；男童畜禽肉平均每人日摄入量为 54.8g，高于女童的 43.2g；城市儿童畜禽肉平均每人日摄入量为 54.4g，其中畜肉 43.1g，内脏 1.1g，禽肉 10.2g，农村儿童畜禽肉平均每人日摄入量为 47.0g，其中畜肉 39.6g，内脏 1.1g，禽肉 6.3g；东部地区儿童畜禽肉平均每人日摄入量为 52.7g，高于中部和西部地区儿童的 46.8g 和 48.5g（表 2-3）。

2015 年中国 3~5 岁儿童蛋类平均每人日摄入量为 22.6g；男童蛋类平均每人日摄入量为 23.6g，略高于女童的 21.5g；城市高于农村，城市和农村儿童蛋类平均每人日摄入量分别为 25.3g 和 21.2g；东部地区儿童蛋类平均每人日摄入量为 28.6g，高于中部和西部地区儿童的 25.4g 和 12.5g（表 2-3）。

2015 年中国 3~5 岁儿童鱼虾类平均每人日摄入量为 8.7g；男童鱼虾类平均每人日摄入量为 9.0g，略高于女童的 8.4g；城市和农村儿童鱼虾类平均每人日摄入量分别为 11.0g 和 7.5g；东部地区儿童鱼虾类平均每人日摄入量为 14.3g，高于中部和西部地区儿童鱼虾类的 7.2g 和 3.4g（表 2-3）。

（4）奶类和大豆类摄入量：2015 年中国 3~5 岁儿童奶类及其制品平均每人日摄入量为 56.1g；男童奶类及其制品平均每人日摄入量为 56.8g，略高于女童的 55.1g；城市和农村儿童奶类及其制品平均每人日摄入量分别为82.6g和41.9g,城乡儿童奶类及其制品摄入量差距较大,城市儿童是农村儿童的近2倍;东部地区儿童奶类及其制品平均每人日摄入量为65.2g,高于中部和西部地区儿童的53.2g和47.8g(表2-3)。

2015年中国3~5岁儿童大豆及其制品平均每人日摄入量为4.4g;男童大豆及其制品平均每人日摄入量为4.6g,略高于女童的4.1g;城市儿童大豆及其制品平均每人日摄入量为4.6g,农村儿童为4.3g;中部地区儿童大豆及其制品平均每人日摄入量为6.8g,高于东部和西部地区儿童的3.9g和2.6g(表2-3)。

(5) 烹调油摄入量:2015年中国3~5岁儿童烹调油平均每人日摄入量为25.7g;男童烹调油平均每人日摄入量为27.0g,略高于女童的24.2g;城市和农村儿童烹调油平均每人日摄入量分别为26.0g和25.6g;东部地区儿童烹调油平均每人日摄入量为23.9g,低于中部和西部地区儿童的28.4g和25.3g(表2-3)。

(6) 烹调盐摄入量:2015年中国3~5岁儿童烹调盐平均每人日摄入量为5.6g;男童烹调盐平均每人日摄入量为5.7g,略高于女童的5.5g;城市儿童烹调盐平均每人日摄入量为5.2g,农村儿童为5.9g;东部地区儿童烹调盐平均每人日摄入量为5.1g,低于中部和西部地区儿童的5.8g和6.2g(表2-3)。

(7) 糖及糖果摄入量:2015年中国3~5岁儿童糖及糖果平均每人日摄入量为2.6g;男童糖及糖果平均每人日摄入量为2.6g,略低于女童的2.7g;城市儿童糖及糖果平均每人日摄入量为2.0g,农村儿童为3.0g;东部地区儿童糖及糖果平均每人日摄入量为2.1g,低于中部和西部地区儿童的2.4g和3.5g(表2-3)。

(三) 6~11岁儿童食物摄入量

(1) 粮谷类食物摄入量:2016—2017年中国6~11岁儿童粮谷类食物平均每人日摄入量为207.1g,其中米及其制品111.7g,面及其制品86.6g,其他谷类8.8g;男童粮谷类食物平均每人日摄入量为213.7g,高于女童的200.7g;城市儿童粮谷类食物平均每人日摄入量为198.8g,低于农村儿童的214.6g;东部地区儿童粮谷类食物平均每人日摄入量为201.2g,低于中部和西部地区儿童的206.6g和213.7g(表2-4)。

(2) 新鲜蔬菜和水果摄入量:2016—2017年中国6~11岁儿童新鲜蔬菜平均每人日摄入量为153.6g;男童与女童新鲜蔬菜平均每人日摄入量相近,分别为153.6g和153.7g;城市儿童新鲜蔬菜平均每人日摄入量为163.0g,高于农村儿童的145.3g;东部地区儿童新鲜蔬菜平均每人日摄入量为168.8g,高于中部和西部地区儿童的139.9g和150.4g(表2-4)。

2016—2017年中国6~11岁儿童水果平均每人日摄入量为49.4g;男童水果平均每人日摄入量为46.6g,低于女童的52.2g;城市儿童水果平均每人日摄入量为58.5g,高于农村儿童的41.3g;东部地区儿童水果平均每人日摄入量为55.9g,高于中部和西部地区儿童的45.0g和46.7g(表2-4)。

(3) 畜禽肉蛋类和鱼虾类摄入量:2016—2017年中国6~11岁儿童畜禽肉平均每人日摄入量为94.0g,其中畜肉75.3g,内脏1.7g,禽肉17.0g;男童畜禽肉平均每人日摄入量为97.3g,高于女童的90.6g;城市儿童畜禽肉平均每人日摄入量为107.9g,其中畜肉84.7g,内脏2.3g,禽肉20.9g;农村儿童畜禽肉平均每人日摄入量为81.4g,其中畜肉66.9g,内脏1.1g,禽肉13.4g;东部地区儿童畜禽肉平均每人日摄入量为108.7g,高于中部和西部地区儿童的81.2g和90.1g(表2-4)。

表 2-4　2016—2017 年中国城乡不同地区 6~11 岁儿童食物摄入量

单位:g/ 人日

食物名称	全国	城市	农村	东部	中部	西部
合计						
米及其制品	111.7	101.4	121.0	101.2	109.1	124.8
面及其制品	86.6	87.7	85.6	89.5	87.8	82.6
其他谷类	8.8	9.7	8.0	10.5	9.7	6.3
糕点	19.1	24.2	14.5	22.0	18.2	17.0
薯类	29.6	25.7	33.1	23.8	32.4	32.9
杂豆类	3.3	3.9	2.7	3.4	2.3	4.1
大豆及其制品	7.9	8.0	7.7	8.2	9.4	6.2
新鲜蔬菜	153.6	163.0	145.3	168.8	139.9	150.4
新鲜水果	49.4	58.5	41.3	55.9	45.0	46.7
坚果	1.9	2.2	1.7	2.3	2.1	1.4
畜类	75.3	84.7	66.9	81.1	66.9	76.8
禽类	17.0	20.9	13.4	25.5	13.0	11.8
动物内脏	1.7	2.3	1.1	2.1	1.3	1.5
鱼虾类	15.2	20.3	10.6	23.9	13.0	8.4
蛋类	33.8	38.6	29.5	42.9	32.1	26.0
奶类	70.9	97.4	47.3	78.3	63.7	69.9
烹调油	33.2	30.3	35.7	28.3	35.4	36.2
烹调盐	7.8	7.1	8.3	6.8	8.4	8.2
糖及糖果	1.3	1.7	0.8	1.8	0.9	1.1
男童						
米及其制品	115.4	104.3	125.0	104.4	113.1	128.3
面及其制品	89.8	91.4	88.5	94.8	89.9	84.8
其他谷类	8.5	9.5	7.6	10.3	9.0	6.2
糕点	18.1	23.0	13.9	21.6	16.8	15.8
薯类	30.3	25.9	34.1	24.3	33.8	33.0
杂豆类	3.1	3.7	2.7	3.5	2.4	3.5
大豆及其制品	7.9	8.0	7.9	8.3	9.4	6.2
新鲜蔬菜	153.6	161.3	146.9	169.6	138.5	151.3
新鲜水果	46.6	55.9	38.6	52.4	42.5	44.5
坚果	1.9	2.1	1.6	2.3	1.9	1.4
畜类	77.9	87.6	69.4	83.9	69.8	79.1

续表

食物名称	全国	城市	农村	东部	中部	西部
禽类	17.7	21.5	14.3	26.8	14.0	11.8
动物内脏	1.7	2.5	1.1	2.3	1.5	1.4
鱼虾类	15.2	20.6	10.5	23.6	13.7	8.0
蛋类	34.4	39.8	29.7	44.5	32.4	26.0
奶类	72.1	102.4	45.7	80.9	64.6	70.2
烹调油	34.1	31.4	36.4	29.3	36.7	36.4
烹调盐	8.2	7.4	8.9	6.9	9.0	8.8
糖及糖果	1.2	1.7	0.8	1.9	0.8	1.0
女童						
米及其制品	108.2	98.6	117.0	98.1	105.0	121.4
面及其制品	83.4	84.1	82.7	84.5	85.6	80.3
其他谷类	9.1	10.0	8.3	10.6	10.4	6.5
糕点	20.1	25.4	15.2	22.3	19.6	18.2
薯类	28.9	25.5	32.0	23.3	30.9	32.8
杂豆类	3.4	4.2	2.8	3.4	2.1	4.6
大豆及其制品	7.9	8.1	7.6	8.1	9.5	6.2
新鲜蔬菜	153.7	164.6	143.7	168.0	141.5	149.4
新鲜水果	52.2	61.0	44.0	59.3	47.5	48.9
坚果	2.0	2.3	1.7	2.4	2.2	1.4
畜类	72.7	81.9	64.3	78.5	64.0	74.5
禽类	16.3	20.3	12.6	24.4	11.9	11.8
动物内脏	1.6	2.1	1.2	2.0	1.1	1.6
鱼虾类	15.2	20.0	10.8	24.1	12.1	8.7
蛋类	33.2	37.4	29.3	41.3	31.7	26.1
奶类	69.8	92.6	48.9	75.9	62.8	69.6
烹调油	32.3	29.3	35.1	27.3	34.1	35.9
烹调盐	7.3	6.8	7.7	6.6	7.8	7.7
糖及糖果	1.3	1.7	0.8	1.7	0.9	1.1

2016—2017 年中国 6~11 岁儿童蛋类平均每人日摄入量为 33.8g；男童蛋类平均每人日摄入量为 34.4g，略高于女童的 33.2g；城市高于农村，城市和农村儿童蛋类平均每人日摄入量分别为 38.6g 和 29.5g；东部地区儿童蛋类平均每人日摄入量为 42.9g，高于中部和西部地区儿童的 32.1g 和 26.0g（表 2-4）。

2016—2017 年中国 6~11 岁儿童鱼虾类平均每人日摄入量为 15.2g；男童和女童鱼虾类平均每人日摄入量均为 15.2g；城市和农村儿童鱼虾类平均每人日摄入量分别为 20.3g 和 10.6g；东部地区儿童鱼虾类平均每人日摄入量为 23.9g，高于中部和西部地区儿童鱼虾类的 13.0g 和 8.4g（表 2-4）。

（4）奶类和大豆类摄入量：2016—2017 年中国 6~11 岁儿童奶类及其制品平均每人日摄入量为 70.9g；男童奶类及其制品平均每人日摄入量为 72.1g，略高于女童的 69.8g；城市和农村儿童奶类及其制品平均每人日摄入量分别为 97.4g 和 47.3g，城乡儿童奶类及其制品摄入量差距较大，城市儿童是农村儿童的近 2 倍；东部地区儿童奶类及其制品平均每人日摄入量为 78.3g，高于中部和西部地区儿童的 63.7g 和 69.9g（表 2-4）。

2016—2017 年中国 6~11 岁儿童大豆及其制品平均每人日摄入量为 7.9g；男童和女童大豆及其制品平均每人日摄入量均为 7.9g；城市儿童大豆及其制品平均每人日摄入量为 8.0g，农村儿童 7.7g；中部地区儿童大豆及其制品平均每人日摄入量为 9.4g，高于东部和西部地区儿童的 8.2g 和 6.2g（表 2-4）。

（5）烹调油摄入量：2016—2017 年中国 6~11 岁儿童烹调油平均每人日摄入量为 33.2g；男童烹调油平均每人日摄入量为 34.1g，略高于女童的 32.3g；城市和农村儿童烹调油平均每人日摄入量分别为 30.3g 和 35.7g；东部地区儿童烹调油平均每人日摄入量为 28.3g，低于中部和西部地区儿童的 35.4g 和 36.2g（表 2-4）。

（6）烹调盐摄入量：2016—2017 年中国 6~11 岁儿童烹调盐平均每人日摄入量为 7.8g；男童烹调盐平均每人日摄入量为 8.2g，略高于女童的 7.3g；城市儿童烹调盐平均每人日摄入量为 7.1g，农村儿童为 8.3g；东部地区儿童烹调盐平均每人日摄入量为 6.8g，低于中部和西部地区儿童的 8.4g 和 8.2g（表 2-4）。

（7）糖及糖果摄入量：2016—2017 年中国 6~11 岁儿童糖及糖果平均每人日摄入量为 1.3g；男童糖及糖果平均每人日摄入量为 1.2g，略低于女童的 1.3g；城市儿童糖及糖果平均每人日摄入量为 1.7g，农村儿童为 0.8g；东部地区儿童糖及糖果平均每人日摄入量为 1.8g，高于中部和西部地区儿童的 0.9g 和 1.1g（表 2-4）。

（四）12~17 岁儿童青少年食物摄入量

（1）粮谷类食物摄入量：2016—2017 年中国 12~17 岁儿童青少年粮谷类食物平均每人日摄入量为 271.3g，其中米及其制品 145.5g，面及其制品 117.8g，其他谷类 8.0g；男童粮谷类食物平均每人日摄入量为 292.2g，高于女童的 250.5g；城市儿童青少年粮谷类食物平均每人日摄入量为 259.1g，低于农村儿童青少年的 281.9g；东部地区儿童青少年粮谷类食物平均每人日摄入量为 264.4g，低于中部和西部地区儿童青少年的 272.1g 和 277.5g（表 2-5）。

（2）新鲜蔬菜和水果摄入量：2016—2017 年中国 12~17 岁儿童青少年新鲜蔬菜平均每人日摄入量为 176.6g；男童蔬菜平均每人日摄入量为 179.4g，高于女童的 173.8g；城市儿童青少年新鲜蔬菜平均每人日摄入量为 187.1g，高于农村儿童青少年的 167.4g；东部地区儿童青少年新鲜蔬菜平均每人日摄入量为 196.9g，高于中部和西部地区儿童青少年的 159.5g 和 171.5g（表 2-5）。

表 2-5 2016—2017 年中国城乡不同地区 12~17 岁儿童青少年食物摄入量

单位:g/ 人日

食物名称	全国	城市	农村	东部	中部	西部
合计						
米及其制品	145.5	132.7	156.6	135.0	136.5	163.7
面及其制品	117.8	117.2	118.3	120.2	125.9	108.3
其他谷类	8.0	9.2	7.0	9.2	9.7	5.5
糕点	27.1	31.3	23.4	30.9	25.0	25.2
薯类	37.9	34.4	40.9	31.0	39.5	43.2
杂豆类	4.1	4.1	4.1	3.9	2.8	5.5
大豆及其制品	11.0	11.5	10.6	10.5	12.0	10.6
新鲜蔬菜	176.6	187.1	167.4	196.9	159.5	171.5
新鲜水果	46.0	49.8	42.6	52.2	42.4	42.9
坚果	2.4	2.6	2.3	2.7	2.5	2.2
畜类	88.6	97.5	80.9	97.3	78.0	89.3
禽类	24.5	30.3	19.5	37.0	19.2	16.9
动物内脏	1.7	2.1	1.3	2.3	1.5	1.3
鱼虾类	15.8	21.5	10.8	25.6	13.7	7.8
蛋类	32.6	35.5	30.1	39.7	33.3	25.1
奶类	75.1	90.6	61.6	85.8	71.6	67.5
烹调油	40.0	36.6	42.9	33.9	41.6	44.5
烹调盐	9.0	8.8	9.2	7.9	8.3	10.7
糖及糖果	2.5	3.0	2.0	2.9	2.2	2.3
男童						
米及其制品	158.4	143.5	171.2	147.5	149.3	177.7
面及其制品	126.3	124.0	128.3	129.5	134.1	115.9
其他谷类	7.5	8.4	6.8	8.8	8.9	4.9
糕点	25.7	30.2	21.7	29.3	23.0	24.3
薯类	38.6	35.5	41.2	32.0	39.9	44.1
杂豆类	4.3	4.2	4.3	4.1	2.8	5.8
大豆及其制品	11.9	12.4	11.5	11.5	12.6	11.7
新鲜蔬菜	179.4	189.9	170.4	199.3	163.1	174.0
新鲜水果	41.4	46.2	37.2	44.9	41.3	37.9
坚果	2.4	2.5	2.3	2.4	2.7	2.1
畜类	96.8	106.3	88.6	103.7	87.9	97.7

续表

食物名称	全国	城市	农村	东部	中部	西部
禽类	26.6	32.7	21.3	39.8	21.6	17.7
动物内脏	1.9	2.4	1.5	2.4	1.9	1.5
鱼虾类	16.6	22.6	11.4	28.3	13.0	7.9
蛋类	34.8	38.1	32.0	42.3	35.3	26.6
奶类	79.1	99.2	61.8	93.1	74.5	68.8
烹调油	42.9	39.3	46.1	36.1	45.5	47.6
烹调盐	9.7	9.9	9.5	9.1	8.8	11.1
糖及糖果	2.6	3.2	2.2	3.1	2.3	2.4
女童						
米及其制品	132.7	122.0	142.0	122.2	123.4	150.5
面及其制品	109.3	110.5	108.3	110.8	117.5	101.0
其他谷类	8.5	10.1	7.2	9.5	10.4	6.0
糕点	28.6	32.4	25.2	32.5	27.1	26.1
薯类	37.2	33.4	40.5	30.0	39.2	42.3
杂豆类	4.0	4.1	3.9	3.7	2.8	5.2
大豆及其制品	10.1	10.6	9.7	9.5	11.4	9.6
新鲜蔬菜	173.8	184.4	164.4	194.5	155.8	169.2
新鲜水果	50.5	53.4	48.0	59.7	43.6	47.7
坚果	2.5	2.7	2.4	2.9	2.4	2.3
畜类	80.5	88.9	73.1	90.8	68.0	81.3
禽类	22.5	28.0	17.7	34.3	16.7	16.2
动物内脏	1.5	1.9	1.1	2.2	1.1	1.1
鱼虾类	14.9	20.4	10.1	22.9	14.4	7.7
蛋类	30.5	33.1	28.2	37.0	31.1	23.6
奶类	71.1	82.1	61.4	78.4	68.7	66.2
烹调油	37.1	34.0	39.8	31.7	37.7	41.6
烹调盐	8.4	7.7	9.0	6.8	7.7	10.4
糖及糖果	2.3	2.9	1.8	2.7	2.1	2.2

　　2016—2017 年中国 12~17 岁儿童青少年水果平均每人日摄入量为 46.0g;男童水果平均每人日摄入量为 41.4g,低于女童的 50.5g;城市儿童青少年水果平均每人日摄入量为 49.8g,高于农村儿童青少年的 42.6g;东部地区儿童青少年水果平均每人日摄入量为 52.2g,高于中部和西部地区儿童青少年的 42.4g 和 42.9g(表 2-5)。

　　(3) 畜禽肉蛋类和鱼虾类摄入量:2016—2017 年中国 12~17 岁儿童青少年畜禽肉平均每人日摄入量为 114.8g,其中畜肉 88.6g,内脏 1.7g,禽肉 24.5g;男童畜禽肉平均每人日摄入量为 125.3g,高于女童的 104.5g;城市儿童青少年畜禽肉平均每人日摄入量为 129.9g,其中畜肉 97.5g,内脏 2.1g,禽肉 30.3g;农村儿童青少年畜禽肉平均每人日摄入量为 101.7g,其中畜肉 80.9g,内脏 1.3g,禽肉 19.5g;东部地区青少年儿童畜禽肉平均每人日摄入量为 136.6g,高于中部和西部地区儿童青少年的 98.7g 和 107.5g(表 2-5)。

2016—2017 年中国 12~17 岁儿童青少年蛋类平均每人日摄入量为 32.6g;男童蛋类平均每人日摄入量为 34.8g,略高于女性的 30.5g;城市儿童青少年高于农村,城市和农村儿童青少年蛋类平均每人日摄入量分别为 35.5g 和 30.1g;东部地区儿童青少年蛋类平均每人日摄入量为 39.7g,高于中部和西部地区儿童青少年的 33.3g 和 25.1g(表 2-5)。

2016—2017 年中国 12~17 岁儿童青少年鱼虾类平均每人日摄入量为 15.8g;男性鱼虾类平均每人日摄入量为 16.6g,高于女性的 14.9g;城市和农村儿童青少年鱼虾类平均每人日摄入量分别为 21.5g 和 10.8g;东部地区儿童青少年鱼虾类平均每人日摄入量为 25.6g,高于中部和西部地区儿童青少年鱼虾类的 13.7g 和 7.8g(表 2-5)。

(4)奶类和大豆类摄入量:2016—2017 年中国 12~17 岁儿童青少年奶类及其制品平均每人日摄入量为 75.1g;男童奶类及其制品平均每人日摄入量为 79.1g,略高于女童的 71.1g;城市和农村儿童青少年奶类及其制品平均每人日摄入量分别为 90.6g 和 61.6g,城乡儿童青少年奶类及其制品摄入量差距较大,城市儿童青少年是农村儿童青少年的近 1.5 倍;东部地区儿童青少年奶类及其制品平均每人日摄入量为 85.8g,高于中部和西部地区儿童青少年的 71.6g 和 67.5g(表 2-5)。

2016—2017 年中国 12~17 岁儿童青少年大豆及其制品平均每人日摄入量为 11.0g;男童大豆及其制品平均每人日摄入量为 11.9g,略高于女童的 10.1g;城市儿童青少年大豆及其制品平均每人日摄入量为 11.5g,农村儿童青少年为 10.6g;中部地区儿童青少年大豆及其制品平均每人日摄入量为 12.0g,高于东部和西部地区儿童青少年的 10.5g 和 10.6g(表 2-5)。

(5)烹调油摄入量:2016—2017 年中国 12~17 岁儿童青少年烹调油平均每人日摄入量为 40.0g;男童烹调油平均每人日摄入量为 42.9g,略高于女童的 37.1g;城市和农村儿童青少年烹调油平均每人日摄入量分别为 36.6g 和 42.9g;东部地区儿童青少年烹调油平均每人日摄入量为 33.9g,低于中部和西部地区儿童青少年的 41.6g 和 44.5g(表 2-5)。

(6)烹调盐摄入量:2016—2017 年中国 12~17 岁儿童青少年烹调盐平均每人日摄入量为 9.0g;男童烹调盐平均每人日摄入量为 9.7g,略高于女童的 8.4g;城市儿童青少年烹调盐平均每人日摄入量为 8.8g,农村儿童青少年为 9.2g;东部地区儿童青少年烹调盐平均每人日摄入量为 7.9g,低于中部和西部地区儿童青少年的 8.3g 和 10.7g(表 2-5)。

(7)糖及糖果摄入量:2016—2017 年中国 12~17 岁儿童青少年糖及糖果平均每人日摄入量为 2.5g;城市儿童青少年糖及糖果平均每人日摄入量为 3.0g,农村儿童青少年为 2.0g;东部地区儿童青少年糖及糖果平均每人日摄入量为 2.9g,高于中部和西部地区儿童青少年的 2.2g 和 2.3g;男性糖及糖果平均每人日摄入量为 2.6g,略高于女性的 2.3g(表 2-5)。

(五)18~59 岁成人食物摄入量

(1)粮谷类食物摄入量:2016—2017 年中国 18~59 岁成人粮谷类食物平均每人日摄入量为 293.3g,其中米及其制品 155.0g,面及其制品 123.3g,其他谷类 15.0g;男性粮谷类食物平均每人日摄入量为 320.5g,高于女性的 269.9g;城市居民粮谷类食物平均每人日摄入量为 249.1g,低于农村居民的 322.5g;东部地区居民粮谷类食物平均每人日摄入量为 282.4g,低于中部和西部地区居民的 291.8g 和 306.8g(表 2-6)。

表 2-6   2015 年中国城乡不同地区 18~59 岁成人食物摄入量

单位:g/ 人日

食物名称	全国	城市	农村	东部	中部	西部
合计						
米及其制品	155.0	122.8	176.3	154.1	159.4	152.3
面及其制品	123.3	113.6	129.7	113.0	117.2	140.1
其他谷类	15.0	12.7	16.5	15.3	15.2	14.4
糕点	5.1	8.1	3.1	7.1	4.2	3.6
薯类	39.3	31.3	44.7	25.8	46.8	48.6
杂豆类	3.6	3.6	3.7	3.9	3.3	3.6
大豆及其制品	9.7	10.4	9.2	10.3	13.5	5.9
新鲜蔬菜	254.4	264.8	247.5	275.9	266.1	220.1
新鲜水果	34.8	48.7	25.6	41.5	32.6	29.0
坚果	3.4	3.8	3.1	4.1	3.6	2.4
畜类	73.5	78.7	70.1	76.6	62.1	79.5
禽类	13.3	15.4	12.0	16.9	11.4	10.9
动物内脏	3.3	3.2	3.3	3.4	3.4	3.1
鱼虾类	23.8	28.2	20.9	39.0	21.1	8.6
蛋类	21.5	27.0	17.8	27.5	22.9	13.4
奶类	16.7	26.7	10.2	17.8	10.5	20.8
烹调油	42.7	40.4	44.3	39.5	45.0	44.6
烹调盐	9.0	8.4	9.4	8.4	9.3	9.5
酒精	2.5	1.9	2.9	2.9	2.4	2.1
糖及糖果	2.1	2.1	2.2	2.0	1.4	2.9
男性						
米及其制品	165.5	136.5	184.1	164.9	170.6	162.1
面及其制品	139.6	130.8	145.3	129.2	133.9	156.1
其他谷类	15.4	12.7	17.1	15.3	15.7	15.2
糕点	4.7	7.4	2.9	6.7	3.9	3.1
薯类	40.4	31.3	46.2	25.7	48.5	50.5
杂豆类	3.7	3.7	3.8	4.1	3.4	3.6
大豆及其制品	10.5	11.4	9.9	11.1	14.8	6.2
新鲜蔬菜	264.1	275.0	257.2	286.5	277.3	228.0
新鲜水果	28.8	39.9	21.7	33.7	28.3	23.8
坚果	3.6	3.9	3.3	4.4	3.7	2.5

续表

食物名称	全国	城市	农村	东部	中部	西部
畜类	85.0	91.1	81.1	89.1	72.0	90.9
禽类	15.0	17.3	13.5	19.2	12.6	12.2
动物内脏	3.9	3.8	3.9	4.0	4.1	3.6
鱼虾类	26.5	31.4	23.4	43.6	23.1	10.0
蛋类	22.6	28.3	18.9	28.8	24.4	14.0
奶类	15.0	22.8	10.0	15.1	8.9	20.0
烹调油	47.8	45.4	49.3	44.4	50.4	49.5
烹调盐	10.0	9.4	10.4	9.3	10.3	10.4
酒精	5.2	4.0	6.0	6.0	5.1	4.3
糖及糖果	2.3	2.2	2.3	2.0	1.6	3.1
女性						
米及其制品	146.0	111.4	169.4	144.9	150.2	143.8
面及其制品	109.3	99.3	116.0	99.0	103.4	126.2
其他谷类	14.6	12.7	16.0	15.4	14.9	13.6
糕点	5.4	8.7	3.3	7.5	4.5	3.9
薯类	38.5	31.3	43.3	25.9	45.5	46.9
杂豆类	3.5	3.4	3.6	3.8	3.2	3.5
大豆及其制品	9.1	9.7	8.7	9.6	12.5	5.6
新鲜蔬菜	246.1	256.4	239.1	266.7	256.8	213.2
新鲜水果	39.9	55.9	29.1	48.2	36.2	33.5
坚果	3.2	3.7	2.9	3.9	3.4	2.3
畜类	63.7	68.4	60.5	65.8	53.9	69.6
禽类	11.9	13.9	10.6	15.0	10.3	9.8
动物内脏	2.8	2.7	2.8	2.9	2.8	2.6
鱼虾类	21.4	25.5	18.7	35.1	19.4	7.4
蛋类	20.6	26.0	16.9	26.4	21.7	12.8
奶类	18.2	29.8	10.3	20.1	11.8	21.5
烹调油	38.5	36.4	39.9	35.4	40.5	40.3
烹调盐	8.2	7.7	8.6	7.6	8.5	8.8
酒精	0.3	0.2	0.3	0.3	0.2	0.3
糖及糖果	2.0	2.0	2.0	1.9	1.3	2.8

（2）新鲜蔬菜和水果摄入量：2016—2017年中国18~59岁成人新鲜蔬菜平均每人日摄入量为254.4g；男性新鲜蔬菜平均每人日摄入量为264.1g，高于女性的246.1g；城市居民新鲜蔬菜平均每人日摄入量为264.8g，高于农村居民的247.5g；东部地区居民新鲜蔬菜平均每人日摄入量为275.9g，高于中部和西部地区居民的266.1g和220.1g（表2-6）。

2016—2017年中国18~59岁成人水果平均每人日摄入量为34.8g；男性水果平均每人日摄入量为28.8g，低于女性的39.9g；城市居民水果平均每人日摄入量为48.7g，高于农村居民的25.6g；东部地区居民水果平均每人日摄入量为41.5g，高于中部和西部地区居民的32.6g和29.0g（表2-6）。

（3）畜禽肉蛋类和鱼虾类摄入量：2016—2017年中国18~59岁成人畜禽肉平均每人日摄入量为90.1g，其中畜肉73.5g，内脏3.3g，禽肉13.3g；男性畜禽肉平均每人日摄入量为103.9g，高于女性的78.4g；城市居民畜禽肉平均每人日摄入量为97.3g，其中畜肉78.7g，内脏3.2g，禽肉15.4g；农村居民畜禽肉平均每人日摄入量为85.4g，其中畜肉70.1g，内脏3.3g，禽肉12.0g；东部地区居民畜禽肉平均每人日摄入量为96.9g，高于中部和西部地区居民的76.9g和93.5g（表2-6）。

2016—2017年中国18~59岁成人蛋类平均每人日摄入量为21.5g；男性蛋类平均每人日摄入量为22.6g，略高于女性的20.6g；城市高于农村，城市和农村居民蛋类平均每人日摄入量分别为27.0g和17.8g；东部地区居民蛋类平均每人日摄入量为27.5g，高于中部和西部地区居民的22.9g和13.4g（表2-6）。

2016—2017年中国18~59岁成人鱼虾类平均每人日摄入量为23.8g；男性鱼虾类食物平均每人日摄入量为26.5g，略高于女性的21.4g；城市和农村居民鱼虾类平均每人日摄入量分别为28.2g和20.9g；东部地区居民鱼虾类平均每人日摄入量为39.0g，高于中部和西部地区居民鱼虾类的21.1g和8.6g（表2-6）。

（4）奶类和大豆类摄入量：2016—2017年中国18~59岁成人奶类及其制品平均每人日摄入量为16.7g；男性奶类及其制品平均每人日摄入量为15.0g，低于女性的18.2g；城市和农村居民奶类及其制品平均每人日摄入量分别为26.7g和10.2g，城乡居民奶类及其制品摄入量差距较大，城市居民摄入量是农村居民的近2.5倍；西部地区居民奶类及其制品平均每人日摄入量为20.8g，高于东部和中部地区居民的17.8g和10.5g（表2-6）。

2016—2017年中国18~59岁成人大豆类及制品平均每人日摄入量为9.7g；男性大豆类及制品平均每人日摄入量为10.5g，略高于女性的9.1g；城市居民大豆类及制品平均每人日摄入量为10.4g，农村居民为9.2g；中部地区居民大豆类及制品平均每人日摄入量为13.5g，高于东部和西部地区居民的10.3g和5.9g（表2-6）。

（5）烹调油摄入量：2016—2017年中国18~59岁成人烹调油平均每人日摄入量为42.7g；男性烹调油平均每人日摄入量为47.8g，略高于女性的38.5g；城市和农村居民烹调油平均每人日摄入量分别为40.4g和44.3g；东部地区居民烹调油平均每人日摄入量为39.5g，低于中部和西部地区居民的45.0g和44.6g（表2-6）。

（6）烹调盐摄入量：2016—2017年中国18~59岁成人烹调盐平均每人日摄入量为9.0g；男性烹调盐平均每人日摄入量为10.0g，略高于女性的8.2g；城市居民烹调盐平均每人日摄入量为8.4g，农村居民为9.4g；东部地区居民烹调盐平均每人日摄入量为8.4g，低于中部和西部地区居民的9.3g和9.5g（表2-6）。

（7）糖及糖果摄入量：2016—2017年中国18~59岁成人糖及糖果平均每人日摄入量为2.1g；男性糖及糖果平均每人日摄入量为2.3g，略高于女性的2.0g；城市居民糖及糖果平均每人日摄入量为2.1g，农村居民为2.2g；中部地区居民糖及糖果平均每人日摄入量为1.4g，低于东部和西部地区居民的2.0g和2.9g（表2-6）。

（8）酒精摄入量：2016—2017年中国18~59岁成人酒精平均每人日摄入量为2.5g；男性酒精平均每人日摄入量为5.2g，高于女性的0.3g；城市居民酒精平均每人日摄入量为1.9g，农村居民为2.9g；西部地区居民酒精平均每人日摄入量为2.1g，低于东部和中部地区居民的2.9g和2.4g（表2-6）。

（六）60岁及以上成人食物摄入量

（1）粮谷类食物摄入量：2015年中国60岁及以上成人粮谷类食物平均每人日摄入量为275.9g，其中米及其制品156.5g，面及其制品102.1g，其他谷类17.3g；男性粮谷类食物平均每人日摄入量为295.5g，高于女性的256.1g；城市居民粮谷类食物平均每人日摄入量为234.5g，低于农村居民的306.9g；东部地区居民粮谷类食物平均每人日摄入量为267.7g，低于中部和西部地区居民的284.0g和278.6g（表2-7）。

（2）新鲜蔬菜和水果摄入量：2015年中国60岁及以上成人新鲜蔬菜平均每人日摄入量为255.9g；男性新鲜蔬菜平均每人日摄入量为267.2g，高于女性的244.5g；城市居民新鲜蔬菜平均每人日摄入量为267.4g，高于农村居民的247.3g；东部地区居民新鲜蔬菜平均每人日摄入量为274.3g，高于中部和西部地区居民的266.8g和221.0g（表2-7）。

2015年中国60岁及以上成人水果平均每人日摄入量为30.9g；男性水果平均每人日摄入量为29.3g，低于女性的32.6g；城市居民水果平均每人日摄入量为48.3g，高于农村居民的17.8g；东部地区居民水果平均每人日摄入量为40.3g，高于中部和西部地区居民的26.9g和22.7g（表2-7）。

（3）畜禽肉蛋类和鱼虾类摄入量：2015年中国60岁及以上成人畜禽肉平均每人日摄入量为68.7g，其中畜肉57.0g，内脏2.2g，禽肉9.5g；男性畜禽肉平均每人日摄入量为75.8g，高于女性的61.5g；城市居民畜禽肉平均每人日摄入量为74.3g，其中畜肉61.0g，内脏2.2g，禽肉11.1g；农村居民畜禽肉平均每人日摄入量为64.5g，其中畜肉53.9g，内脏2.2g，禽肉8.4g；东部地区居民畜禽肉平均每人日摄入量为73.4g，高于中部和西部地区居民的58.9g和72.4g（表2-7）。

2015年中国60岁及以上成人蛋类平均每人日摄入量为19.1g；男性蛋类平均每人日摄入量为20.2g，略高于女性的18.0g；城市和农村居民蛋类平均每人日摄入量分别为25.6g和14.3g，城市高于农村；东部地区居民蛋类平均每人日摄入量为24.3g，高于中部和西部地区居民的18.6g和12.8g（表2-7）。

2015年中国60岁及以上成人鱼虾类平均每人日摄入量为22.1g；男性鱼虾类平均每人日摄入量为24.4g，高于女性的19.8g；城市和农村居民鱼虾类平均每人日摄入量分别为26.3g和18.9g；东部地区居民鱼虾类平均每人日摄入量为35.9g，高于中部和西部地区居民鱼虾类的19.5g和6.7g（表2-7）。

（4）奶类和大豆类摄入量：2015年中国60岁及以上成人奶类及其制品平均每人日摄入量为23.2g；男性奶类及其制品平均每人日摄入量为22.8g，低于女性的23.6g；城市和农村居民奶类及其制品平均每人日摄入量分别为41.1g和9.7g，城乡居民奶类及其制品摄入量差距较大，城市居民摄入量是农村居民的近4倍；西部地区居民奶类及其制品平均每人日摄入量为27.9g，高于东部和中部地区居民的16.4g和23.9g（表2-7）。

表 2-7　2015 年中国城乡不同地区 60 岁及以上成人食物摄入量

单位:g/ 人日

食物名称	全国	城市	农村	东部	中部	西部
合计						
米及其制品	156.5	115.8	187.1	157.7	159.4	152.1
面及其制品	102.1	102.6	101.7	91.4	105.9	112.3
其他谷类	17.3	16.1	18.1	18.6	18.7	14.2
糕点	5.0	7.5	3.1	7.1	4.0	3.1
薯类	41.3	35.3	45.8	30.9	50.2	46.0
杂豆类	4.2	4.4	4.1	4.5	3.8	4.1
大豆及其制品	9.9	10.5	9.4	10.5	13.4	5.5
新鲜蔬菜	255.9	267.4	247.3	274.3	266.8	221.0
新鲜水果	30.9	48.3	17.8	40.3	26.9	22.7
坚果	3.5	4.5	2.8	4.8	3.0	2.3
畜类	57.0	61.0	53.9	59.2	48.2	62.8
禽类	9.5	11.1	8.4	12.1	8.2	7.6
动物内脏	2.2	2.2	2.2	2.1	2.5	2.0
鱼虾类	22.1	26.3	18.9	35.9	19.5	6.7
蛋类	19.1	25.6	14.3	24.3	18.6	12.8
奶类	23.2	41.1	9.7	27.9	16.4	23.9
烹调油	37.4	35.1	39.2	34.5	38.6	40.0
烹调盐	8.4	7.7	8.9	7.9	8.8	8.6
酒精	2.8	2.2	3.2	3.4	3.0	1.8
糖及糖果	2.3	2.5	2.0	2.5	1.7	2.5
男性						
米及其制品	164.4	125.8	192.5	167.1	168.2	156.9
面及其制品	112.9	113.3	112.6	99.9	117.0	125.8
其他谷类	18.2	16.8	19.2	19.3	19.6	15.3
糕点	5.2	7.8	3.3	7.4	4.4	3.1
薯类	43.7	37.3	48.4	32.7	51.5	50.2
杂豆类	4.3	4.4	4.2	4.7	3.9	4.3
大豆及其制品	10.7	11.3	10.2	11.3	14.7	5.7
新鲜蔬菜	267.2	278.6	258.9	285.1	280.2	230.3
新鲜水果	29.3	46.0	17.1	38.0	25.6	21.7
坚果	3.9	4.9	3.1	5.3	3.3	2.6

续表

食物名称	全国	城市	农村	东部	中部	西部
畜类	62.7	66.9	59.6	65.8	53.1	68.4
禽类	10.4	12.5	9.0	13.3	9.1	8.1
动物内脏	2.7	2.7	2.7	2.6	3.0	2.3
鱼虾类	24.4	29.2	20.9	39.6	21.6	7.3
蛋类	20.2	26.8	15.5	25.8	19.8	13.5
奶类	22.8	40.2	10.2	26.4	17.2	23.9
烹调油	41.1	38.4	43.1	37.7	42.5	44.2
烹调盐	9.1	8.4	9.6	8.5	9.5	9.4
酒精	5.2	4.3	5.9	6.4	5.5	3.4
糖及糖果	2.4	2.9	2.1	2.8	1.7	2.7
女性						
米及其制品	148.5	106.2	181.6	148.3	150.0	147.3
面及其制品	91.3	92.3	90.4	83.1	94.2	99.0
其他谷类	16.3	15.5	17.0	17.8	17.6	13.0
糕点	4.8	7.2	2.8	6.9	3.6	3.1
薯类	38.9	33.4	43.1	29.1	48.8	41.9
杂豆类	4.1	4.3	3.9	4.4	3.8	4.0
大豆及其制品	9.0	9.7	8.5	9.7	12.0	5.3
新鲜蔬菜	244.5	256.5	235.2	263.5	252.6	211.9
新鲜水果	32.6	50.5	18.6	42.5	28.3	23.7
坚果	3.1	4.1	2.4	4.4	2.6	2.0
畜类	51.2	55.3	48.1	52.7	43.1	57.3
禽类	8.6	9.7	7.7	10.9	7.2	7.1
动物内脏	1.7	1.7	1.7	1.6	1.9	1.6
鱼虾类	19.8	23.6	16.9	32.2	17.4	6.1
蛋类	18.0	24.5	12.9	22.9	17.4	12.1
奶类	23.6	42.1	9.2	29.4	15.5	24.0
烹调油	33.6	31.8	35.0	31.3	34.5	35.9
烹调盐	7.7	7.1	8.1	7.2	8.0	7.9
酒精	0.3	0.2	0.4	0.4	0.3	0.2
糖及糖果	2.1	2.2	2.0	2.2	1.6	2.4

2015 年中国 60 岁及以上成人大豆类及制品平均每人日摄入量为 9.9g；男性大豆类及制品平均每人日摄入量为 10.7g，略高于女性的 9.0g；城市居民大豆类及制品平均每人日摄入量为 10.5g，农村居民为 9.4g；中部地区居民大豆类及制品平均每人日摄入量为 13.4g，高于东部和西部地区居民的 10.5g 和 5.5g（表 2-7）。

（5）烹调油摄入量：2015 年中国 60 岁及以上成人烹调油平均每人日摄入量为 37.4g；男性烹调油平均每人日摄入量为 41.1g，略高于女性的 33.6g；城市和农村居民烹调油平均每人日摄入量分别为 35.1g 和 39.2g；东部地区居民烹调油平均每人日摄入量为 34.5g，低于中部和西部地区居民的 38.6g 和 40.0g（表 2-7）。

（6）烹调盐摄入量：2015 年中国 60 岁及以上成人烹调盐平均每人日摄入量为 8.4g；男性烹调盐平均每人日摄入量为 9.1g，高于女性的 7.7g；城市居民烹调盐平均每人日摄入量为 7.7g，农村居民为 8.9g；东部地区居民烹调盐平均每人日摄入量为 7.9g，低于中部和西部地区居民的 8.8g 和 8.6g（表 2-7）。

（7）糖及糖果摄入量：2015 年中国 60 岁及以上成人糖及糖果平均每人日摄入量为 2.3g；男性糖及糖果平均每人日摄入量为 2.4g，略高于女性的 2.1g；城市居民糖及糖果平均每人日摄入量为 2.5g，农村居民为 2.0g；中部地区居民糖及糖果平均每人日摄入量为 1.7g，低于东部和西部地区居民的 2.5g（表 2-7）。

（8）酒精摄入量：2015 年中国 60 岁及以上成人酒精平均每人日摄入量为 2.8g；男性酒精平均每人日摄入量为 5.2g，高于女性的 0.3g；其中城市居民酒精平均每人日摄入量为 2.2g，农村居民为 3.2g；西部地区居民酒精平均每人日摄入量为 1.8g，低于东部和中部地区居民的 3.4g 和 3.0g（表 2-7）。

二、能量及三大营养素摄入量

（一）中国居民能量及三大营养素摄入量

2015 年中国居民平均每标准人日能量摄入量为 2 007.4kcal（8 334.5kJ）；城市居民平均每标准人日能量摄入量为 1 940.0kcal（8 054.1kJ），农村居民为 2 054.3kcal（8 530.0kJ）；东部、中部和西部地区居民平均每标准人日能量摄入量分别为 2 025.5kcal（8 408.5kJ）、2 003.7kcal（8 320.4kJ）和 1 988.2kcal（8 255.6kJ）（表 2-8）。与 2010—2012 年相比，中国居民平均每标准人日能量摄入量下降了 154.9kcal，城市居民下降了 103.8kcal，农村居民下降了 221.4kcal（表 2-9）。

表 2-8   2015 年中国城乡不同地区居民能量及三大营养素摄入量

单位：每标准人日

	全国	城市	农村	东部	中部	西部
能量 /kcal	2 007.4	1 940.0	2 054.3	2 025.5	2 003.7	1 988.2
能量 /kJ	8 334.5	8 054.1	8 530.0	8 408.5	8 320.4	8 255.6
蛋白质 /g	60.4	62.7	58.7	65.8	58.7	55.2
脂肪 /g	79.1	80.4	78.1	79.0	78.5	79.7
碳水化合物 /g	266.7	245.5	281.5	265.8	268.8	266.0

注：标准人为 18 岁从事轻体力活动的男子，能量需要量为 2 250kcal（《中国居民膳食营养素参考摄入量》2013 版）。

表 2-9　2015 年与 2010—2012 年中国居民能量及三大营养素摄入量变化

单位：每标准人日

	2015 年			2010—2012 年		
	全国	城市	农村	合计	城市	农村
能量 /kcal	2 007.4	1 940.0	2 054.3	2 162.3	2 043.8	2 275.7
能量 /kJ	8 334.5	8 054.1	8 530	9 047.1	8 551.2	9 521.4
蛋白质 /g	60.4	62.7	58.7	64.2	65.2	63.3
脂肪 /g	79.1	80.4	78.1	79.7	83.6	76.0
碳水化合物 /g	266.7	245.5	281.5	299.2	259.7	337.1

注：标准人为 18 岁从事轻体力活动的男子，能量需要量为 2 250kcal（《中国居民膳食营养素参考摄入量》2013 版）。

　　2015 年中国居民平均每标准人日蛋白质摄入量为 60.4g；城市居民平均每标准人日蛋白质摄入量为 62.7g，农村居民为 58.7g；东部、中部和西部地区居民平均每标准人日蛋白质摄入量分别为 65.8g、58.7g 和 55.2g（表 2-8）。与 2010—2012 年相比，中国居民平均每标准人日蛋白质摄入量下降了 3.8g，城市居民下降了 2.5g，农村居民下降了 4.6g（表 2-9）。

　　2015 年中国居民平均每标准人日脂肪摄入量为 79.1g；城市居民平均每标准人日脂肪摄入量为 80.4g，农村居民为 78.1g；东部、中部和西部地区居民平均每标准人日脂肪摄入量分别为 79.0g、78.5g 和 79.7g（表 2-8）。与 2010—2012 年比，中国居民平均每标准人日脂肪摄入量下降了 0.6g，城市居民下降了 3.2g，农村居民上升了 2.1g（表 2-9）。

　　2015 年中国居民平均每标准人日碳水化合物摄入量为 266.7g；城市居民平均每标准人日碳水化合物摄入量为 245.5g，农村居民为 281.5g；东部、中部和西部地区居民平均每标准人日碳水化合物摄入量分别为 265.8g、268.8g 和 266.0g（表 2-8）。与 2010—2012 年相比，中国居民平均每标准人日碳水化合物摄入量下降了 32.5g，城市居民下降了 14.2g，农村居民下降了 55.6g（表 2-9）。

　　（二）3~5 岁儿童能量及三大营养素摄入量

　　2015 年中国 3~5 岁儿童平均每人日能量摄入量为 1 263.3kcal（5 256.2kJ）；男童和女童平均每人日能量摄入量分别为 1 308.9kcal（5 447.2kJ）和 1 205.4kcal（5 013.9kJ）；城市儿童平均每人日能量摄入量为 1 149.2kcal（4 778.7kJ），农村儿童为 1 324.6kcal（5 512.9kJ）；东部、中部和西部地区儿童平均每人日能量摄入量分别为 1 253.8kcal（5 215.8kJ）、1 304.2kcal（5 430.2kJ）和 1 231.7kcal（5 122.3kJ）（表 2-10）。

　　2015 年中国 3~5 岁儿童平均每人日蛋白质摄入量为 35.6g；男童和女童平均每人日蛋白质摄入量分别为 37.0g 和 33.8g；城市儿童平均每人日蛋白质摄入量为 34.9g，农村儿童为 36.0g；东部、中部和西部地区儿童平均每人日蛋白质摄入量分别为 37.7g、35.4g 和 33.0g。2015 年中国 3~5 岁儿童平均每人日脂肪摄入量为 48.0g；男童和女童平均每人日脂肪摄入量分别为 50.9g 和 44.3g；城市儿童平均每人日脂肪摄入量为 50.2g，农村儿童为 46.8g；东部、中部和西部地区儿童平均每人日脂肪摄入量分别为 47.2g、50.8g 和 45.9g。2015 年中国 3~5 岁儿童平均每人日碳水化合物摄入量为 175.3g；男童和女童平均每人日碳水化合物摄入量分别为 178.9g 和 170.9g；城市儿童平均每人日碳水化合物摄入量为 142.6g，农村儿童为

193.0g；东部、中部和西部地区儿童平均每人日碳水化合物摄入量分别为172.5g、179.4g和174.7g（表2-10）。

表2-10　2015年中国城乡不同地区3~5岁儿童能量及三大营养素摄入量

单位：每人日

	全国	城市	农村	东部	中部	西部
合计						
能量/kcal	1 263.3	1 149.2	1 324.6	1 253.8	1 304.2	1 231.7
能量/kJ	5 256.2	4 778.7	5 512.9	5 215.8	5 430.2	5 122.3
蛋白质/g	35.6	34.9	36.0	37.7	35.4	33.0
脂肪/g	48.0	50.2	46.8	47.2	50.8	45.9
碳水化合物/g	175.3	142.6	193.0	172.5	179.4	174.7
男童						
能量/kcal	1 308.9	1 197.8	1 369.3	1 302.5	1 343.1	1 279.8
能量/kJ	5 447.2	4 981.5	5 700.6	5 419.4	5 593.1	5 324.2
蛋白质/g	37.0	36.6	37.2	39.3	36.8	34.5
脂肪/g	50.9	53.2	49.6	50.6	53.6	48.4
碳水化合物/g	178.9	146.4	196.5	175.8	181.4	179.9
女童						
能量/kcal	1 205.4	1 086.4	1 268.4	1 195.8	1 252.2	1 169.0
能量/kJ	5 013.9	4 516.9	5 277.1	4 973.4	5 212.9	4 858.8
蛋白质/g	33.8	32.7	34.4	35.9	33.7	31.1
脂肪/g	44.3	46.3	43.2	43.3	47.1	42.7
碳水化合物/g	170.9	137.6	188.5	168.6	176.7	167.8

（三）6~11岁儿童能量及三大营养素摄入量

2016—2017年中国6~11岁儿童平均每人日能量摄入量为1 591.7kcal（6 618.5kJ）；男童和女童平均每人日能量摄入量分别为1 624.1kcal（6 755.1kJ）和1 559.7kcal（6 483.4kJ）；城市儿童平均每人日能量摄入量为1 635.8kcal（6 804.2kJ），农村儿童为1 552.2kcal（6 452.3kJ）；东部、中部和西部地区儿童平均每人日能量摄入量分别为1 602.6kcal（6 665.9kJ）、1 574.8kcal（6 549.2kJ）和1 595.6kcal（6 632.0kJ）（表2-11）。

2016—2017年中国6~11岁儿童平均每人日蛋白质摄入量为50.0g；男童和女童平均每人日蛋白质摄入量分别为50.9g和49.1g；城市儿童平均每人日蛋白质摄入量为55.2g，农村儿童为45.4g；东部、中部和西部地区儿童平均每人日蛋白质摄入量分别为56.3g、47.0g和46.2g。2016—2017年中国6~11岁儿童平均每人日脂肪摄入量为69.6g；男童和女童平均每人日脂肪摄入量分别为71.4g和67.8g；城市儿童平均每人日脂肪摄入量为71.5g，农村儿童为67.9g；东部、中部和西部地区儿童平均每人日脂肪摄入量分别为68.8g、69.7g和70.3g。

2016—2017 年中国 6~11 岁儿童平均每人日碳水化合物摄入量为 196.3g；男童和女童平均每人日碳水化合物摄入量分别为 199.5g 和 193.2g；城市儿童平均每人日碳水化合物摄入量为 198.2g，农村儿童为 194.7g；东部、中部和西部地区儿童平均每人日碳水化合物摄入量分别为 194.8g、194.4g 和 199.6g（表 2-11）。

表 2-11　2016—2017 年中国城乡不同地区 6~11 岁儿童能量及三大营养素摄入量

单位：每人日

	全国	城市	农村	东部	中部	西部
合计						
能量 /kcal	1 591.7	1 635.8	1 552.2	1 602.6	1 574.8	1 595.6
能量 /kJ	6 618.5	6 804.2	6 452.3	6 665.9	6 549.2	6 632.0
蛋白质 /g	50.0	55.2	45.4	56.3	47.0	46.2
脂肪 /g	69.6	71.5	67.9	68.8	69.7	70.3
碳水化合物 /g	196.3	198.2	194.7	194.8	194.4	199.6
男童						
能量 /kcal	1 624.1	1 672.3	1 581.9	1 647.1	1 609.1	1 614.5
能量 /kJ	6 755.1	6 958.9	6 577.2	6 852.2	6 693.5	6 713.7
蛋白质 /g	50.9	56.2	46.3	57.9	48.0	46.5
脂肪 /g	71.4	73.8	69.4	70.8	72.2	71.4
碳水化合物 /g	199.5	201.2	198.0	199.9	196.6	201.6
女童						
能量 /kcal	1 559.7	1 600.5	1 522.2	1 559.9	1 539.5	1 577.0
能量 /kJ	6 483.4	6 655.1	6 325.9	6 486.9	6 400.4	6 551.7
蛋白质 /g	49.1	54.1	44.5	54.8	45.9	45.9
脂肪 /g	67.8	69.3	66.4	66.8	67.2	69.3
碳水化合物 /g	193.2	195.2	191.4	189.8	192.2	197.5

（四）12~17 岁儿童青少年能量及三大营养素摄入量

2016—2017 年中国 12~17 岁儿童青少年平均每人日能量摄入量为 1 995.0kcal（8 296.9kJ）；男童和女童平均每人日能量摄入量分别为 2 114.0kcal（8 797.7kJ）和 1 876.1kcal（7 800.1kJ）；城市儿童青少年平均每人日能量摄入量为 2 007.9kcal（8 347.4kJ），农村儿童青少年为 1 983.9kcal（8 252.9kJ）；东部、中部和西部地区儿童青少年平均每人日能量摄入量分别为 2 007.1kcal（8 347.3kJ）、1 960.3kcal（8 156.1kJ）和 2 013.6kcal（8 370.6kJ）（表 2-12）。

2016—2017 年中国 12~17 岁儿童青少年平均每人日蛋白质摄入量为 61.4g；男童和女童平均每人日蛋白质摄入量分别为 65.4g 和 57.4g；城市儿童青少年平均每人日蛋白质摄入量为 66.2g，农村儿童青少年为 57.1g；东部、中部和西部地区儿童青少年平均每人日蛋白质摄入量分别为 68.8g、58.1g 和 56.8g。2016—2017 年中国 12~17 岁儿童青少年平均每人日脂肪摄入量为 84.5g；男童和女童平均每人日脂肪摄入量分别为 90.5g 和 78.5g；城市和农村儿童青少年平均每人日脂肪摄入量基本相近,分别为84.6g和84.4g;东部、中部和西部地区儿童青少年平均每人日脂肪摄入量分别为83.0g、83.3g和87.0g。2016—2017年中国12~17岁儿童青少年平均每人日碳水化合物摄入量为253.8g;男童和女童平均每人日碳水化合物摄入量分别为266.4g和241.3g;城市儿童青少年平均每人日碳水化合物摄入量为251.7g,农村儿童青少年为255.7g;东部、中部和西部地区儿童青少年平均每人日碳水化合物摄入量分别为252.8g、250.8g和257.5g(表2-12)。

表 2-12　2016—2017 年中国城乡不同地区 12~17 岁儿童青少年能量及三大营养素摄入量

单位:每人日

	全国	城市	农村	东部	中部	西部
合计						
能量 /kcal	1 995.0	2 007.9	1 983.9	2 007.1	1 960.3	2 013.6
能量 /kJ	8 296.9	8 347.4	8 252.9	8 347.3	8 156.1	8 370.6
蛋白质 /g	61.4	66.2	57.1	68.8	58.1	56.8
脂肪 /g	84.5	84.6	84.4	83.0	83.3	87.0
碳水化合物 /g	253.8	251.7	255.7	252.8	250.8	257.5
男童						
能量 /kcal	2 114.9	2 121.6	2 109.2	2 116.9	2 099.2	2 127.2
能量 /kJ	8 797.7	8 822.0	8 776.7	8 805.1	8 735.7	8 846.3
蛋白质 /g	65.4	70.3	61.1	73.3	62.2	60.3
脂肪 /g	90.5	90.8	90.3	87.8	90.7	93.0
碳水化合物 /g	266.4	262.3	270.0	264.9	265.0	269.2
女童						
能量 /kcal	1 876.1	1 896.3	1 858.4	1 895.8	1 818.9	1 905.8
能量 /kJ	7 800.1	7 881.5	7 728.6	7 882.8	7 566.5	7 919.0
蛋白质 /g	57.4	62.3	53.1	64.3	54.0	53.6
脂肪 /g	78.5	78.6	78.5	78.1	75.8	81.3
碳水化合物 /g	241.3	241.3	241.4	240.5	236.3	246.4

（五）18~59 岁成人能量及三大营养素摄入量

2015 年中国 18~59 岁成人平均每人日能量摄入量为 1 928.3kcal（8 007.3kJ）;男性和女性平均每人日能量摄入量分别为 2 136.9kcal（8 877.9kJ）和 1 759.4kcal（7 302.2kJ）;城市居民平均每人日能量摄入量为 1 807.1kcal（7 505.2kJ）,农村居民为 2 009.9kcal（8 345.5kJ）;东部、中部和西部地区居民平均每人日能量摄入量分别为 1 920.2kcal（7 973.4kJ）、1 888.8kcal（7 844.2kJ）和 1 970.8kcal（8 183.8kJ）（表 2-13）。

表 2-13 2015 年中国城乡不同地区 18~59 岁成人能量及三大营养素摄入量

单位:每人日

	全国	城市	农村	东部	中部	西部
合计						
能量 /kcal	1 928.3	1 807.1	2 009.9	1 920.2	1 888.8	1 970.8
能量 /kJ	8 007.3	7 505.2	8 345.5	7 973.4	7 844.2	8 183.8
蛋白质 /g	58.2	58.4	58.1	62.7	55.7	55.1
脂肪 /g	77.6	76.1	78.6	76.6	76.1	80.1
碳水化合物 /g	251.8	225.8	269.4	247.3	248.0	260.4
男性						
能量 /kcal	2 136.9	2 009.0	2 220.9	2 130.8	2 098.3	2 174.9
能量 /kJ	8 877.9	8 350.1	9 224.9	8 852.7	8 718.9	9 035.1
蛋白质 /g	64.4	64.8	64.1	69.4	61.7	60.8
脂肪 /g	87.1	85.1	88.5	86.3	85.5	89.4
碳水化合物 /g	272.7	247.0	289.6	267.1	269.4	281.9
女性						
能量 /kcal	1 759.4	1 647.8	1 836.0	1 749.1	1 726.3	1 800.2
能量 /kJ	7 302.2	6 839.0	7 620.5	7 258.5	7 165.8	7 472.4
蛋白质 /g	53.2	53.4	53.1	57.3	51.1	50.2
脂肪 /g	69.9	69.1	70.5	68.7	68.7	72.3
碳水化合物 /g	234.9	209.0	252.7	231.1	231.4	242.4

2015 年中国 18~59 岁成人平均每人日蛋白质摄入量为 58.2g;男性和女性平均每人日蛋白质摄入量分别为 64.4g 和 53.2g;城市居民平均每人日蛋白质摄入量为 58.4g,农村居民为 58.1g;东部、中部和西部地区居民平均每人日蛋白质摄入量分别为 62.7g、55.7g 和 55.1g。2015 年中国 18~59 岁成人平均每人日脂肪摄入量为 77.6g;男性和女性平均每人日脂肪摄入量分别为 87.1g 和 69.9g;城市居民平均每人日脂肪摄入量为 76.1g,农村居民为 78.6g;东部、中部和西部地区居民平均每人日脂肪摄入量分别为 76.6g、76.1g 和 80.1g。2015 年中国 18~59 岁成人平均每人日碳水化合物摄入量为 251.8g;男性和女性平均每人日碳水化合物摄入量分别为 272.7g 和 234.9g;城市居民平均每人日碳水化合物摄入量为 225.8g,农村居民为 269.4g;东部、中部和西部地区居民平均每人日碳水化合物摄入量分别为 247.3g、248.0g 和 260.4g(表 2-13)。

(六) 60 岁及以上成人能量及三大营养素摄入量

2015 年中国 60 岁及以上成人平均每人日能量摄入量为 1 774.4kcal(7 362.3kJ);男性和女性平均每人日能量摄入量分别为 1 930.8kcal(8 012.8kJ)和 1 620.5kcal(6 721.9kJ);城市居民平均每人日能量摄入量为 1 684.6kcal(6 987.1kJ),农村居民为 1 844.3kcal(7 654.1kJ);东部、中部和西部地区居民平均每人日能量摄入量分别为 1 778.9kcal(7 378.9kJ)、1 768.0kcal(7 335.8kJ)和 1 774.9kcal(7 366.7kJ)(表 2-14)。

表 2-14   2015 年中国城乡不同地区 60 岁及以上成人能量及三大营养素摄入量

单位:每人日

	全国	城市	农村	东部	中部	西部
合计						
能量 /kcal	1 774.4	1 684.6	1 844.3	1 778.9	1 768.0	1 774.9
能量 /kJ	7 362.3	6 987.1	7 654.1	7 378.9	7 335.8	7 366.7
蛋白质 /g	52.9	54.3	51.8	57.2	51.4	48.4
脂肪 /g	67.2	66.9	67.4	66.5	65.5	70.0
碳水化合物 /g	241.2	219.3	258.3	239.1	244.8	240.4
男性						
能量 /kcal	1 930.8	1 837.9	2 000.9	1 931.2	1 928.5	1 932.7
能量 /kJ	8 012.8	7 625.4	8 304.9	8 013.6	8 003.2	8 021.9
蛋白质 /g	57.3	58.7	56.1	61.9	55.8	52.3
脂肪 /g	73.9	73.2	74.4	72.9	72.4	76.8
碳水化合物 /g	257.6	236.3	273.6	253.9	261.8	258.3
女性						
能量 /kcal	1 620.5	1 538.9	1 685.9	1 630.9	1 604.1	1 622.6
能量 /kJ	6 721.9	6 380.1	6 996.0	6 762.7	6 654.2	6 733.7
蛋白质 /g	48.6	50.0	47.5	52.7	46.9	44.6
脂肪 /g	60.6	61.0	60.4	60.2	58.5	63.3
碳水化合物 /g	225.1	203.1	242.8	224.8	227.5	223.1

　　2015 年中国 60 岁及以上成人平均每人日蛋白质摄入量为 52.9g;男性和女性平均每人日蛋白质摄入量分别为 57.3g 和 48.6g;城市居民平均每人日蛋白质摄入量为 54.3g,农村居民为 51.8g;东部、中部和西部地区居民平均每人日蛋白质摄入量分别为 57.2g、51.4g 和 48.4g。2015 年中国 60 岁及以上成人平均每人日脂肪摄入量为 67.2g;男性和女性平均每人日脂肪摄入量分别为 73.9g 和 60.6g;城市居民平均每人日脂肪摄入量为 66.9g,农村居民为 67.4g;东部、中部和西部地区居民平均每人日脂肪摄入量分别为 66.5g、65.5g 和 70.0g。2015 年中国 60 岁及以上成人平均每人日碳水化合物摄入量为 241.2g;男性和女性平均每人日碳水化合物摄入量分别为 257.6g 和 225.1g;城市居民平均每人日碳水化合物摄入量为 219.3g,农村居民为 258.3g;东部、中部和西部地区居民平均每人日碳水化合物摄入量分别为 239.1g、244.8g 和 240.4g(表 2-14)。

三、主要维生素与矿物质摄入量

(一)中国居民主要维生素与矿物质摄入量

　　2015 年中国居民平均每标准人日摄入视黄醇当量为 432.9μg;城市居民平均每标准人日摄入视黄醇当量为 486.7μg,农村居民为 395.4μg;东部、中部和西部地区居民平均每标准人日摄入视黄醇当量分别为 489.8μg、415.4μg 和 378.3μg；与 2010—2012 年相比，全国城乡居民摄入量下降了 9.0μg，城市居民摄入量下降了 25.6μg，农村居民摄入量增高了 21.0μg。2015 年中国居民平均每标准人日维生素 B₁（硫胺素）摄入量为 0.8mg；城市和农村居民平均每标准人日硫胺素摄入量均为 0.8mg；东部、中部和西部地区居民平均每标准人日硫胺素摄入量均为 0.8mg；与 2010—2012 年相比变化不大。2015 年中国居民平均每标准人日维生素 B₂（核黄素）摄入量为 0.7mg；城市居民平均每标准人日核黄素摄入量为 0.8mg，农村居民为 0.7mg；东部、中部和西部地区居民平均每标准人日核黄素摄入量分别为 0.8mg、0.7mg 和 0.7mg；与 2010—2012 年相比变化不大。2015 年中国居民平均每标准人日维生素 C（抗坏血酸）摄入量为 80.3mg；城市居民平均每标准人日抗坏血酸摄入量为 86.9mg，农村居民为 75.7mg；东部、中部和西部地区居民平均每标准人日抗坏血酸摄入量分别为 88.0mg、81.8mg 和 69.3mg；与 2010—2012 年相比变化不大（表 2-15，表 2-16）。

表 2-15　2015 年中国城乡不同地区居民主要维生素与矿物质摄入量

单位：每标准人日

	全国	城市	农村	东部	中部	西部
视黄醇当量 /μg	432.9	486.7	395.4	489.8	415.4	378.3
硫胺素 /mg	0.8	0.8	0.8	0.8	0.8	0.8
核黄素 /mg	0.7	0.8	0.7	0.8	0.7	0.7
烟酸 /mg	14.4	14.2	14.6	15.0	14.0	14.0
抗坏血酸 /mg	80.3	86.9	75.7	88.0	81.8	69.3
维生素 E/mg	37.4	35.8	38.6	32.3	38.1	43.1
钙 /mg	356.3	398.7	326.8	406.9	358.7	291.4
铁 /mg	21.0	21.1	21.0	21.3	21.0	20.6
锌 /mg	10.3	10.1	10.5	10.6	10.0	10.3
钾 /mg	1 547.2	1 658.2	1 469.9	1 655.2	1 534.3	1 425.0
硒 /μg	41.6	45.0	39.3	48.2	37.3	37.3
镁 /mg	264.9	266.1	264.0	279.6	265.3	246.4
钠 /mg	6 046.0	6 028.1	6 058.5	6 128.7	6 208.8	5 794.9
膳食纤维 /g	10.4	10.8	10.1	11.0	10.5	9.5

表 2-16　2015 年与 2010—2012 年中国城乡居民主要维生素与矿物质摄入量变化

单位：每标准人日

	2015 年			2010—2012 年		
	全国	城市	农村	全国	城市	农村
视黄醇当量 /μg	432.9	486.7	395.4	441.9	512.3	374.4
硫胺素 /mg	0.8	0.8	0.8	0.9	0.9	1.0
核黄素 /mg	0.7	0.8	0.7	0.8	0.8	0.7

	2015 年			2010—2012 年		
	全国	城市	农村	全国	城市	农村
烟酸 /mg	14.4	14.2	14.6	14.3	14.9	13.6
抗坏血酸 /mg	80.3	86.9	75.7	80.1	84.9	75.4
维生素 E/mg	37.4	35.8	38.6	35.7	37.4	34.1
钙 /mg	356.3	398.7	326.8	364.3	410.3	320.1
铁 /mg	21.0	21.1	21	21.4	21.8	21.1
锌 /mg	10.3	10.1	10.5	10.7	10.6	10.7
钾 /mg	1 547.2	1 658.2	1 469.9	1 610.4	1 654.3	1 567.9
硒 /μg	41.6	45.0	39.3	44.4	46.9	42.1
镁 /mg	264.9	266.1	264.0	283.4	279.6	286.9
钠 /mg	6 046.0	6 028.1	6 058.5	5 667.1	5 829.6	5 512.8
膳食纤维 /g	10.4	10.8	10.1	10.8	10.7	10.8

2015 年中国居民平均每标准人日钙摄入量为 356.3mg；城市居民平均每标准人日钙摄入量为 398.7mg，农村居民为 326.8mg；东部、中部和西部地区居民平均每标准人日钙摄入量分别为 406.9mg、358.7mg 和 291.4mg；与 2010—2012 年相比，全国城乡居民摄入量下降了 8.0mg，城市居民摄入量下降了 11.6mg，农村居民摄入量增高了 6.7mg。2015 年中国居民平均每标准人日铁摄入量为 21.0mg；城市居民平均每标准人日铁摄入量为 21.1mg，农村居民为 21.0mg；东部、中部和西部地区居民平均每标准人日铁摄入量分别为 21.3mg、21.0mg 和 20.6mg；与 2010—2012 年相比变化不大。2015 年中国居民平均每标准人日锌摄入量为 10.3mg；城市居民平均每标准人日锌摄入量为 10.1mg，农村居民为 10.5mg；东部、中部和西部地区居民平均每标准人日锌摄入量分别为 10.6mg、10.0mg 和 10.3mg；与 2010—2012 年相比变化不大。2015 年中国居民平均每标准人日钠摄入量为 6 046.0mg；城市居民平均每标准人日钠摄入量为 6 028.1mg，农村居民为 6 058.5mg；东部、中部和西部地区居民平均每标准人日钠摄入量分别为 6 128.7mg、6 208.8mg 和 5 794.9mg；与 2010—2012 年相比，全国城乡居民摄入量上升了 378.9mg，城市居民摄入量上升了 198.5mg，农村居民摄入量上升了 545.7mg（表 2-15，表 2-16）。

（二）3~5 岁儿童主要维生素与矿物质摄入量

2015 年中国 3~5 岁儿童平均每人日摄入视黄醇当量为 244.8μg；男童和女童平均每人日摄入视黄醇当量分别为 256.8μg 和 229.5μg；城市儿童平均每人日摄入视黄醇当量为 288.7μg，农村儿童为 221.1μg；东部、中部和西部地区儿童平均每人日摄入视黄醇当量分别为 272.5μg、258.2μg 和 194.3μg。2015 年中国 3~5 岁儿童平均每人日维生素 B_1（硫胺素）摄入量为 0.5mg；男童和女童平均每人日摄入量均为 0.5mg；城市和农村儿童平均每人日摄入量均为 0.5mg；东部、中部和西部地区儿童平均每人日摄入量均为 0.5mg。2015 年中国 3~5 岁儿童平均每人日维生素 B_2（核黄素）摄入量为 0.5mg；男童和女童平均每人日核黄素摄入量均为 0.5mg；城市和农村儿童平均每人日摄入量均为 0.5mg；东部、中部和西部地区儿童平均每人日核黄素摄入量为 0.5mg、0.5mg 和 0.4mg。2015 年中国 3~5 岁儿童平均每人日维生素 C（抗坏血酸）摄入量为 34.4mg；男童和女童平均每人日抗坏血酸摄入量分别为 35.1mg 和 33.5mg；城市儿童平均每人日抗坏血酸摄入量为 37.3mg，农村儿童为 32.8mg；东部、中部和西部地区儿童平均每人日抗坏血酸摄入量分别为 34.9mg、34.2mg 和 33.8mg（表 2-17）。

表 2-17　2015 年中国城乡不同地区 3~5 岁儿童主要维生素与矿物质摄入量

单位：每人日

	全国	城市	农村	东部	中部	西部
合计						
视黄醇当量 /μg	244.8	288.7	221.1	272.5	258.2	194.3
硫胺素 /mg	0.5	0.5	0.5	0.5	0.5	0.5
核黄素 /mg	0.5	0.5	0.5	0.5	0.5	0.4
烟酸 /mg	8.7	7.7	9.2	8.6	8.7	8.7
抗坏血酸 /mg	34.4	37.3	32.8	34.9	34.2	33.8
维生素 E/mg	21.1	19.4	22.0	17.3	21.3	25.7
钙 /mg	216.7	250.8	198.4	235.2	225.7	183.1
铁 /mg	11.9	11.4	12.2	11.7	12.7	11.4
锌 /mg	6.3	5.7	6.6	6.3	6.4	6.2
钾 /mg	854.7	913.1	823.3	894.4	846.0	812.4
硒 /μg	23.1	24.1	22.6	26.3	21.9	20.4
镁 /mg	146.4	137.1	151.4	149.6	149.6	138.7
钠 /mg	3 832.0	3 779.1	3 860.4	3 812.8	3 844.7	3 843.3
膳食纤维 /g	5.0	5.0	4.9	5.0	5.0	4.9
男童						
视黄醇当量 /μg	256.8	291.9	237.7	289.7	258.1	214.3
硫胺素 /mg	0.5	0.5	0.5	0.5	0.5	0.5
核黄素 /mg	0.5	0.5	0.5	0.6	0.5	0.4
烟酸 /mg	9.0	8.1	9.5	9.0	8.9	9.2
抗坏血酸 /mg	35.1	37.3	33.8	36.3	32.7	36.0
维生素 E/mg	21.2	19.7	22.0	17.6	22.3	24.4
钙 /mg	221.4	256.9	202.1	244.1	229.0	185.1
铁 /mg	12.5	12.1	12.7	12.1	13.5	11.8
锌 /mg	6.5	5.9	6.8	6.6	6.5	6.4
钾 /mg	880.6	945.6	845.2	925.0	861.7	845.6
硒 /μg	24.2	25.6	23.5	27.9	22.6	21.4
镁 /mg	149.6	141.2	154.2	152.4	152.3	143.2
钠 /mg	3 909.2	3 891.6	3 918.8	3 872.1	3 863.9	4 004.4
膳食纤维 /g	5.0	5.3	4.9	5.0	5.1	5.1

续表

	全国	城市	农村	东部	中部	西部
女童						
视黄醇当量 /μg	229.5	284.7	200.3	252.0	258.3	168.3
硫胺素 /mg	0.5	0.5	0.5	0.5	0.5	0.5
核黄素 /mg	0.5	0.5	0.4	0.5	0.5	0.4
烟酸 /mg	8.2	7.2	8.7	8.0	8.4	8.1
抗坏血酸 /mg	33.5	37.3	31.5	33.2	36.2	31.0
维生素 E/mg	21.0	19.0	22.0	17.1	20.0	27.3
钙 /mg	210.7	242.8	193.7	224.6	221.2	180.6
铁 /mg	11.3	10.5	11.6	11.2	11.6	10.9
锌 /mg	6.0	5.4	6.4	6.0	6.2	5.9
钾 /mg	821.9	871.2	795.7	857.9	825.2	769.1
硒 /μg	21.7	22.1	21.6	24.4	20.8	19.0
镁 /mg	142.3	131.9	147.9	146.3	146.1	132.9
钠 /mg	3 734.1	3 633.9	3 787.1	3 742.1	3 819.1	3 633.2
膳食纤维 /g	4.8	4.7	4.9	4.9	4.9	4.6

　　2015 年中国 3~5 岁儿童平均每人日钙摄入量为 216.7mg;男童和女童平均每人日钙摄入量分别为 221.4mg 和 210.7mg;城市儿童平均每人日钙摄入量为 250.8mg,农村儿童为 198.4mg;东部、中部和西部地区儿童平均每人日钙摄入量分别为 235.2mg、225.7mg 和 183.1mg。2015 年中国 3~5 岁儿童平均每人日铁摄入量为 11.9mg;男童和女童平均每人日铁摄入量分别为 12.5mg 和 11.3mg;城市儿童平均每人日铁摄入量为 11.4mg,农村儿童为 12.2mg;东部、中部和西部地区儿童平均每人日铁摄入量分别为 11.7mg、12.7mg 和 11.4mg。2015 年中国 3~5 岁儿童平均每人日锌摄入量为 6.3mg;男童和女童平均每人日锌摄入量分别为 6.5mg 和 6.0mg;城市儿童平均每人日锌摄入量为 5.7mg,农村儿童为 6.6mg;东部、中部和西部地区儿童平均每人日锌摄入量分别为 6.3mg、6.4mg 和 6.2mg。2015 年中国 3~5 岁儿童平均每人日钠摄入量为 3 832.0mg;男童和女童平均每人日钠摄入量分别为 3 909.2mg 和 3 734.1mg;城市儿童平均每人日钠摄入量为 3 779.1mg,农村儿童为 3 860.4mg;东部、中部和西部地区儿童平均每人日钠摄入量分别为 3 812.8mg、3 844.7mg 和 3 843.3mg(表 2-17)。

　　(三) 6~11 岁儿童主要维生素与矿物质摄入量

　　2016—2017 年中国 6~11 岁儿童平均每人日摄入视黄醇当量为 336.4μg;男童和女童平均每人日摄入视黄醇当量分别为 338.5μg 和 334.3μg;城市儿童平均每人日摄入视黄醇当量为 402.8μg,农村儿童为 276.9μg;东部、中部和西部地区儿童平均每人日摄入视黄醇当量分别为 389.2μg、305.1μg 和 310.4μg。2016—2017 年中国 6~11 岁儿童平均每人日维生素 B$_1$(硫胺素)摄入量为 0.7mg;男童和女童平均每人日硫胺素摄入量分别为 0.7mg 和 0.6mg;城市儿童平均每人日硫胺素摄入量为 0.7mg,农村儿童均为 0.6mg;东部、中部和西部地区儿童平均每人日硫胺素摄入量分别为 0.7mg、0.6mg 和 0.7mg。2016—2017 年中国 6~11 岁儿童平均每人日维生素 B_2(核黄素)摄入量为 0.7mg;男童和女童平均每人日核黄素摄入量均为 0.7mg;城市儿童平均每人日核黄素摄入量为 0.8mg,农村儿童为 0.6mg;东部、中部和西部地区儿童平均每人日核黄素摄入量为 0.8mg、0.6mg 和 0.6mg。2016—2017 年中国 6~11 岁儿童平均每人日维生素 C(抗坏血酸)摄入量为 51.5mg;男童和女童平均每人日抗坏血酸摄入量分别为 52.3mg 和 50.7mg;城市儿童平均每人日抗坏血酸摄入量为 55.0mg,农村儿童为 48.4mg;东部、中部和西部地区儿童平均每人日抗坏血酸摄入量分别为 54.7mg、49.1mg 和 50.3mg(表 2-18)。

表 2-18　2016—2017 年中国城乡不同地区 6~11 岁儿童主要维生素与矿物质摄入量

单位:每人日

	全国	城市	农村	东部	中部	西部
合计						
视黄醇当量 /μg	336.4	402.8	276.9	389.2	305.1	310.4
硫胺素 /mg	0.7	0.7	0.6	0.7	0.6	0.7
核黄素 /mg	0.7	0.8	0.6	0.8	0.6	0.6
烟酸 /mg	11.4	12.1	10.7	12.3	10.5	11.2
抗坏血酸 /mg	51.5	55.0	48.4	54.7	49.1	50.3
维生素 E/mg	29.0	27.1	30.6	24.5	31.0	31.7
钙 /mg	293.9	338.8	253.7	328.5	281.4	269.8
铁 /mg	15.5	16.3	14.8	16.1	15.0	15.4
锌 /mg	8.0	8.5	7.5	8.4	7.6	7.9
钾 /mg	1 257.7	1 374.3	1 153.4	1 364.1	1 187.8	1 211.6
硒 /μg	34.8	38.3	31.6	40.6	31.3	32.0
镁 /mg	192.9	205.2	181.9	207.6	187.7	182.6
钠 /mg	4 337.1	4 197.9	4 461.7	4 127.4	4 464.9	4 436.7
膳食纤维 /g	7.4	7.7	7.1	7.5	6.9	7.6
男童						
视黄醇当量 /μg	338.5	402.0	283.1	393.7	306.1	312.5
硫胺素 /mg	0.7	0.7	0.6	0.7	0.6	0.7
核黄素 /mg	0.7	0.8	0.6	0.8	0.6	0.6
烟酸 /mg	11.6	12.4	11.0	12.7	10.8	11.4
抗坏血酸 /mg	52.3	55.2	49.9	55.0	49.3	52.4
维生素 E/mg	29.3	27.5	30.9	25.0	32.0	31.2
钙 /mg	297.2	346.4	254.2	335.2	283.1	271.8

续表

	全国	城市	农村	东部	中部	西部
铁 /mg	15.8	16.6	15.0	16.5	15.2	15.5
锌 /mg	8.1	8.7	7.6	8.7	7.7	7.9
钾 /mg	1 267.2	1 387.7	1 161.9	1 385.9	1 195.1	1 213.4
硒 /μg	35.6	39.4	32.3	41.8	32.4	32.3
镁 /mg	195.0	207.4	184.1	211.9	188.8	183.6
钠 /mg	4 543.5	4 363.7	4 700.5	4 247.0	4 698.4	4 700.8
膳食纤维 /g	7.4	7.7	7.1	7.6	7.0	7.6
女童						
视黄醇当量 /μg	334.3	403.6	270.7	385.0	304.1	308.3
硫胺素 /mg	0.6	0.7	0.6	0.7	0.6	0.6
核黄素 /mg	0.7	0.7	0.6	0.7	0.6	0.6
烟酸 /mg	11.1	11.9	10.3	11.9	10.2	11.0
抗坏血酸 /mg	50.7	54.8	46.9	54.4	48.9	48.3
维生素 E/mg	28.6	26.8	30.3	23.9	30.1	32.2
钙 /mg	290.6	331.6	253.1	322.2	279.7	267.7
铁 /mg	15.3	16.1	14.6	15.8	14.7	15.4
锌 /mg	7.8	8.3	7.3	8.2	7.4	7.8
钾 /mg	1 248.3	1 361.3	1 144.7	1 343.1	1 180.3	1 209.8
硒 /μg	34.0	37.3	30.9	39.5	30.1	31.8
镁 /mg	190.9	203.0	179.7	203.5	186.5	181.7
钠 /mg	4 132.9	4 038.0	4 219.9	4 012.6	4 224.2	4 177.4
膳食纤维 /g	7.3	7.6	7.0	7.3	6.9	7.6

2016—2017 年中国 6~11 岁儿童平均每人日钙摄入量为 293.9mg；男童和女童平均每人日钙摄入量分别为 297.2mg 和 290.6mg；城市儿童平均每人日钙摄入量为 338.8mg，农村儿童为 253.7mg；东部、中部和西部地区儿童平均每人日钙摄入量分别为 328.5mg、281.4mg 和 269.8mg。2016—2017 年中国 6~11 岁儿童平均每人日铁摄入量为 15.5mg；男童和女童平均每人日铁摄入量分别为 15.8mg 和 15.3mg；城市儿童平均每人日铁摄入量为 16.3mg，农村儿童为 14.8mg；东部、中部和西部地区儿童平均每人日铁摄入量分别为 16.1mg、15.0mg 和 15.4mg。2016—2017 年中国 6~11 岁儿童平均每人日锌摄入量为 8.0mg；男童和女童平均每人日锌摄入量分别为 8.1mg 和 7.8mg；城市儿童平均每人日锌摄入量为 8.5mg，农村儿童为 7.5mg；东部、中部和西部地区儿童平均每人日锌摄入量分别为 8.4mg、7.6mg 和 7.9mg。2016—2017 年中国 6~11 岁儿童平均每人日钠摄入量为 4 337.1mg；男童和女童平均每人

日钠摄入量分别为 4 543.5mg 和 4 132.9mg；城市儿童平均每人日钠摄入量为 4 197.9mg，农村儿童为 4 461.7mg；东部、中部和西部地区儿童平均每人日钠摄入量分别为 4 127.4mg、4 464.9mg 和 4 436.7mg（表 2-18）。

（四）12~17 岁儿童青少年主要维生素与矿物质摄入量

2016—2017 年中国 12~17 岁儿童青少年平均每人日摄入视黄醇当量为 356.8μg；男童和女童平均每人日摄入视黄醇当量分别为 360.7μg 和 352.9μg；城市儿童青少年平均每人日摄入视黄醇当量为 414.2μg，农村儿童青少年为 306.8μg；东部、中部和西部地区儿童青少年平均每人日摄入视黄醇当量分别为 428.9μg、323.5μg 和 314.8μg。2016—2017 年中国 12~17 岁儿童青少年平均每人日维生素 B_1（硫胺素）摄入量为 0.8mg；男童和女童平均每人日摄入量均为 0.8mg；城市和农村儿童青少年平均每人日摄入量均为 0.8mg；东部、中部和西部地区儿童青少年平均每人日摄入量均为 0.8mg。2016—2017 年中国 12~17 岁儿童青少年平均每人日维生素 B_2（核黄素）摄入量为 0.8mg；男童和女童平均每人日核黄素摄入量分别为 0.8mg 和 0.7mg；城市儿童青少年平均每人日核黄素摄入量为 0.8mg，农村儿童青少年为 0.7mg；东部、中部和西部地区儿童青少年平均每人日核黄素摄入量为 0.9mg、0.7mg 和 0.7mg。2016—2017 年中国 12~17 岁儿童青少年平均每人日维生素 C（抗坏血酸）摄入量为 60.5mg；男童和女童平均每人日抗坏血酸摄入量分别为 60.7mg 和 60.3mg；城市儿童青少年平均每人日抗坏血酸摄入量为 64.5mg，农村儿童青少年为 57.0mg；东部、中部和西部地区儿童青少年平均每人日抗坏血酸摄入量分别为 62.6mg、56.0mg 和 62.3mg（表 2-19）。

表 2-19　2016—2017 年中国城乡不同地区 12~17 岁儿童青少年主要维生素与矿物质摄入量

单位：每人日

	全国	城市	农村	东部	中部	西部
合计						
视黄醇当量 /μg	356.8	414.2	306.8	428.9	323.5	314.8
硫胺素 /mg	0.8	0.8	0.8	0.8	0.8	0.8
核黄素 /mg	0.8	0.8	0.7	0.9	0.7	0.7
烟酸 /mg	14.2	15.0	13.4	15.6	13.0	13.8
抗坏血酸 /mg	60.5	64.5	57.0	62.6	56.0	62.3
维生素 E/mg	37.6	34.1	40.5	31.3	39.1	42.3
钙 /mg	342.8	378.4	311.9	381.0	333.9	313.0
铁 /mg	19.2	20.1	18.5	19.8	18.7	19.2
锌 /mg	9.8	10.2	9.4	10.4	9.3	9.6
钾 /mg	1 521.8	1 616.2	1 439.7	1 655.5	1 441.3	1 460.4
硒 /μg	41.0	44.6	37.9	47.2	37.7	38.0
镁 /mg	236.4	247.1	227.1	251.8	230.9	226.1
钠 /mg	5 230.4	5 270.4	5 195.7	4 941.3	4 820.0	5 875.9
膳食纤维 /g	9.2	9.5	9.0	9.5	8.6	9.5

续表

	全国	城市	农村	东部	中部	西部
男童						
视黄醇当量 /μg	360.7	414.9	314.1	437.3	333.3	307.5
硫胺素 /mg	0.8	0.9	0.8	0.9	0.8	0.8
核黄素 /mg	0.8	0.9	0.7	0.9	0.8	0.7
烟酸 /mg	15.2	16.0	14.4	16.6	14.0	14.7
抗坏血酸 /mg	60.7	65.5	56.6	61.6	55.0	65.1
维生素 E/mg	40.1	36.6	43.1	33.3	42.1	45.2
钙 /mg	357.0	397.9	321.9	400.6	345.1	323.5
铁 /mg	20.2	21.0	19.5	20.7	19.7	20.0
锌 /mg	10.4	10.8	10.0	11.0	10.0	10.2
钾 /mg	1 585.0	1 686.7	1 497.3	1 715.5	1 512.6	1 517.4
硒 /μg	43.5	47.3	40.3	50.5	39.9	39.7
镁 /mg	247.6	257.6	238.9	263.7	242.2	235.8
钠 /mg	5 582.7	5 798.1	5 397.2	5 442.4	5 149.8	6 119.3
膳食纤维 /g	9.4	9.7	9.2	9.6	9.0	9.5
女童						
视黄醇当量 /μg	352.9	413.6	299.6	420.4	313.6	321.7
硫胺素 /mg	0.8	0.8	0.7	0.8	0.7	0.7
核黄素 /mg	0.7	0.8	0.7	0.8	0.7	0.7
烟酸 /mg	13.2	14.1	12.5	14.6	12.0	12.9
抗坏血酸 /mg	60.3	63.4	57.5	63.7	57.1	59.6
维生素 E/mg	35.0	31.7	38.0	29.4	36.0	39.6
钙 /mg	328.8	359.3	302.0	361.2	322.5	303.0
铁 /mg	18.3	19.2	17.5	18.8	17.6	18.4
锌 /mg	9.2	9.7	8.7	9.8	8.6	9.0
钾 /mg	1 459.2	1 547.0	1 382.1	1 594.7	1 368.6	1 406.4
硒 /μg	38.6	42.1	35.5	43.8	35.4	36.3
镁 /mg	225.4	236.8	215.3	239.6	219.4	216.8
钠 /mg	4 880.9	4 752.2	4 993.9	4 433.1	4 484.5	5 644.8
膳食纤维 /g	9.0	9.3	8.7	9.4	8.2	9.4

2016—2017 年中国 12~17 岁儿童青少年平均每人日钙摄入量为 342.8mg；男童和女童平均每人日钙摄入量分别为 357.0mg 和 328.8mg；城市儿童青少年平均每人日钙摄入量为 378.4mg，农村儿童青少年为 311.9mg；东部、中部和西部地区儿童青少年平均每人日钙摄入

量分别为 381.0mg、333.9mg 和 313.0mg。2016—2017 年中国 12~17 岁儿童青少年平均每人日铁摄入量为 19.2mg；男童和女童平均每人日铁摄入量分别为 20.2mg 和 18.3mg；城市儿童青少年平均每人日铁摄入量为 20.1mg，农村儿童青少年为 18.5mg；东部、中部和西部地区儿童青少年平均每人日铁摄入量分别为 19.8mg、18.7mg 和 19.2mg。2016—2017 年中国 12~17 岁儿童青少年平均每人日锌摄入量为 9.8mg；男童和女童平均每人日锌摄入量分别为 10.4mg 和 9.2mg；城市儿童青少年平均每人日锌摄入量为 10.2mg，农村儿童青少年为 9.4mg；东部、中部和西部地区儿童青少年平均每人日锌摄入量分别为 10.4mg、9.3mg 和 9.6mg。2016—2017 年中国 12~17 岁儿童青少年平均每人日钠摄入量为 5 230.4mg；男童和女童平均每人日钠摄入量分别为 5 582.7mg 和 4 880.9mg；城市儿童青少年平均每人日钠摄入量为 5 270.4mg，农村儿童青少年为 5 195.7mg；东部、中部和西部地区儿童青少年平均每人日钠摄入量分别为 4 941.3mg、4 820.0mg 和 5 875.9mg（表 2-19）。

（五）18~59 岁成人主要维生素与矿物质摄入量

2015 年中国 18~59 岁成人平均每人日摄入视黄醇当量为 406.8μg；男性和女性平均每人日摄入视黄醇当量分别为 425.4μg 和 391.8μg；城市居民平均每人日摄入视黄醇当量为 443.5μg，农村居民为 382.1μg；东部、中部和西部地区居民平均每人日摄入视黄醇当量分别为 457.2μg、381.9μg 和 369.0μg。2015 年中国 18~59 岁成人平均每人日维生素 B_1（硫胺素）摄入量为 0.8mg；男性和女性平均每人日摄入量分别为 0.9mg 和 0.7mg；城市和农村居民平均每人日摄入量均为 0.8mg；东部、中部和西部地区居民平均每人日摄入量均为 0.8mg。2015 年中国 18~59 岁成人平均每人日维生素 B_2（核黄素）摄入量为 0.7mg；男性和女性平均每人日核黄素摄入量分别为 0.7mg 和 0.6mg；城市和农村居民平均每人日核黄素摄入量均为 0.7mg；东部、中部和西部地区居民平均每人日核黄素摄入量为 0.8mg、0.7mg 和 0.7mg。2015 年中国 18~59 岁成人平均每人日维生素 C（抗坏血酸）摄入量为 75.5mg；男性和女性平均每人日抗坏血酸摄入量分别为 76.8mg 和 74.4mg；城市居民平均每人日抗坏血酸摄入量为 78.8mg，农村居民为 73.2mg；东部、中部和西部地区居民平均每人日抗坏血酸摄入量分别为 81.7mg、76.9mg 和 67.0mg（表 2-20）。

2015 年中国 18~59 岁成人平均每人日钙摄入量为 328.3mg；男性和女性平均每人日钙摄入量分别为 349.0mg 和 311.6mg；城市居民平均每人日钙摄入量为 350.1mg，农村居民为 313.7mg；东部、中部和西部地区居民平均每人日钙摄入量分别为 370.8mg、328.1mg 和 279.0mg。2015 年中国 18~59 岁成人平均每人日铁摄入量为 20.2mg；男性和女性平均每人日铁摄入量分别为 22.0mg 和 18.8mg；城市居民平均每人日铁摄入量为 19.5mg，农村居民为 20.7mg；东部、中部和西部地区居民平均每人日铁摄入量分别为 20.2mg、19.7mg 和 20.7mg。2015 年中国 18~59 岁成人平均每人日锌摄入量为 9.9mg；男性和女性平均每人日锌摄入量分别为 11.0mg 和 9.1mg；城市居民平均每人日锌摄入量为 9.4mg，农村居民为 10.3mg；东部、中部和西部地区居民平均每人日锌摄入量分别为 10.0mg、9.4mg 和 10.3mg。2015 年中国 18~59 岁成人平均每人日钠摄入量为 5 681.4mg；男性和女性平均每人日钠摄入量分别为 6 022.0mg 和 5 405.6mg；城市居民平均每人日钠摄入量为 5 555.7mg，农村居民为 5 766.1mg；东部、中部和西部地区居民平均每人日钠摄入量分别为 5 756.7mg、5 768.3mg 和 5 520.4mg（表 2-20）。

表 2-20　2015 年中国城乡不同地区 18~59 岁成人主要维生素与矿物质摄入量

单位：每人日

	全国	城市	农村	东部	中部	西部
合计						
视黄醇当量 /μg	406.8	443.5	382.1	457.2	381.9	369.0
硫胺素 /mg	0.8	0.8	0.8	0.8	0.8	0.8
核黄素 /mg	0.7	0.7	0.7	0.8	0.7	0.7
烟酸 /mg	13.9	13.4	14.3	14.3	13.3	14.0
抗坏血酸 /mg	75.5	78.8	73.2	81.7	76.9	67.0
维生素 E/mg	36.7	33.5	38.8	30.6	37.0	43.5
钙 /mg	328.3	350.1	313.7	370.8	328.1	279.0
铁 /mg	20.2	19.5	20.7	20.2	19.7	20.7
锌 /mg	9.9	9.4	10.3	10.0	9.4	10.3
钾 /mg	1 474.1	1 515.3	1 446.4	1 551.7	1 447.6	1 406.0
硒 /μg	40.7	42.1	39.7	46.6	35.8	37.8
镁 /mg	251.8	243.1	257.7	261.7	248.3	243.1
钠 /mg	5 681.4	5 555.7	5 766.1	5 756.7	5 768.3	5 520.4
膳食纤维 /g	9.9	9.8	9.9	10.3	9.9	9.4
男性						
视黄醇当量 /μg	425.4	462.1	401.3	481.5	393.4	386.9
硫胺素 /mg	0.9	0.9	0.9	0.9	0.8	0.9
核黄素 /mg	0.7	0.8	0.7	0.8	0.7	0.7
烟酸 /mg	15.3	14.9	15.6	15.9	14.6	15.3
抗坏血酸 /mg	76.8	79.6	74.9	82.7	78.8	68.4
维生素 E/mg	40.8	36.7	43.6	33.7	40.9	48.9
钙 /mg	349.0	369.6	335.4	393.7	350.5	296.2
铁 /mg	22.0	21.2	22.5	21.9	21.4	22.6
锌 /mg	11.0	10.4	11.3	11.0	10.3	11.5
钾 /mg	1 579.4	1 616.8	1 554.7	1 659.2	1 554.3	1 507.8
硒 /μg	45.4	47.1	44.2	51.9	40.1	42.1
镁 /mg	271.7	262.9	277.4	281.9	268.0	262.9
钠 /mg	6 022.0	5 957.2	6 064.6	6 147.5	6 156.1	5 769.6
膳食纤维 /g	10.4	10.2	10.5	10.8	10.4	9.9

续表

	全国	城市	农村	东部	中部	西部
女性						
视黄醇当量 /μg	391.8	428.9	366.2	437.4	373.0	354.1
硫胺素 /mg	0.7	0.7	0.8	0.7	0.7	0.8
核黄素 /mg	0.6	0.7	0.6	0.7	0.6	0.6
烟酸 /mg	12.8	12.2	13.2	13.1	12.3	12.9
抗坏血酸 /mg	74.4	78.1	71.9	80.9	75.4	65.9
维生素 E/mg	33.3	31.0	34.9	28.1	33.9	38.9
钙 /mg	311.6	334.7	295.8	352.2	310.7	264.5
铁 /mg	18.8	18.1	19.3	18.8	18.5	19.1
锌 /mg	9.1	8.6	9.5	9.2	8.7	9.4
钾 /mg	1 388.9	1 435.3	1 357.1	1 464.2	1 364.8	1 320.9
硒 /μg	36.9	38.2	36.0	42.3	32.5	34.3
镁 /mg	235.7	227.4	241.4	245.4	233.1	226.5
钠 /mg	5 405.6	5 239.0	5 520.0	5 439.0	5 467.6	5 312.2
膳食纤维 /g	9.5	9.5	9.5	9.9	9.4	9.0

（六）60 岁及以上成人主要维生素与矿物质摄入量

2015 年中国 60 岁及以上成人平均每人日摄入视黄醇当量为 396.6μg 男性和女性平均每人日摄入视黄醇当量分别为 415.4μg 和 378.0μg；城市居民平均每人日摄入视黄醇当量为 431.5μg，农村居民为 369.3μg；东部、中部和西部地区居民平均每人日摄入视黄醇当量分别为 440.0μg、378.7μg 和 354.6μg；2015 年中国 60 岁及以上成人平均每人日维生素 B$_1$（硫胺素）摄入量为 0.7mg；男性和女性平均每人日硫胺素摄入量分别为 0.8mg 和 0.7mg；城市和农村居民平均每人日摄入量均为 0.7mg；东部、中部和西部地区居民平均每人日摄入量均为 0.7mg。2015 年中国 60 岁及以上成人平均每人日维生素 B$_2$（核黄素）摄入量为 0.6mg；男性和女性平均每人日核黄素摄入量分别为 0.7mg 和 0.6mg；城市居民平均每人日核黄素摄入量为 0.7mg，农村居民为 0.6mg；东部、中部和西部地区居民平均每人日核黄素摄入量为 0.7mg、0.6mg 和 0.6mg。2015 年中国 60 岁及以上成人平均每人日维生素 C（抗坏血酸）摄入量为 76.1mg；男性和女性平均每人日抗坏血酸摄入量分别为 78.7mg 和 73.5mg；城市居民平均每人日抗坏血酸摄入量为 80.8mg，农村居民为 72.4mg；东部、中部和西部地区居民平均每人日抗坏血酸摄入量分别为 82.4mg、77.1mg 和 66.2mg（表 2-21）。

2015 年中国 60 岁及以上成人平均每人日钙摄入量为 333.2mg；男性和女性平均每人日钙摄入量分别为 352.8mg 和 313.8mg；城市居民平均每人日钙摄入量为 370.9mg，农村居民为 303.8mg；东部、中部和西部地区居民平均每人日钙摄入量分别为 379.7mg、330.7mg 和 271.0mg。2015 年中国 60 岁及以上成人平均每人日铁摄入量为 18.7mg；男性和女性平均每人日铁摄入量分别为 20.1mg 和 17.5mg；城市居民平均每人日铁摄入量为 18.7mg，农村居民为 18.8mg；东部、中部和西部地区居民平均每人日铁摄入量分别为 19.0mg、18.9mg 和 18.3mg。2015 年中国 60 岁及以上成人平均每人日锌摄入量为 9.0mg；男性和女性平均每人日锌摄入量分别为 9.7mg 和 8.3mg；城市居民平均每人日锌摄入量为 8.7mg，农村居民为 9.3mg；东部、中部和西部地区居民平均每人日锌摄入量分别为 9.3mg、8.8mg 和 8.9mg。2015 年中国 60 岁及以上成人平均每人日钠摄入量为 5 412.1mg；男性和女性平均每人日钠摄入量分别为 5 737.1mg 和 5 092.2mg；城市居民平均每人日钠摄入量为 5 200.5mg，农村居民为 5 576.7mg；东部、中部和西部地区居民平均每人日钠摄入量分别为 5 342.5mg、5 546.7mg 和 5 369.3mg（表 2-21）。

表 2-21　2015 年中国城乡不同地区 60 岁及以上成人主要维生素与矿物质摄入量

单位：每人日

	全国	城市	农村	东部	中部	西部
合计						
视黄醇当量 /μg	396.6	431.5	369.3	440.0	378.7	354.6
硫胺素 /mg	0.7	0.7	0.7	0.7	0.7	0.7
核黄素 /mg	0.6	0.7	0.6	0.7	0.6	0.6
烟酸 /mg	12.6	12.1	13.0	13.1	12.2	12.4
抗坏血酸 /mg	76.1	80.8	72.4	82.4	77.1	66.2
维生素 E/mg	32.4	31.2	33.3	29.0	33.2	36.3
钙 /mg	333.2	370.9	303.8	379.7	330.7	271.0
铁 /mg	18.7	18.7	18.8	19.0	18.9	18.3
锌 /mg	9.0	8.7	9.3	9.3	8.8	8.9
钾 /mg	1 392.6	1 476.7	1 327.1	1 484.8	1 377.1	1 280.3
硒 /μg	35.8	38.6	33.6	41.0	32.3	32.3
镁 /mg	242.5	242.1	242.8	254.9	243.0	224.7
钠 /mg	5 412.1	5 200.5	5 576.7	5 342.5	5 546.7	5 369.3
膳食纤维 /g	9.6	9.9	9.3	10.1	9.7	8.6
男性						
视黄醇当量 /μg	415.4	450.2	389.1	459.3	401.5	368.9
硫胺素 /mg	0.8	0.8	0.8	0.8	0.8	0.8
核黄素 /mg	0.7	0.7	0.6	0.8	0.7	0.6
烟酸 /mg	13.6	13.2	13.9	14.1	13.2	13.2
抗坏血酸 /mg	78.7	83.2	75.3	85.4	79.3	68.7
维生素 E/mg	35.7	33.9	37.1	31.4	36.5	41.0
钙 /mg	352.8	389.9	324.8	400.5	353.5	285.6

续表

	全国	城市	农村	东部	中部	西部
铁 /mg	20.1	20.1	20.0	20.2	20.2	19.6
锌 /mg	9.7	9.4	10.0	10.0	9.5	9.6
钾 /mg	1 481.1	1 565.2	1 417.8	1 572.7	1 472.0	1 363.1
硒 /μg	39.2	42.1	37.0	44.8	35.2	35.5
镁 /mg	258.8	258.9	258.7	271.0	259.5	241.0
钠 /mg	5 737.1	5 557.4	5 872.5	5 690.6	5 879.9	5 649.5
膳食纤维 /g	10.1	10.4	9.9	10.6	10.3	9.2
女性						
视黄醇当量 /μg	378.0	413.8	349.4	421.3	355.4	340.8
硫胺素 /mg	0.7	0.7	0.7	0.7	0.7	0.7
核黄素 /mg	0.6	0.7	0.6	0.7	0.6	0.6
烟酸 /mg	11.7	11.1	12.1	12.1	11.3	11.6
抗坏血酸 /mg	73.5	78.4	69.6	79.5	74.4	63.9
维生素 E/mg	29.1	28.7	29.5	26.7	29.8	31.8
钙 /mg	313.8	352.8	282.5	359.4	307.4	256.9
铁 /mg	17.5	17.4	17.5	17.7	17.6	17.0
锌 /mg	8.3	8.0	8.6	8.6	8.1	8.2
钾 /mg	1 305.3	1 392.5	1 235.5	1 399.5	1 280.0	1 200.3
硒 /μg	32.5	35.3	30.3	37.3	29.3	29.2
镁 /mg	226.5	226.2	226.7	239.4	226.0	209.1
钠 /mg	5 092.2	4 861.0	5 277.5	5 004.5	5 206.4	5 098.6
膳食纤维 /g	9.0	9.4	8.7	9.7	9.1	8.1

四、膳食结构

(一) 能量的食物来源

2015 年中国居民能量的主要食物来源中,粮谷类食物占 51.5%、食用油占 18.4%、动物性食物占 17.2%、薯类杂豆类占 2.4%、大豆类占 1.9%;城市居民能量来源于粮谷类、食用油和动物性食物的比例分别为 47.0%、18.3% 和 20.3%,农村居民能量来源于粮谷类、食用油和动物性食物的比例分别为 54.6%、18.5% 和 15.0%。城市居民和农村居民的膳食结构差异明显,城市居民能量来源于动物性食物的比例较高。

与 2010—2012 年结果相比,城乡居民能量来源于动物性食物的比例增加了 2.2 个百分点,城市居民增加了 2.7 个百分点,农村居民增加了 2.5 个百分点,农村居民能量来源于食用油的比例也增加了 2.4 个百分点(表 2-22)。

表 2-22　2015 年与 2010—2012 年中国城乡居民的膳食结构

单位:%

	2015 年			2010—2012 年		
	全国	城市	农村	全国	城市	农村
能量的食物来源						
粮谷类	51.5	47.0	54.6	53.1	47.1	58.8
大豆类	1.9	2.2	1.7	1.8	2.1	1.4
薯类杂豆类	2.4	2.2	2.5	2.0	1.8	2.1
动物性食物	17.2	20.3	15.0	15.0	17.6	12.5
食用油	18.4	18.3	18.5	17.3	18.5	16.1
糖及糖果	0.5	0.6	0.5	0.4	0.5	0.2
酒	0.6	0.5	0.7	0.6	0.6	0.5
其他	7.5	8.9	6.5	9.8	11.8	8.4
能量的营养素来源						
碳水化合物供能比	53.4	50.6	55.3	55.0	51.0	59.1
脂肪供能比	34.6	36.4	33.2	32.9	36.1	29.7
蛋白质供能比	12.1	12.9	11.5	12.1	12.9	11.2
蛋白质的食物来源						
粮谷类	46.9	40.2	51.5	47.3	39.7	54.6
大豆类	5.9	6.4	5.6	5.4	6.3	4.5
动物性食物	35.2	40.5	31.4	30.7	36.2	25.4
其他	12.0	12.8	11.5	16.6	17.8	15.5
脂肪的食物来源						
动物性食物	38.6	38.8	38.4	35.9	34.3	37.4
植物性食物	61.4	61.2	61.6	64.1	65.7	62.6

（二）能量的营养素来源

2015 年中国城乡居民蛋白质提供的能量比例为 12.1%,其中城市居民蛋白质供能比为 12.9%,农村居民为 11.5%;脂肪提供的能量比例为 34.6%,其中城市居民脂肪供能比为 36.4%,农村居民为 33.2%。与 2010—2012 年相比,全国平均脂肪供能比提高了 1.7 个百分点,城市增加了 0.3 个百分点,农村增加了 3.5 个百分点。全国城乡平均膳食脂肪供能比首次超过 30.0% 的脂肪供能比合理范围上限(表 2-22)。

（三）蛋白质的食物来源

2015 年中国居民蛋白质的食物来源主要为粮谷类和动物性食物,分别占 46.9% 和 35.2%,大豆类占 5.9%;城市居民蛋白质来源于粮谷类、大豆类、动物性食物的比例分别为 40.2%、6.4% 和 40.5%,农村居民蛋白质来源于粮谷类、大豆类、动物性食物的比例分别为 51.5%、5.6% 和 31.4%。

与 2010—2012 年相比,城乡居民蛋白质来源于动物性食物的比例增加了 4.5 个百分点,城市居民增加了 4.3 个百分点,农村居民增加了 6.0 个百分点(表 2-22)。

（四）脂肪的食物来源

2015 年中国居民来源于动物性食物的脂肪占膳食脂肪总量的 38.6%,植物性食物占 61.4%。其中来源于植物油、动物油和畜肉类的比例分别为 47.7%、5.7% 和 24.3%;城市居民分别为 47.6%、2.5% 和 25.6%;农村居民分别为 47.8%、7.8% 和 23.4%。与 2010—2012 年相比,来源于动物性食物的脂肪所占比例增加了 2.7 个百分点(表 2-22,表 2-23)。

表 2-23 2015 年中国城乡居民脂肪食物来源

单位:%

脂肪的食物来源	全国	城市	农村
薯类杂豆类	9.3	8.4	9.8
畜肉类	24.3	25.6	23.4
鱼禽蛋奶类	7.5	9.6	6.2
大豆及制品	2.3	2.5	2.2
植物油	47.7	47.6	47.8
动物油	5.7	2.5	7.8
其他	3.2	3.8	2.8

五、人群食物消费模式

（一）6~17 岁儿童青少年食物消费模式

2016—2017 年 6~17 岁儿童青少年纳入分析食物消费模式的样本数为 71 178 人;男童 35 569 人,占 50.0%,女童 35 609 人,占 50.0%;年龄分布为 6~11 岁 39 816 人,占 55.9%,12~17 岁 31 362 人,占 44.1%;城市 34 060 人,占 47.9%,农村 37 188 人,占 52.2%;东部地区 24 297 人,占 34.1%,中部地区 22 025 人,占 30.9%,西部地区 24 856 人,占 34.9%。

1. 米面、杂粮及薯类的摄入频率

2016—2017 年中国 6~17 岁儿童青少年的米面杂粮摄入频率主要集中在大于等于每天 3 次(45.5%)和每天 2 次(39.3%)。这两个频率,在城市分别为 42.8% 和 40.5%,农村分别为 47.95% 和 38.3%。尚有 2.1% 的儿童青少年米面杂粮的摄入频率每天小于 1 次。东部地区和中部地区大于等于每天 3 次的频率最高,分别为 50.5% 和 50.0%,西部地区每天 2 次摄入频率最高(45.1%)。较 6~11 岁儿童,12~17 岁儿童青少年米面杂粮每天小于 1 次的摄入频率占比较高(2.5%),尤其是城市(2.9%)和西部地区(3.3%)(表 2-24)。与 2010—2012 年相比,米面杂粮摄入频率变化不大(表 2-25)。

2016—2017 年中国 6~17 岁儿童青少年的薯类摄入频率主要集中在每周 1~3 次(43.9%),尚有 26.6% 儿童青少年每月摄入薯类不足 1 次。每周 1~3 次摄入薯类的百分比在城市和农村分别为 47.3% 和 40.9%,东部地区、中部地区和西部地区分别为 43.2%、46.7% 和 42.2%。西部地区每天摄入 1 次及以上的百分比为 21.9%,东部地区仅为 9.9%。东部每月摄入薯类不足 1 次的百分比为 33.9%,西部地区仅为 21.6%。较 6~11 岁儿童(24.1%),12~17 岁儿童青少年每月摄入薯类不足 1 次的百分比占比较高(29.8%),尤其是东部地区(38.1%)(表 2-24)。与 2010—2012 年相比,薯类摄入频率略有上升(表 2-25)。

表 2-24 2016—2017 年中国城乡不同地区 6~17 岁儿童青少年各类食物摄入频率的分布

单位:%

	频率	全国	城市	农村	东部	中部	西部
合计							
米面杂粮	≥3 次 / 天	45.5	42.8	47.9	50.5	50.0	36.5
	2 次 / 天	39.3	40.5	38.3	37.1	35.3	45.1
	1 次 / 天	13.0	14.3	11.7	10.9	12.4	15.5
	<1 次 / 天	2.2	2.4	2.1	1.5	2.2	2.9
薯类	≥1 次 / 天	15.5	12.5	18.3	9.9	14.6	21.9
	4~6 次 / 周	7.3	6.6	7.9	5.0	8.0	8.9
	1~3 次 / 周	43.9	47.3	40.9	43.2	46.7	42.2
	1 次 / 月 ~1 次 / 周 *	6.7	6.9	6.4	8.1	6.5	5.4
	<1 次 / 月	26.6	26.6	26.6	33.9	24.3	21.6
蔬菜菌藻	≥3 次 / 天	17.7	18.4	17.1	20.0	17.4	15.7
	2 次 / 天	41.2	42.2	40.4	45.2	35.1	42.8
	1 次 / 天	31.9	32.3	31.6	28.8	36.1	31.3
	<1 次 / 天	9.1	7.2	10.9	6.0	11.4	10.2
水果	≥1 次 / 天	53.0	62.9	44.0	62.3	51.0	45.8
	4~6 次 / 周	12.2	12.1	12.2	11.4	12.0	13.1
	1~3 次 / 周	27.5	19.9	34.6	21.7	29.4	31.7
	<1 次 / 周	7.3	5.1	9.2	4.6	7.6	9.5
禽畜肉类及其制品	≥3 次 / 天	8.1	8.7	7.5	7.0	6.8	10.2
	2 次 / 天	19.5	19.4	19.6	16.9	15.5	25.6
	1 次 / 天	38.4	42.2	34.9	43.3	37.4	34.5
	4~6 次 / 周	16.8	16.4	17.2	18.2	19.0	13.5
	1~3 次 / 周	13.7	10.6	16.6	12.1	17.2	12.3
	<1 次 / 周	3.5	2.6	4.4	2.5	4.1	4.0
蛋类	≥1 次 / 天	36.9	42.4	31.8	47.2	39.0	25.0
	4~6 次 / 周	13.0	14.1	11.9	13.7	14.0	11.4
	1~3 次 / 周	34.4	30.3	38.1	28.7	33.7	40.5
	<1 次 / 周	15.8	13.2	18.2	10.4	13.3	23.1
鱼虾类	≥1 次 / 天	6.4	8.9	4.2	10.7	4.8	3.7
	4~6 次 / 周	6.3	9.6	3.2	12.3	4.1	2.3
	1~3 次 / 周	33.8	40.3	27.8	41.1	37.9	23.0
	1 次 / 月 ~1 次 / 周 *	12.9	12.5	13.3	10.8	14.4	13.7
	<1 次 / 月	40.7	28.8	51.6	25.2	38.9	57.3

续表

	频率	全国	城市	农村	东部	中部	西部
乳类及其制品	≥1次/天	43.0	54.6	32.4	51.2	42.6	35.4
	4~6次/周*	13.2	14.5	12.1	14.4	12.7	12.6
	1~3次/周	22.0	17.9	25.8	19.5	22.0	24.6
	1次/月~1次/周*	2.5	1.6	3.3	2.4	2.4	2.7
	<1次/月	19.2	11.4	26.4	12.6	20.4	24.6
豆类及其制品	≥1次/天	17.6	20.3	15.0	17.7	21.8	13.7
	4~6次/周	15.7	17.7	13.9	15.9	17.8	13.8
	1~3次/周	38.2	36.9	39.5	38.2	37.8	38.6
	<1次/周	28.5	25.1	31.6	28.3	22.6	33.9
坚果	≥1次/天	7.5	8.7	6.4	7.3	7.7	7.5
	4~6次/周	6.0	6.6	5.6	5.9	6.4	5.8
	1~3次/周	28.6	30.1	27.1	29.9	28.8	26.9
	1次/月~1次/周*	8.6	9.0	8.2	9.5	8.0	8.2
	<1次/月	49.3	45.7	52.6	47.3	49.0	51.6
6~11岁							
米面杂粮	≥3次/天	44.0	41.3	46.5	49.2	49.3	33.8
	2次/天	41.1	42.5	39.8	38.1	36.4	48.3
	1次/天	12.9	14.3	11.6	11.2	12.2	15.2
	<1次/天	2.1	1.9	2.2	1.4	2.1	2.6
薯类	≥1次/天	14.2	10.9	17.2	8.6	13.8	20.1
	4~6次/周	7.4	6.5	8.2	4.7	8.0	9.5
	1~3次/周	46.9	51.0	43.1	46.9	49.3	44.6
	1次/月~1次/周*	7.4	7.8	7.1	9.3	7.1	5.9
	<1次/月	24.1	23.8	24.5	30.5	21.9	19.9
蔬菜菌藻	≥3次/天	16.2	16.5	16.0	18.3	16.1	14.4
	2次/天	41.6	43.2	40.1	45.5	35.3	43.6
	1次/天	32.8	33.5	32.2	30.4	36.5	31.8
	<1次/天	9.3	6.8	11.7	5.8	12.2	10.2
水果	≥1次/天	55.5	66.2	45.6	65.4	52.1	48.8
	4~6次/周	12.2	11.9	12.4	11.4	11.9	13.3
	1~3次/周	25.7	17.5	33.3	19.1	29.0	29.3
	<1次/周	6.6	4.4	8.7	4.1	7.1	8.7

续表

	频率	全国	城市	农村	东部	中部	西部
禽畜肉类及其制品	≥3 次 / 天	7.0	7.5	6.5	5.8	5.9	9.1
	2 次 / 天	18.8	18.8	18.9	16.4	14.7	25.1
	1 次 / 天	38.4	43.0	34.1	43.5	37.5	34.1
	4~6 次 / 周	17.5	17.0	18.0	18.5	19.7	14.6
	1~3 次 / 周	14.7	11.4	17.7	13.2	18.1	13.0
	<1 次 / 周	3.6	2.3	4.8	2.7	4.2	4.0
蛋类	≥1 次 / 天	38.6	44.3	33.3	49.1	40.4	26.5
	4~6 次 / 周	13.7	14.8	12.7	14.3	14.1	12.8
	1~3 次 / 周	33.7	29.6	37.4	27.6	33.3	40.0
	<1 次 / 周	14.0	11.3	16.5	9.1	12.1	20.7
鱼虾类	≥1 次 / 天	6.9	9.4	4.6	11.7	5.4	3.5
	4~6 次 / 周	7.0	10.8	3.4	14.1	4.4	2.3
	1~3 次 / 周	35.4	42.8	28.5	42.4	39.3	24.6
	1 次 / 月 ~1 次 / 周 *	13.4	12.7	14.1	10.6	15.1	14.7
	<1 次 / 月	37.4	24.3	49.4	21.2	35.8	54.9
乳类及其制品	≥1 次 / 天	42.6	55.1	31.1	50.5	41.8	35.5
	4~6 次 / 周 *	13.4	15.2	11.8	14.5	12.9	12.8
	1~3 次 / 周	21.8	17.6	25.6	19.8	21.6	23.9
	1 次 / 月 ~1 次 / 周 *	2.6	1.6	3.5	2.4	2.4	2.8
	<1 次 / 月	19.7	10.6	28.0	12.7	21.4	25.0
豆类及其制品	≥1 次 / 天	15.8	19.4	12.6	15.8	19.8	12.1
	4~6 次 / 周	16.6	19.6	13.8	17.5	18.4	13.9
	1~3 次 / 周	40.5	38.9	42.0	40.7	39.9	41.0
	<1 次 / 周	27.1	22.1	31.7	26.0	21.9	33.0
坚果	≥1 次 / 天	7.5	8.7	6.4	7.2	7.8	7.5
	4~6 次 / 周	6.5	7.4	5.7	6.8	6.5	6.3
	1~3 次 / 周	29.4	31.8	27.2	31.8	29.4	27.1
	1 次 / 月 ~1 次 / 周 *	9.6	10.4	8.8	10.9	9.1	8.7
	<1 次 / 月	47.0	41.7	51.9	43.3	47.2	50.5
12~17 岁							
米面杂粮	≥3 次 / 天	47.3	44.8	49.6	52.0	51.0	39.8
	2 次 / 天	37.2	38.0	36.4	35.8	33.8	41.3
	1 次 / 天	13.0	14.3	11.9	10.5	12.8	15.7
	<1 次 / 天	2.5	2.9	2.1	1.7	2.5	3.3

续表

	频率	全国	城市	农村	东部	中部	西部
薯类	≥1 次 / 天	17.2	14.5	19.7	11.5	15.7	24.0
	4~6 次 / 周	7.1	6.8	7.4	5.3	7.9	8.2
	1~3 次 / 周	40.2	42.7	38.0	38.6	43.0	39.5
	1 次 / 月 ~1 次 / 周 *	5.7	5.8	5.5	6.5	5.7	4.8
	<1 次 / 月	29.8	30.2	29.4	38.1	27.6	23.5
蔬菜菌藻	≥3 次 / 天	19.6	20.8	18.5	22.2	19.3	17.3
	2 次 / 天	40.7	40.8	40.7	44.8	34.8	41.8
	1 次 / 天	30.8	30.7	30.9	26.8	35.6	30.7
	<1 次 / 天	8.9	7.7	10.0	6.2	10.4	10.2
水果	≥1 次 / 天	49.9	58.7	41.9	58.4	49.5	42.2
	4~6 次 / 周	12.2	12.3	12.0	11.4	12.2	12.8
	1~3 次 / 周	29.9	23.0	36.2	24.9	30.0	34.6
	<1 次 / 周	8.1	6.0	10.0	5.3	8.4	10.4
禽畜肉类及其制品	≥3 次 / 天	9.5	10.3	8.7	8.6	8.1	11.5
	2 次 / 天	20.3	20.3	20.4	17.5	16.6	26.2
	1 次 / 天	38.4	41.2	35.8	43.0	37.2	34.9
	4~6 次 / 周	15.9	15.6	16.1	17.8	18.1	12.2
	1~3 次 / 周	12.5	9.7	15.1	10.7	16.0	11.3
	<1 次 / 周	3.4	3.0	3.8	2.4	4.0	4.0
蛋类	≥1 次 / 天	34.7	40.0	29.9	44.7	37.1	23.2
	4~6 次 / 周	12.0	13.3	10.8	13.0	13.7	9.7
	1~3 次 / 周	35.3	31.1	39.1	30.2	34.2	41.0
	<1 次 / 周	18.0	15.6	20.2	12.2	15.0	26.1
鱼虾类	≥1 次 / 天	5.8	8.2	3.6	9.4	3.9	3.9
	4~6 次 / 周	5.4	8.1	2.9	10.1	3.7	2.2
	1~3 次 / 周	31.7	37.1	26.8	39.4	35.8	21.0
	1 次 / 月 ~1 次 / 周 *	12.2	12.2	12.3	11.0	13.3	12.6
	<1 次 / 月	44.9	34.4	54.4	30.2	43.2	60.3
乳类及其制品	≥1 次 / 天	43.6	53.9	34.1	52.0	43.8	35.4
	4~6 次 / 周 *	13.0	13.7	12.4	14.2	12.4	12.4
	1~3 次 / 周	22.3	18.2	26.1	19.0	22.5	25.5
	1 次 / 月 ~1 次 / 周 *	2.4	1.7	3.0	2.3	2.3	2.5
	<1 次 / 月	18.7	12.5	24.3	12.5	19.1	24.2

续表

	频率	全国	城市	农村	东部	中部	西部
豆类及其制品	≥1 次 / 天	19.7	21.5	18.1	19.9	24.6	15.5
	4~6 次 / 周	14.7	15.4	14.0	13.9	16.8	13.7
	1~3 次 / 周	35.3	34.2	36.3	35.1	35.0	35.8
	<1 次 / 周	30.3	28.9	31.6	31.1	23.6	35.1
坚果	≥1 次 / 天	7.5	8.6	6.5	7.4	7.6	7.5
	4~6 次 / 周	5.4	5.5	5.4	4.9	6.3	5.2
	1~3 次 / 周	27.5	28.0	27.1	27.7	28.1	26.8
	1 次 / 月 ~1 次 / 周 *	7.3	7.1	7.5	7.7	6.6	7.6
	<1 次 / 月	52.3	50.9	53.5	52.3	51.4	52.9

注:* 不含 1 次 / 周。

2. 蔬菜菌藻的摄入频率

2016—2017 年中国 6~17 岁儿童青少年的蔬菜菌藻摄入频率主要集中在每天 2 次 (41.2%) 和每天 1 次 (31.9%)。9.1% 的儿童青少年,蔬菜菌藻每天摄入不足 1 次,农村 (10.9%) 高于城市 (7.2%),东部地区最低 (6.0%),中部地区和西部地区分别为 11.4% 和 10.2%。6~11 岁和 12~17 岁儿童青少年蔬菜菌藻摄入频率差别不大 (表 2-24)。与 2010—2012 年相比,每天摄入蔬菜菌藻不足 1 次的比例略有下降 (表 2-25)。

3. 水果的摄入频率

2016—2017 年中国 6~17 岁儿童青少年中每天摄入 1 次及以上水果的比例为 53.0%。城市 (62.9%) 高于农村 (44.0%),东部地区,中部地区,和西部地区分别为 62.3%,51.0% 和 45.8%,比例依次降低。6~11 岁和 12~17 岁儿童青少年水果摄入频率差别不大 (表 2-24)。与 2010—2012 年相比,无论在城市,还是农村,每天摄入 1 次及以上水果的比例明显上升 (表 2-25)。

4. 畜禽肉、蛋类和鱼虾类的摄入频率

2016—2017 年中国 6~17 岁儿童青少年摄入的动物性食品中,以畜禽肉类摄入频率最高,蛋类居中,鱼虾类最低。畜禽肉类摄入频率,城市和农村差别不大,蛋类和鱼虾类摄入频率,城市高于农村。每天摄入 1 次及以上畜禽肉类频率,西部最高 (70.3%),东部地区和中部地区分别为 67.2% 和 59.7%。蛋类和鱼虾类摄入频率,东部,中部和西部,呈现下降的趋势。畜禽肉类频率,12~17 岁儿童青少年高于 6~11 岁儿童;蛋类和鱼虾类摄入频率,6~11 岁儿童高于 12~17 岁儿童青少年 (表 2-24)。与 2010—2012 年相比,畜禽肉类频率明显上升,尤其是农村。蛋类摄入频率上升,鱼虾类摄入频率下降 (表 2-25)。

5. 豆类和坚果的摄入频率

2016—2017 年中国 6~17 岁儿童青少年豆类及其制品摄入频率达每天 1 次及以上的比例为 17.6%,城市 (20.3%) 高于农村 (15.0%),中部地区最高 (21.8%),东部地区和西部地区分别为 17.7% 和 13.7%,12~17 岁儿童青少年 (19.7%) 高于 6~11 岁儿童 (15.8%) (表 2-24)。与 2010—2012 年相比,豆类及制品的摄入频率降低,尤其是城市 (表 2-25)。

2016—2017 年中国 6~17 岁儿童青少年坚果的摄入频率达到每周 4 次及以上的比例

为 13.5%,城市(15.3%)高于农村(12.0%),中部地区最高(14.1%),东部地区和西部地区分别为 13.2% 和 13.3%,6~11 岁儿童(14.0%)高于 12~17 岁儿童青少年(12.9%)(表 2-24)。与 2010—2012 年相比,坚果的摄入频率呈现增加的趋势,尤其是农村(表 2-25)。

6. 乳及乳制品的摄入频率

2016—2017 年中国 6~17 岁儿童青少年每天摄入 1 次及以上乳类及其制品的比例为 43.0%,城市(54.6%)高于农村(32.4%),东部地区、中部地区和西部地区分别为 51.2%、42.6% 和 35.4%,依次降低。6~11 岁儿童和 12~17 岁儿童青少年分别为 42.6% 和 43.6%(表 2-24)。与 2010—2012 年相比,乳类及其制品的摄入频率略有增加(表 2-25)。

表 2-25 2016—2017 年和 2010—2012 年中国城乡 6~17 岁儿童青少年食物摄入频率分布的比较

单位:%

食物	频率	全国		城市		农村	
		2016—2017 年	2010—2012 年	2016—2017 年	2010—2012 年	2016—2017 年	2010—2012 年
米面杂粮	≥3 次 / 天	45.5	48.5	42.8	43.5	47.9	54.0
	2 次 / 天	39.3	38.6	40.5	41.1	38.3	35.9
	1 次 / 天	13.0	10.3	14.3	12.1	11.7	8.3
	<1 次 / 天	2.2	2.5	2.4	3.2	2.1	1.8
薯类	≥1 次 / 天	15.5	10.1	12.5	8.3	18.3	12.1
	4~6 次 / 周	7.3	5.7	6.6	5.3	7.9	6.1
	1~3 次 / 周	43.9	44.0	47.3	46.7	40.9	40.9
	1 次 / 月 ~1 次 / 周 *	6.7	20.1	6.9	19.7	6.4	20.4
	<1 次 / 月	26.6	20.2	26.6	19.9	26.6	20.4
蔬菜菌藻	≥3 次 / 天	17.7	32.2	18.4	38.1	17.1	25.7
	2 次 / 天	41.2	24.2	42.2	25.6	40.4	22.7
	1 次 / 天	31.9	30.4	32.3	26.5	31.6	34.7
	<1 次 / 天	9.1	13.2	7.2	9.8	10.9	16.8
水果	≥1 次 / 天	53.0	40.7	62.9	52.5	44.0	27.6
	4~6 次 / 周	12.2	30.3	12.1	28.9	12.2	32.0
	1~3 次 / 周	27.5	22.8	19.9	15.3	34.6	31.2
	<1 次 / 周	7.3	6.1	5.1	3.3	9.2	9.2
禽畜肉类及其制品	≥3 次 / 天	8.1	6.5	8.7	9.2	7.5	3.5
	2 次 / 天	19.5	12.2	19.4	15.7	19.6	8.4
	1 次 / 天	38.4	35.1	42.2	40.1	34.9	0.6
	4~6 次 / 周	16.8	24.6	16.4	21.2	17.2	28.4
	1~3 次 / 周	13.7	16.9	10.6	11.2	16.6	23.2
	<1 次 / 周	3.5	4.7	2.6	2.8	4.4	6.9

续表

食物	频率	全国		城市		农村	
		2016—2017 年	2010—2012 年	2016—2017 年	2010—2012 年	2016—2017 年	2010—2012 年
蛋类	≥1 次 / 天	36.9	31.3	42.4	37.6	31.8	24.2
	4~6 次 / 周	13.0	16.4	14.1	19.1	11.9	13.4
	1~3 次 / 周	34.4	39.9	30.3	33.7	38.1	46.7
	<1 次 / 周	15.8	12.5	13.2	9.5	18.2	15.7
鱼虾类	≥1 次 / 天	6.4	8.7	8.9	12.8	4.2	4.2
	4~6 次 / 周	6.3	13.9	9.6	19.0	3.2	8.2
	1~3 次 / 周	33.8	35.3	40.3	40.3	27.8	29.7
	1 次 / 月 ~1 次 / 周 *	12.9	25.5	12.5	19.9	13.3	31.6
	<1 次 / 月	40.7	16.7	28.8	8.0	51.6	26.4
乳类及其制品	≥1 次 / 天	43.0	39.2	54.6	52.3	32.4	24.6
	4~6 次 / 周 *	13.2	17.3	14.5	18.8	12.1	15.7
	1~3 次 / 周	22.0	24.5	17.9	17.9	25.8	31.9
	1 次 / 月 ~1 次 / 周 *	2.5	8.4	1.6	4.5	3.3	12.8
	<1 次 / 月	19.2	10.6	11.4	6.5	26.4	15.0
豆类及其制品	≥1 次 / 天	17.6	24.8	20.3	32.1	15.0	16.7
	4~6 次 / 周	15.7	27.3	17.7	30.3	13.9	23.9
	1~3 次 / 周	38.2	34.2	36.9	29.1	39.5	39.9
	<1 次 / 周	28.5	13.7	25.1	8.5	31.6	19.4
坚果	≥1 次 / 天	7.5	4.7	8.7	6.1	6.4	3.2
	4~6 次 / 周	6.0	5.7	6.6	7.6	5.6	3.7
	1~3 次 / 周	28.6	29.6	30.1	34	27.1	24.7
	1 次 / 月 ~1 次 / 周 *	8.6	29.7	9.0	27.9	8.2	31.7
	<1 次 / 月	49.3	30.2	45.7	24.4	52.6	36.6

注：* 不含 1 次 / 周。

7. 饮料摄入频率

2016—2017 年中国 6~17 岁儿童青少年饮料摄入频率达到每天 1 次及以上的比例为 15.5%，城市（18.1%）高于农村（13.1%），东部最高（19.3%），中部地区和西部地区分别为 13.9% 和 13.1%，12~17 岁儿童青少年（21.1%）高于 6~11 岁儿童（11.0%）。摄入频率相对较高的饮料是碳酸饮料，达到每周 1 次及以上的儿童青少年为 22.8%，其次是含乳饮料（19.1%）和非 100% 果蔬汁饮料（15.8%）（表 2-26）。与 2010—2012 年相比，饮料总的摄入频率有所下降，尤其是城市（表 2-27）。

表 2-26 2016—2017 年中国城乡不同地区 6~17 岁儿童青少年各类饮料摄入频率的分布

单位:%

	频率	全国	城市	农村	东部	中部	西部
合计							
总饮料	≥1 次 / 天	15.5	18.1	13.1	19.3	13.9	13.1
	4~6 次 / 周	10.8	12.3	9.4	13.7	9.6	9.0
	1~3 次 / 周	30.0	30.6	29.4	31.3	29.5	29.0
	<1 次 / 周	43.8	39.0	48.2	35.6	47.1	48.9
果蔬汁	≥1 次 / 天	1.8	2.8	0.8	2.5	1.2	1.5
	4~6 次 / 周	0.5	0.8	0.2	0.8	0.4	0.3
	1~3 次 / 周	7.3	11.3	3.7	10.8	5.9	5.2
	<1 次 / 周	90.4	85.2	95.3	85.8	92.6	93.1
非 100% 果蔬汁	≥1 次 / 天	1.7	2.1	1.4	2.1	1.5	1.5
	4~6 次 / 周	0.7	0.8	0.5	0.8	0.7	0.5
	1~3 次 / 周	13.4	15.8	11.1	16.8	11.5	11.7
	<1 次 / 周	84.3	81.3	87.0	80.3	86.4	86.3
碳酸饮料	≥1 次 / 天	2.4	2.4	2.4	2.8	2.1	2.2
	4~6 次 / 周	1.1	1.2	1.1	1.3	1.0	1.1
	1~3 次 / 周	19.3	19.7	18.9	21.5	17.9	18.3
	<1 次 / 周	77.2	76.7	77.7	74.4	79.0	78.4
茶饮料	≥1 次 / 天	1.9	2.1	1.6	2.1	1.4	2.0
	4~6 次 / 周	0.7	0.8	0.5	0.8	0.7	0.6
	1~3 次 / 周	12.5	14.2	11.1	14.7	11.1	11.8
	<1 次 / 周	84.9	82.9	86.8	82.4	86.9	85.7
含乳饮料	≥1 次 / 天	3.3	3.3	3.2	3.6	3.4	2.8
	4~6 次 / 周	1.4	1.4	1.3	1.6	1.5	1.1
	1~3 次 / 周	14.4	15.4	13.5	16.6	14.0	12.5
	<1 次 / 周	81.0	80.0	82.0	78.2	81.1	83.7
植物蛋白谷物饮料	≥1 次 / 天	1.7	2.0	1.4	2.1	1.7	1.2
	4~6 次 / 周	0.6	0.7	0.5	0.9	0.6	0.3
	1~3 次 / 周	8.8	10.3	7.4	12.0	8.1	6.2
	<1 次 / 周	89.0	87.1	90.7	85.0	89.6	92.3

续表

	频率	全国	城市	农村	东部	中部	西部
功能饮料	≥1 次 / 天	0.6	0.8	0.5	0.7	0.5	0.6
	4~6 次 / 周	0.2	0.2	0.2	0.3	0.2	0.2
	1~3 次 / 周	5.1	6.4	4.0	6.6	4.0	4.7
	<1 次 / 周	94.0	92.6	95.4	92.4	95.3	94.5
咖啡	≥1 次 / 天	0.5	0.7	0.3	0.6	0.5	0.4
	4~6 次 / 周	0.3	0.4	0.2	0.4	0.3	0.2
	1~3 次 / 周	2.7	3.8	1.8	3.7	2.2	2.3
	<1 次 / 周	96.5	95.1	97.8	95.3	97.1	97.1
其他含糖饮料	≥1 次 / 天	0.5	0.5	0.6	0.5	0.5	0.6
	4~6 次 / 周	0.2	0.2	0.2	0.2	0.2	0.2
	1~3 次 / 周	3.4	3.7	3.1	3.9	2.8	3.4
	<1 次 / 周	95.9	95.6	96.2	95.3	96.5	95.9
6~11 岁							
总饮料	≥1 次 / 天	11.0	13.2	9.0	14.5	10.0	8.5
	4~6 次 / 周	8.7	10.6	6.9	11.9	7.7	6.4
	1~3 次 / 周	30.1	31.5	28.8	32.5	29.1	28.6
	<1 次 / 周	50.2	44.8	55.3	41.1	53.2	56.5
果蔬汁	≥1 次 / 天	1.5	2.5	0.7	2.5	1.0	1.2
	4~6 次 / 周	0.5	0.8	0.2	0.8	0.3	0.2
	1~3 次 / 周	7.3	11.8	3.2	11.6	5.7	4.7
	<1 次 / 周	90.7	84.9	95.9	85.2	93.1	93.9
非 100% 果蔬汁	≥1 次 / 天	1.2	1.5	0.8	1.4	1.1	1.0
	4~6 次 / 周	0.4	0.4	0.3	0.5	0.3	0.3
	1~3 次 / 周	11.5	14.3	9.0	15.4	9.8	9.3
	<1 次 / 周	87.0	83.7	89.9	82.8	88.8	89.4
碳酸饮料	≥1 次 / 天	1.4	1.3	1.5	1.7	1.4	1.0
	4~6 次 / 周	0.5	0.5	0.6	0.6	0.5	0.5
	1~3 次 / 周	15.0	15.4	14.6	16.8	14.4	13.7
	<1 次 / 周	83.1	82.9	83.4	80.9	83.7	84.8

续表

	频率	全国	城市	农村	东部	中部	西部
茶饮料	≥1 次/天	0.9	1.0	0.7	1.0	0.7	0.9
	4~6 次/周	0.2	0.3	0.2	0.3	0.2	0.2
	1~3 次/周	8.1	9.2	7.0	9.9	6.9	7.3
	<1 次/周	90.9	89.6	92.0	88.9	92.2	91.6
含乳饮料	≥1 次/天	3.0	3.1	2.9	3.2	3.3	2.4
	4~6 次/周	1.2	1.2	1.2	1.5	1.3	0.9
	1~3 次/周	14.2	15.9	12.7	17.0	14.0	11.8
	<1 次/周	81.6	79.8	83.2	78.4	81.4	84.9
植物蛋白谷物饮料	≥1 次/天	1.4	1.6	1.2	1.9	1.3	1.0
	4~6 次/周	0.5	0.6	0.4	0.9	0.4	0.3
	1~3 次/周	8.4	10.1	6.9	12.0	7.2	6.0
	<1 次/周	89.7	87.7	91.5	85.3	91.1	92.7
功能饮料	≥1 次/天	0.3	0.4	0.2	0.4	0.3	0.3
	4~6 次/周	0.1	0.1	0.1	0.1	0.1	0.0
	1~3 次/周	3.0	4.1	2.0	4.3	2.2	2.5
	<1 次/周	96.6	95.4	97.7	95.2	97.5	97.1
咖啡	≥1 次/天	0.1	0.2	0.1	0.1	0.1	0.2
	4~6 次/周	0.0	0.0	0.0	0.0	0.0	0.0
	1~3 次/周	0.7	0.8	0.5	0.9	0.4	0.6
	<1 次/周	99.2	99.0	99.4	98.9	99.5	99.2
其他含糖饮料	≥1 次/天	0.3	0.3	0.3	0.3	0.3	0.3
	4~6 次/周	0.1	0.1	0.1	0.1	0.1	0.1
	1~3 次/周	2.3	2.6	2.0	2.6	1.8	2.3
	<1 次/周	97.3	97.1	97.6	97.0	97.8	97.3
12~17 岁							
总饮料	≥1 次/天	21.1	24.3	18.2	25.3	19.1	18.7
	4~6 次/周	13.4	14.5	12.4	16.0	12.0	12.1
	1~3 次/周	29.8	29.5	30.1	29.9	30.2	29.5
	<1 次/周	35.6	31.6	39.3	28.8	38.6	39.7

续表

	频率	全国	城市	农村	东部	中部	西部
果蔬汁	≥1 次 / 天	2.0	3.2	1.0	2.6	1.5	1.9
	4~6 次 / 周	0.5	0.7	0.3	0.8	0.5	0.3
	1~3 次 / 周	7.3	10.7	4.2	9.9	6.2	5.7
	<1 次 / 周	90.2	85.4	94.5	86.7	91.8	92.1
非 100% 果蔬汁	≥1 次 / 天	2.4	2.7	2.0	2.9	2.1	2.1
	4~6 次 / 周	1.1	1.3	0.9	1.3	1.2	0.8
	1~3 次 / 周	15.7	17.7	13.8	18.5	13.7	14.5
	<1 次 / 周	80.9	78.2	83.3	77.3	83.1	82.5
碳酸饮料	≥1 次 / 天	3.7	3.8	3.6	4.2	3.0	3.7
	4~6 次 / 周	1.9	2.0	1.7	2.1	1.6	1.9
	1~3 次 / 周	24.7	25.3	24.3	27.4	22.7	23.9
	<1 次 / 周	69.7	68.9	70.4	66.4	72.7	70.5
茶饮料	≥1 次 / 天	3.1	3.5	2.7	3.5	2.4	3.3
	4~6 次 / 周	1.3	1.6	1.0	1.5	1.2	1.1
	1~3 次 / 周	18.2	20.5	16.2	20.6	16.8	17.2
	<1 次 / 周	77.4	74.3	80.2	74.4	79.6	78.5
含乳饮料	≥1 次 / 天	3.6	3.6	3.7	4.1	3.6	3.2
	4~6 次 / 周	1.5	1.5	1.5	1.7	1.6	1.2
	1~3 次 / 周	14.6	14.7	14.4	16.2	14.1	13.4
	<1 次 / 周	80.3	80.2	80.4	78.0	80.7	82.2
植物蛋白谷物饮料	≥1 次 / 天	2.0	2.4	1.6	2.4	2.3	1.4
	4~6 次 / 周	0.7	0.8	0.7	1.0	0.8	0.4
	1~3 次 / 周	9.2	10.5	8.1	12.0	9.3	6.4
	<1 次 / 周	88.1	86.4	89.7	84.6	87.6	91.8
功能饮料	≥1 次 / 天	1.0	1.3	0.8	1.2	0.9	0.9
	4~6 次 / 周	0.4	0.4	0.3	0.4	0.3	0.3
	1~3 次 / 周	7.8	9.3	6.5	9.4	6.5	7.4
	<1 次 / 周	90.8	89.1	92.5	89.0	92.3	91.4

续表

	频率	全国	城市	农村	东部	中部	西部
咖啡	≥1 次/天	1.0	1.4	0.6	1.3	1.0	0.8
	4~6 次/周	0.6	0.9	0.3	0.7	0.6	0.5
	1~3 次/周	5.3	7.5	3.3	7.1	4.7	4.2
	<1 次/周	93.1	90.2	95.7	90.9	93.8	94.5
其他含糖饮料	≥1 次/天	0.9	0.9	0.9	0.9	0.8	0.9
	4~6 次/周	0.3	0.3	0.3	0.4	0.3	0.3
	1~3 次/周	4.8	5.1	4.5	5.5	4.1	4.6
	<1 次/周	94.1	93.7	94.4	93.3	94.8	94.2

表 2-27　2016—2017 年和 2010—2012 年中国城乡
6~17 岁儿童青少年主要饮料摄入频率分布比较

单位:%

食物	频率	合计		城市		农村	
		2016—2017 年	2010—2012 年	2016—2017 年	2010—2012 年	2016—2017 年	2010—2012 年
总饮料	≥1 次/天	15.5	18.3	18.1	23.9	13.1	12
	4~6 次/周	10.8	19.7	12.3	23.1	9.4	15.9
	1~3 次/周	30.0	33.9	30.6	32.2	29.4	35.9
	<1 次/周	43.8	28.1	39.0	20.8	48.2	36.3
碳酸饮料	≥1 次/天	2.4	3.1	2.4	4.2	2.4	1.9
	4~6 次/周	1.1	1.9	1.2	2.4	1.1	1.3
	1~3 次/周	19.3	32.8	19.7	36.1	18.9	29.0
	<1 次/周	77.2	62.2	76.7	57.2	77.7	67.8
非 100% 果蔬汁	≥1 次/天	1.7	1.5	2.1	2.3	1.4	0.8
	4~6 次/周	0.7	0.8	0.8	1.0	0.5	0.5
	1~3 次/周	13.4	20.5	15.8	25.3	11.1	15.2
	<1 次/周	84.3	77.2	81.3	71.4	87.0	83.5
茶饮料	≥1 次/天	1.9	2.1	2.1	3.1	1.6	0.9
	4~6 次/周	0.7	0.9	0.8	1.2	0.5	0.6
	1~3 次/周	12.5	15.2	14.2	19.5	11.1	10.4
	<1 次/周	84.9	81.8	82.9	76.2	86.8	88.1

（二）18 岁及以上成人食物消费模式

1. 本报告 18 岁以上人群食物消费数据来源于 2015 年中国成人慢性病与营养监测。

2. 2015 年 18 岁及以上纳入分析食物消费模式的样本数为 77 500 人；男性 36 912 人，占 47.6%，女性 40 588 人，占 52.4%；年龄分布为 18~44 岁 23 301 人，45~59 岁 28 421 人，60 岁及以上 25 778 人；城市 31 235 人，占 40.3%，农村 46 265 人，占 59.7%；东部地区 29 232 人，占 37.7%，中部地区 21 984 人，占 28.4%，西部地区 26 284 人，占 33.9%。

3. 米面、杂粮及薯类摄入频率

2015 年中国 18 岁及以上成人米面、杂粮摄入频率达到每天 3 次及以上比例最高，占 58.8%。米面、杂粮摄入频率随年龄增加而上升，18~44 岁、45~59 岁和 60 岁及以上居民达到每天 3 次及以上的比例分别为 52.7%、58.5% 和 64.7%；农村居民高于城市居民，分别为 60.4% 和 56.4%；中部和东部地区居民分别达到 65.9% 和 64.3%，均高于西部地区居民（46.8%）；不同年龄段及各地区间居民都呈相同趋势。同时，有 2.1% 的成年居民米面、杂粮摄入频率不足每天 1 次，西部地区达到 3.8%。

2015 年中国 18 岁及以上成人薯类的摄入频率仍较低，仅 15.0% 每天摄入 1 次，农村居民（18.1%）高于城市居民（10.5%），西部地区居民最高（23.2%），其次是中部地区居民（15.8%），东部地区居民最低（7.2%）。成年居民薯类摄入的主要频率为每周 1~3 次，达到 38.0%（表 2-28）。

表 2-28　2015 年中国城乡不同地区 18 岁及以上成人各类食物摄入频率的分布

单位：%

食物	频率	全国	城市	农村	东部	中部	西部
合计							
米面、杂粮	≥3 次 / 天	58.8	56.4	60.4	64.3	65.9	46.8
	2 次 / 天	29.5	31.6	28.2	25.9	26.2	36.3
	1 次 / 天	9.5	10.4	9.0	8.2	7.0	13.1
	<1 次 / 天	2.1	1.7	2.5	1.6	0.9	3.8
薯类	≥1 次 / 天	15.0	10.5	18.1	7.2	15.8	23.2
	4~6 次 / 周	4.8	5.0	4.7	3.5	4.7	6.4
	1~3 次 / 周	38.0	45.1	33.2	40.4	38.5	35.0
	1 次 / 月 ~1 次 / 周 *	19.1	19.6	18.8	23.7	20.3	13.0
	<1 次 / 月	23.1	19.8	25.2	25.3	20.8	22.5
蔬菜、菌藻	≥3 次 / 天	27.7	25.3	29.3	27.2	30.6	25.9
	2 次 / 天	42.1	48.5	37.9	47.2	38.8	39.3
	1 次 / 天	22.5	22.0	22.8	21.2	22.9	23.6
	<1 次 / 天	7.7	4.2	10.0	4.4	7.8	11.2

续表

食物	频率	全国	城市	农村	东部	中部	西部
水果	≥1 次 / 天	37.2	49.5	28.9	42.7	34.5	33.4
	4~6 次 / 周	5.8	6.3	5.5	6.0	5.6	5.8
	1~3 次 / 周	35.0	29.0	39.1	31.9	35.6	37.9
	1 次 / 月 ~1 次 / 周 *	11.0	7.0	13.6	9.3	12.5	11.5
	<1 次 / 月	11.1	8.3	13.0	10.2	11.8	11.5
畜禽、肉类	≥3 次 / 天	3.7	2.7	4.4	3.3	2.8	5.0
	2 次 / 天	14.7	15.9	13.9	14.1	11.2	18.3
	1 次 / 天	27.8	31.2	25.6	27.9	21.8	32.7
	4~6 次 / 周	13.0	15.3	11.5	14.4	13.2	11.3
	1~3 次 / 周	29.6	26.6	31.6	30.4	35.9	23.3
	<1 次 / 周	11.2	8.3	13.1	9.9	15.0	9.3
蛋类	≥1 次 / 天	25.3	34.9	18.8	34.2	28.2	12.9
	4~6 次 / 周	8.9	10.2	8.0	10.6	10.0	6.0
	1~3 次 / 周	42.9	39.6	45.1	40.0	44.1	45.1
	<1 次 / 周	23.0	15.3	28.2	15.2	17.8	36.0
鱼虾类	≥1 次 / 天	4.4	5.1	4.0	9.3	2.5	0.7
	4~6 次 / 周	5.4	7.9	3.7	10.4	3.7	1.2
	1~3 次 / 周	28.6	38.2	22.2	38.7	32.8	14.1
	1 次 / 月 ~1 次 / 周 *	26.9	24.7	28.4	22.9	29.5	29.2
	<1 次 / 月	34.7	24.1	41.8	18.8	31.5	54.8
乳及乳制品	≥1 次 / 天	12.5	20.5	7.2	15.5	9.4	11.9
	4~6 次 / 周	3.4	5.6	2.0	3.6	3.0	3.7
	1~3 次 / 周	13.8	16.6	11.9	13.4	11.9	15.9
	1 次 / 月 ~1 次 / 周 *	8.5	7.6	9.1	6.8	8.6	10.3
	<1 次 / 月	61.7	49.7	69.8	60.7	67.1	58.3
豆类及其制品	≥1 次 / 天	11.1	15.5	8.1	12.2	13.8	7.5
	4~6 次 / 周	13.6	18.5	10.4	15.9	15.5	9.5
	1~3 次 / 周	41.8	42.8	41.1	43.4	45.0	37.3
	<1 次 / 周	33.5	23.2	40.5	28.5	25.7	45.6
坚果	≥1 次 / 天	7.4	8.9	6.4	7.2	6.7	8.2
	4~6 次 / 周	2.1	2.2	1.9	1.9	2.2	2.1
	1~3 次 / 周	20.7	22.4	19.5	18.8	21.2	22.3
	1 次 / 月 ~1 次 / 周 *	18.3	18.0	18.6	17.6	21.2	16.9
	<1 次 / 月	51.6	48.5	53.7	54.6	48.7	50.6

续表

食物	频率	全国	城市	农村	东部	中部	西部
18~44 岁							
米面、杂粮	≥3 次 / 天	52.7	48.9	55.3	58.3	60.4	42.1
	2 次 / 天	33.9	37.3	31.6	31.4	30.5	38.6
	1 次 / 天	10.7	11.5	10.1	8.4	8.0	14.7
	<1 次 / 天	2.8	2.3	3.1	2.0	1.1	4.7
薯类	≥1 次 / 天	13.2	7.9	16.8	5.3	12.6	21.1
	4~6 次 / 周	5.0	4.7	5.3	3.5	5.0	6.5
	1~3 次 / 周	41.0	47.7	36.4	42.9	44.5	36.9
	1 次 / 月 ~1 次 / 周 *	17.8	18.9	17.0	22.7	19.0	12.2
	<1 次 / 月	23.1	20.9	24.5	25.7	19.0	23.3
蔬菜、菌藻	≥3 次 / 天	25.3	22.9	27.0	26.6	26.2	23.5
	2 次 / 天	43.5	50.2	39.0	49.1	41.5	39.5
	1 次 / 天	22.9	22.5	23.2	20.4	24.4	24.3
	<1 次 / 天	8.3	4.4	10.9	3.9	7.9	12.6
水果	≥1 次 / 天	42.7	53.2	35.5	49.4	43.1	36.0
	4~6 次 / 周	7.5	8.3	6.9	7.9	7.6	6.9
	1~3 次 / 周	35.8	29.3	40.2	31.2	36.1	40.0
	1 次 / 月 ~1 次 / 周 *	7.8	4.5	10.1	6.1	8.1	9.3
	<1 次 / 月	6.2	4.7	7.3	5.3	5.2	7.7
畜禽、肉类	≥3 次 / 天	4.6	3.3	5.5	3.9	3.1	6.2
	2 次 / 天	18.1	19.6	17.1	17.1	13.8	21.9
	1 次 / 天	31.8	35.1	29.6	32.3	26.4	35.1
	4~6 次 / 周	14.6	16.5	13.3	16.1	16.7	11.7
	1~3 次 / 周	24.2	20.5	26.7	24.7	31.4	18.8
	<1 次 / 周	6.7	5.1	7.9	5.9	8.7	6.2
蛋类	≥1 次 / 天	24.7	32.8	19.2	34.9	30.5	11.0
	4~6 次 / 周	9.7	11.5	8.5	12.1	11.5	6.2
	1~3 次 / 周	45.5	42.4	47.6	41.2	46.2	49.2
	<1 次 / 周	20.1	13.3	24.7	11.8	11.8	33.7
鱼虾类	≥1 次 / 天	4.7	5.0	4.4	10.2	2.6	0.8
	4~6 次 / 周	6.2	8.8	4.4	12.4	4.4	1.5
	1~3 次 / 周	31.4	41.2	24.8	41.3	38.5	17.2
	1 次 / 月 ~1 次 / 周 *	26.0	23.3	27.8	20.6	28.9	29.2
	<1 次 / 月	31.7	21.7	38.5	15.5	25.6	51.4

续表

食物	频率	全国	城市	农村	东部	中部	西部
乳及乳制品	≥1 次 / 天	11.5	18.0	7.0	13.9	8.9	10.9
	4~6 次 / 周	4.9	8.2	2.7	5.6	4.7	4.4
	1~3 次 / 周	17.9	22.5	14.8	18.2	17.3	18.2
	1 次 / 月 ~1 次 / 周 *	9.5	8.6	10.1	7.9	9.3	11.3
	<1 次 / 月	56.2	42.8	65.3	54.5	59.9	55.2
豆类及其制品	≥1 次 / 天	10.8	14.6	8.2	12.5	14.2	6.8
	4~6 次 / 周	15.2	20.1	11.8	17.7	18.2	10.8
	1~3 次 / 周	42.7	44.1	41.7	44.5	46.6	38.2
	<1 次 / 周	31.4	21.2	38.3	25.3	21.0	44.2
坚果	≥1 次 / 天	6.7	6.3	6.9	5.5	6.3	8.1
	4~6 次 / 周	2.4	2.5	2.3	2.2	2.6	2.5
	1~3 次 / 周	26.0	27.4	25.1	23.3	28.2	27.1
	1 次 / 月 ~1 次 / 周 *	19.9	20.3	19.7	20.5	22.5	17.7
	<1 次 / 月	45.0	43.5	46.0	48.6	40.4	44.7
45~59 岁							
米面、杂粮	≥3 次 / 天	58.5	56.1	60.0	64.8	65.2	45.6
	2 次 / 天	29.3	31.2	28.2	24.9	26.3	36.9
	1 次 / 天	10.1	11.1	9.5	8.7	7.6	13.8
	<1 次 / 天	2.1	1.7	2.4	1.6	0.9	3.7
薯类	≥1 次 / 天	15.4	10.2	18.6	6.5	16.1	24.9
	4~6 次 / 周	4.8	5.0	4.6	3.2	4.7	6.6
	1~3 次 / 周	37.3	44.3	33.0	39.6	37.4	34.6
	1 次 / 月 ~1 次 / 周 *	19.4	20.2	18.9	24.2	20.9	12.6
	<1 次 / 月	23.2	20.3	24.9	26.5	20.9	21.3
蔬菜、菌藻	≥3 次 / 天	27.8	25.1	29.4	28.1	30.0	25.6
	2 次 / 天	41.4	47.7	37.5	46.8	37.7	38.4
	1 次 / 天	23.1	23.0	23.2	21.0	23.7	25.1
	<1 次 / 天	7.7	4.2	9.9	4.2	8.5	11.0
水果	≥1 次 / 天	36.8	48.2	29.8	41.4	33.7	34.4
	4~6 次 / 周	5.6	6.0	5.4	5.8	5.4	5.6
	1~3 次 / 周	36.0	30.1	39.5	33.3	36.9	38.2
	1 次 / 月 ~1 次 / 周 *	10.9	7.4	13.1	9.4	12.4	11.3
	<1 次 / 月	10.7	8.3	12.2	10.2	11.5	10.5

续表

食物	频率	全国	城市	农村	东部	中部	西部
畜禽、肉类	≥3 次 / 天	3.9	2.7	4.7	3.4	3.1	5.1
	2 次 / 天	14.7	15.5	14.3	14.8	11.4	17.7
	1 次 / 天	28.1	31.4	26.0	28.2	21.7	33.6
	4~6 次 / 周	12.8	15.1	11.4	14.2	12.9	11.2
	1~3 次 / 周	29.7	27.2	31.3	30.1	36.5	23.4
	<1 次 / 周	10.7	8.1	12.4	9.4	14.5	9.1
蛋类	≥1 次 / 天	24.3	32.7	19.1	32.6	27.0	12.5
	4~6 次 / 周	8.9	10.2	8.0	10.4	10.1	6.1
	1~3 次 / 周	43.7	40.8	45.5	41.5	44.5	45.6
	<1 次 / 周	23.1	16.2	27.4	15.6	18.4	35.9
鱼虾类	≥1 次 / 天	4.3	4.9	4.0	8.9	2.6	0.8
	4~6 次 / 周	5.1	7.7	3.6	9.9	3.8	1.1
	1~3 次 / 周	28.0	37.6	22.2	38.2	32.3	13.1
	1 次 / 月 ~1 次 / 周 *	28.1	26.1	29.3	24.5	29.7	30.6
	<1 次 / 月	34.4	23.8	40.9	18.6	31.5	54.5
乳及乳制品	≥1 次 / 天	10.3	17.1	6.1	12.7	6.9	10.5
	4~6 次 / 周	2.7	4.6	1.6	2.6	2.2	3.3
	1~3 次 / 周	12.2	15.1	10.5	11.6	9.8	15.1
	1 次 / 月 ~1 次 / 周 *	8.4	7.9	8.7	6.9	8.4	10.1
	<1 次 / 月	66.4	55.3	73.2	66.3	72.6	61.1
豆类及其制品	≥1 次 / 天	11.1	15.0	8.7	11.4	13.6	8.5
	4~6 次 / 周	13.4	17.9	10.5	15.4	15.5	9.1
	1~3 次 / 周	42.6	43.9	41.8	44.3	45.8	37.8
	<1 次 / 周	33.0	23.2	39.0	28.9	25.1	44.5
坚果	≥1 次 / 天	7.9	9.6	6.9	7.6	7.1	9.1
	4~6 次 / 周	2.1	2.0	2.1	1.7	2.4	2.2
	1~3 次 / 周	20.8	22.1	20	18.6	21.7	22.5
	1 次 / 月 ~1 次 / 周 *	19.8	19.1	20.2	18.7	22.2	18.9
	<1 次 / 月	49.5	47.1	50.9	53.5	46.7	47.3
60 岁及以上							
米面、杂粮	≥3 次 / 天	64.7	63.2	65.8	68.8	71.0	53.4
	2 次 / 天	25.8	27.0	24.9	22.4	22.8	33.0
	1 次 / 天	7.9	8.6	7.4	7.5	5.6	10.6
	<1 次 / 天	1.6	1.2	1.9	1.3	0.6	2.9

续表

食物	频率	全国	城市	农村	东部	中部	西部
薯类	≥1次/天	16.4	13.0	18.8	9.5	17.9	23.4
	4~6次/周	4.7	5.3	4.2	3.8	4.4	6.1
	1~3次/周	36.1	43.8	30.4	39.1	35.0	33.3
	1次/月~1次/周*	20.0	19.5	20.3	24.1	20.6	14.3
	<1次/月	22.9	18.4	26.3	23.6	22.2	22.9
蔬菜、菌藻	≥3次/天	29.7	27.5	31.4	26.8	34.5	28.7
	2次/天	41.8	47.9	37.3	46.0	37.9	40.2
	1次/天	21.5	20.6	22.1	22.3	20.7	21.2
	<1次/天	7.0	4.0	9.3	4.9	6.8	9.9
水果	≥1次/天	32.6	47.5	21.7	38.3	28.8	29.2
	4~6次/周	4.5	4.8	4.2	4.5	4.2	4.7
	1~3次/周	33.2	27.5	37.4	31.1	33.7	35.3
	1次/月~1次/周*	13.8	8.9	17.5	11.8	16.1	14.1
	<1次/月	15.9	11.3	19.3	14.2	17.3	16.7
畜禽、肉类	≥3次/天	2.8	2.2	3.2	2.5	2.4	3.5
	2次/天	11.7	13.0	10.6	10.8	9.1	15.1
	1次/天	23.9	27.6	21.2	24.0	18.5	29.1
	4~6次/周	11.8	14.6	9.8	13.2	10.8	11.1
	1~3次/周	34.2	31.2	36.5	35.5	38.8	28.3
	<1次/周	15.6	11.3	18.8	14.0	20.5	12.9
蛋类	≥1次/天	26.9	38.8	18.0	35.3	27.6	15.6
	4~6次/周	8.1	9.1	7.3	9.5	8.7	5.8
	1~3次/周	39.6	35.9	42.3	37.5	42.0	40.1
	<1次/周	25.5	16.2	32.3	17.8	21.8	38.6
鱼虾类	≥1次/天	4.3	5.3	3.6	9.0	2.2	0.5
	4~6次/周	4.9	7.4	3.0	9.3	3.0	1.2
	1~3次/周	26.7	36.4	19.6	37.0	29.0	11.9
	1次/月~1次/周*	26.4	24.6	27.7	23.0	29.6	27.5
	<1次/月	37.8	26.4	46.1	21.8	36.2	58.9
乳及乳制品	≥1次/天	16.0	26.0	8.6	19.9	12.5	14.5
	4~6次/周	2.9	4.3	1.9	2.9	2.4	3.4
	1~3次/周	11.8	13.1	10.9	11.4	9.9	14.3
	1次/月~1次/周*	7.7	6.4	8.7	5.8	8.4	9.5
	<1次/月	61.6	50.2	70.0	60.1	66.7	58.4

续表

食物	频率	全国	城市	农村	东部	中部	西部
豆类及其制品	≥1次/天	11.3	16.7	7.3	12.8	13.7	7.2
	4~6次/周	12.5	17.6	8.8	14.9	13.4	8.6
	1~3次/周	40.2	40.8	39.7	41.5	43.0	35.7
	<1次/周	36.0	25.0	44.2	30.8	30.0	48.5
坚果	≥1次/天	7.4	10.3	5.2	8.1	6.5	7.3
	4~6次/周	1.7	2.1	1.4	1.8	1.7	1.6
	1~3次/周	15.7	18.3	13.7	15.2	15.4	16.6
	1次/月~1次/周*	15.3	14.9	15.6	13.9	19.0	13.5
	<1次/月	59.9	54.3	64.0	60.9	57.4	61.0

注:* 不含1次/周。

与2010—2012年相比,中国成年居民米面、杂粮摄入频率略有上升,其中城市上升幅度较大,而农村小幅下降。薯类摄入频率城乡均有所上升(表2-29)。

表2-29   2015年和2010—2012年中国城乡18岁及以上成人食物摄入频率分布的比较

单位:%

食物	频率	全国		城市		农村	
		2015年	2010—2012年	2015年	2010—2012年	2015年	2010—2012年
米面、杂粮	≥3次/天	58.8	55.5	56.4	48.9	60.4	62.1
	2次/天	29.5	33.8	31.6	36.3	28.2	31.3
	1次/天	9.5	9.0	10.4	12.3	9.0	5.7
	<1次/天	2.1	1.6	1.7	2.5	2.5	0.9
薯类	≥1次/天	15.0	9.9	10.5	6.0	18.1	13.8
	4~6次/周	4.8	5.4	5.0	5.1	4.7	5.7
	1~3次/周	38.0	38.6	45.1	44.4	33.2	32.8
	1次/月~1次/周*	19.1	24.7	19.6	25.1	18.8	24.3
	<1次/月	23.1	21.4	19.8	19.5	25.2	23.4
蔬菜、菌藻	≥3次/天	27.7	32.9	25.3	39.0	29.3	26.7
	2次/天	42.1	26.9	48.5	27.1	37.9	26.8
	1次/天	22.5	28.6	22.0	25.3	22.8	31.9
	<1次/天	7.7	11.6	4.2	8.6	10.0	14.6

续表

食物	频率	全国		城市		农村	
		2015年	2010—2012年	2015年	2010—2012年	2015年	2010—2012年
水果	≥1 次 / 天	37.2	6.1	49.5	10.1	28.9	2.1
	4~6 次 / 周	5.8	11.0	6.3	16.5	5.5	5.4
	1~3 次 / 周	35.0	31.8	29.0	39.1	39.1	24.4
	1 次 / 月 ~1 次 / 周 *	11.0	28.7	7.0	23.4	13.6	34.0
	<1 次 / 月	11.1	22.4	8.3	10.8	13.0	34.0
畜禽、肉类	≥3 次 / 天	3.7	2.6	2.7	3.3	4.4	2.0
	2 次 / 天	14.7	8.6	15.9	10.8	13.9	6.2
	1 次 / 天	27.8	29.0	31.2	35.0	25.6	23.0
	4~6 次 / 周	13.0	21.2	15.3	22.3	11.5	20.2
	1~3 次 / 周	29.6	26.8	26.6	22.1	31.6	31.5
	<1 次 / 周	11.2	11.7	8.3	6.6	13.1	17.1
蛋类	≥1 次 / 天	25.3	25.8	34.9	34.4	18.8	17.2
	4~6 次 / 周	8.9	12.7	10.2	14.4	8.0	10.9
	1~3 次 / 周	42.9	43.7	39.6	38.9	45.1	48.6
	<1 次 / 周	23.0	17.7	15.3	12.3	28.2	23.4
鱼虾类	≥1 次 / 天	4.4	6.1	5.1	10.1	4.0	2.1
	4~6 次 / 周	5.4	11.0	7.9	16.5	3.7	5.4
	1~3 次 / 周	28.6	31.8	38.2	39.1	22.2	24.4
	1 次 / 月 ~1 次 / 周 *	26.9	28.7	24.7	23.4	28.4	34.0
	<1 次 / 月	34.7	22.4	24.1	10.8	41.8	34.0
乳及乳制品	≥1 次 / 天	12.5	13.7	20.5	22.3	7.2	5.0
	4~6 次 / 周	3.4	6.1	5.6	9.0	2.0	3.1
	1~3 次 / 周	13.8	16.0	16.6	18.8	11.9	13.2
	1 次 / 月 ~1 次 / 周 *	8.5	10.3	7.6	8.2	9.1	12.4
	<1 次 / 月	61.7	53.9	49.7	41.8	69.8	66.3
豆类及其制品	≥1 次 / 天	11.1	17.4	15.5	25.7	8.1	8.9
	4~6 次 / 周	13.6	21.2	18.5	26.8	10.4	15.5
	1~3 次 / 周	41.8	37.5	42.8	33.8	41.1	41.3
	<1 次 / 周	33.5	24.0	23.2	13.8	40.5	34.3
坚果	≥1 次 / 天	7.4	4.5	8.9	6.7	6.4	2.3
	4~6 次 / 周	2.1	4.3	2.2	5.8	1.9	2.8
	1~3 次 / 周	20.7	24.6	22.4	28.0	19.5	21.3
	1 次 / 月 ~1 次 / 周 *	18.3	28.7	18.0	27.3	18.6	30.2
	<1 次 / 月	51.6	37.8	48.5	32.3	53.7	43.4

注:* 不含 1 次 / 周。

4. 蔬菜、菌藻摄入频率

2015 年中国 18 岁及以上成人能够每天摄入 2 次以上蔬菜、菌藻的比例为 69.8%,城市居民(73.8%)高于农村居民(67.2%),不同地区间,东部地区居民最高(74.4%),其次为中部地区居民(69.4%),西部地区居民最低(65.2%)。27.7% 的成年居民能够每天摄入 3 次以上蔬菜、菌藻,城市居民低于农村居民,中部、东部、西部地区居民依次降低。此外,有 7.7% 的成年居民蔬菜、菌藻 的摄入频率达不到每天 1 次,这一比例在农村和西部地区较高,西部地区 18~44 岁居民达到 12.6%(表 2-28)。

与 2010—2012 年相比,城市居民每天摄入 3 次以上蔬菜、菌藻的比例下降,但农村居民略有上升;城乡每天摄入 2 次以上蔬菜、菌藻的比例均呈现大幅提高,每天摄入不足 1 次的比例均有所下降(表 2-29)。

5. 水果摄入频率

2015 年中国 18 岁及以上成人能够每天摄入至少 1 次新鲜水果的比例为 37.2%,随年龄增加而下降,18~44 岁、45~59 岁和 60 岁及以上居民分别为 42.7%、36.8% 和 32.6%;城市居民(49.5%)高于农村居民(28.9%);不同地区中,东部地区居民最高,达到 42.7%,中部和西部地区居民相当,分别为 34.5% 和 33.4%。各地区不同年龄段趋势相同(表 2-28)。

与 2010—2012 年相比,中国成年居民水果摄入频率大幅上升,城乡分别上升 39.4 和 26.8 个百分点(表 2-29)。

6. 畜禽肉、蛋类和水产品摄入频率

2015 年中国 18 岁及以上成人摄入的动物性食品中,畜禽肉类摄入频率最高,其次是蛋类,鱼虾类摄入频率处于较低水平。

2015 年中国 18 岁及以上成人畜禽肉类每天摄入至少 1 次的比例达到 46.2%,城乡居民分别为 49.8% 和 43.9%,东部、中部和西部地区居民分别为 45.3%、35.8% 和 51.0%。同时,仍有 11.2% 的成年居民每周摄入畜禽肉类不足 1 次,其中中部地区居民达到 15.0%。蛋类每天摄入至少 1 次的比例为 25.3%,城市居民(34.9%)高于农村居民(18.8%),东部、中部和西部地区居民依次降低,分别为 34.2%、28.2% 和 12.9%。西部地区居民蛋类摄入比例较低,有 36.0% 的成年居民每周摄入频率不足 1 次,其中 60 岁及以上达到 38.6%。仅 38.4% 的成年居民每周摄入鱼虾类的频率达到 1 次及以上;城乡差别较大,城市居民中这一比例达到 51.2%,而农村居民仅为 29.9%(表 2-28)。

与 2010—2012 年相比,中国成年居民畜禽肉摄入频率呈增加的趋势,蛋类和鱼虾类略有下降(表 2-29)。

7. 乳及乳制品摄入频率

2015 年中国 18 岁及以上成人奶类摄入频率较低,仅 12.5% 摄入频率达到每天 1 次及以上,城市居民明显高于农村居民,分别为 20.5% 和 7.2%。东部、中部和西部地区居民分别为 15.5%、9.4% 和 11.9%(表 2-28)。与 2012 年相比,总体摄入频率略有下降(表 2-29)。

8. 豆类和坚果类摄入频率

2015 年中国 18 岁及以上成人豆类及其制品摄入频率达到每天 1 次及以上的比例占 11.1%。坚果摄入频率达到每周 4 次及以上的比例为 9.5%。均表现为城市居民高于农村居民(表 2-28)。

与 2012 年相比中国成年居民豆类及其制品摄入频率有所下降,坚果摄入频率变化不大

（表 2-29）。

9. 常见饮料摄入频率

2015 年中国 18 岁及以上成人饮料摄入频率总体水平较低,达到每天 1 次及以上的比例为 1.9%;含糖饮料每天达到 1 次及以上的比例为 1.6%,其中碳酸饮料、鲜榨果蔬汁、果蔬汁饮料、咖啡和其他含糖饮料分别为 3.8%、1.2%、1.5%、1.4% 和 1.4%,均随年龄增加而下降。碳酸饮料和其他含糖饮料城乡居民摄入频率差别不大,其余几类摄入频率城市居民高于农村居民(表 2-30)。

表 2-30　2015 年中国城乡不同地区 18 岁及以上成人主要饮料摄入频率的分布

单位:%

食物	频率	全国	城市	农村	东部	中部	西部
合计							
饮料	≥1 次 / 天	1.9	2.7	1.3	2.3	1.4	1.8
	4~6 次 / 周	1.7	2.0	1.5	1.7	1.3	2.0
	1~3 次 / 周	10.8	12.2	9.9	10.9	8.7	12.5
	<1 次 / 周	85.7	83.1	87.4	85.1	88.6	83.8
含糖饮料	≥1 次 / 天	1.6	2.3	1.2	2.0	1.2	1.5
	4~6 次 / 周	1.4	1.5	1.3	1.4	1.0	1.7
	1~3 次 / 周	9.7	10.2	9.3	9.5	7.9	11.5
	<1 次 / 周	87.4	86.0	88.3	87.2	90.0	85.4
碳酸饮料	≥1 次 / 天	3.8	3.8	3.9	3.7	2.7	4.9
	4~6 次 / 周	3.3	3.2	3.3	3.1	2.7	3.9
	1~3 次 / 周	11.0	10.0	11.8	10.5	11.0	11.6
	<1 次 / 周	81.9	83.0	81.1	82.6	83.6	79.6
鲜榨果蔬汁	≥1 次 / 天	1.2	2.1	0.6	1.5	1.0	1.1
	4~6 次 / 周	1.3	2.2	0.7	1.6	1.0	1.2
	1~3 次 / 周	3.5	5.3	2.3	3.7	3.5	3.2
	<1 次 / 周	94.0	90.4	96.5	93.2	94.5	94.5
果蔬汁饮料	≥1 次 / 天	1.5	1.7	1.4	1.3	1.2	2.1
	4~6 次 / 周	1.8	2.0	1.7	1.6	1.6	2.2
	1~3 次 / 周	6.6	7.1	6.3	5.9	6.6	7.4
	<1 次 / 周	90.1	89.3	90.7	91.3	90.6	88.3
咖啡	≥1 次 / 天	1.4	2.6	0.5	2.3	1.0	0.7
	4~6 次 / 周	0.6	1.1	0.3	0.8	0.4	0.5
	1~3 次 / 周	1.5	2.4	0.9	1.9	1.1	1.4
	<1 次 / 周	96.5	93.9	98.4	95.1	97.5	97.4

续表

食物	频率	全国	城市	农村	东部	中部	西部
其他含糖饮料	≥1 次/天	1.4	1.3	1.4	1.3	1.2	1.6
	4~6 次/周	1.2	1.2	1.2	1.2	1.1	1.4
	1~3 次/周	3.9	3.8	4.0	3.5	4.3	4.1
	<1 次/周	93.5	93.6	93.4	94.1	93.4	92.9
18~44 岁							
饮料	≥1 次/天	3.3	4.6	2.5	4.0	2.5	3.3
	4~6 次/周	3.6	4.4	3.1	3.8	3.1	3.8
	1~3 次/周	19.8	22.6	17.9	20.6	17.7	20.5
	<1 次/周	73.2	68.4	76.5	71.6	76.7	72.4
含糖饮料	≥1 次/天	2.9	3.9	2.2	3.6	2.1	2.8
	4~6 次/周	3.0	3.4	2.7	3.0	2.6	3.3
	1~3 次/周	18.1	19.6	17.0	18.5	16.2	19.0
	<1 次/周	76.0	73.1	78.1	75.0	79.2	74.9
碳酸饮料	≥1 次/天	8.5	8.9	8.3	8.6	6.6	9.8
	4~6 次/周	6.5	7.0	6.2	6.5	6.1	6.8
	1~3 次/周	15.5	14.8	16.1	16.0	15.8	15.0
	<1 次/周	69.4	69.4	69.4	69.0	71.5	68.4
鲜榨果蔬汁	≥1 次/天	2.3	3.9	1.2	2.6	2.2	2.0
	4~6 次/周	2.6	4.4	1.3	3.3	2.1	2.2
	1~3 次/周	5.8	9.1	3.6	7.1	5.7	4.7
	<1 次/周	89.3	82.7	93.9	87.0	90.0	91.1
果蔬汁饮料	≥1 次/天	3.1	3.5	2.9	2.7	2.6	3.8
	4~6 次/周	3.6	4.1	3.2	3.6	3.5	3.5
	1~3 次/周	10.3	11.5	9.5	10.2	10.7	10.2
	<1 次/周	83.0	80.9	84.4	83.5	83.2	82.4
咖啡	≥1 次/天	2.2	4.1	0.9	3.5	1.8	1.1
	4~6 次/周	1.2	2.2	0.5	1.7	0.9	0.9
	1~3 次/周	2.5	3.8	1.5	3.4	2.0	1.9
	<1 次/周	94.2	90.0	97.1	91.4	95.4	96.1
其他含糖饮料	≥1 次/天	2.5	2.5	2.5	2.5	2.3	2.7
	4~6 次/周	2.2	2.4	2.0	2.2	2.2	2.1
	1~3 次/周	5.7	5.9	5.5	5.4	6.2	5.5
	<1 次/周	89.7	89.2	90.1	89.9	89.4	89.7

续表

食物	频率	全国	城市	农村	东部	中部	西部
45~59 岁							
饮料	≥1 次 / 天	1.4	2.2	0.9	1.7	1.1	1.3
	4~6 次 / 周	1.1	1.2	1.0	1.1	0.8	1.4
	1~3 次 / 周	8.8	9.8	8.2	8.4	7.1	10.6
	<1 次 / 周	88.8	86.9	89.9	88.8	91.0	86.7
含糖饮料	≥1 次 / 天	1.2	1.9	0.8	1.5	1.0	1.1
	4~6 次 / 周	0.9	0.9	0.9	0.9	0.5	1.2
	1~3 次 / 周	7.7	7.8	7.6	7.0	6.3	9.8
	<1 次 / 周	90.2	89.5	90.7	90.7	92.2	87.9
碳酸饮料	≥1 次 / 天	2.5	2.3	2.7	2.2	1.7	3.5
	4~6 次 / 周	2.4	2.2	2.6	2.2	1.7	3.3
	1~3 次 / 周	10.9	9.6	11.7	10.0	11.2	11.6
	<1 次 / 周	84.2	86.0	83.1	85.5	85.3	81.7
鲜榨果蔬汁	≥1 次 / 天	0.9	1.5	0.4	1.0	0.6	0.8
	4~6 次 / 周	1.0	1.7	0.6	1.2	0.8	1.0
	1~3 次 / 周	2.9	4.5	1.9	2.8	3.2	2.7
	<1 次 / 周	95.3	92.2	97.1	95.0	95.4	95.5
果蔬汁饮料	≥1 次 / 天	1.1	1.1	1.0	0.7	0.9	1.6
	4~6 次 / 周	1.4	1.4	1.4	0.9	1.3	2.0
	1~3 次 / 周	6.1	6.6	5.8	5.2	6.1	7.1
	<1 次 / 周	91.5	90.9	91.8	93.2	91.8	89.3
咖啡	≥1 次 / 天	1.2	2.3	0.5	1.9	0.9	0.6
	4~6 次 / 周	0.4	0.8	0.2	0.6	0.2	0.4
	1~3 次 / 周	1.4	2.3	0.8	1.7	1.0	1.4
	<1 次 / 周	97.0	94.6	98.5	95.8	98.0	97.6
其他含糖饮料	≥1 次 / 天	1.1	1.0	1.2	1.0	0.9	1.4
	4~6 次 / 周	1.0	0.9	1.1	0.9	0.9	1.3
	1~3 次 / 周	3.7	3.6	3.8	3.1	4.2	4.0
	<1 次 / 周	94.2	94.5	94.0	95.1	94.0	93.3
60 岁及以上							
饮料	≥1 次 / 天	1.0	1.6	0.6	1.5	0.8	0.6
	4~6 次 / 周	0.6	0.7	0.5	0.7	0.4	0.6
	1~3 次 / 周	4.9	5.6	4.4	5.4	3.5	5.8
	<1 次 / 周	93.5	92.1	94.5	92.5	95.3	93.0

续表

食物	频率	全国	城市	农村	东部	中部	西部
含糖饮料	≥1 次 / 天	0.9	1.3	0.5	1.2	0.7	0.6
	4~6 次 / 周	0.5	0.5	0.4	0.6	0.3	0.4
	1~3 次 / 周	4.3	4.6	4.1	4.5	3.1	5.2
	<1 次 / 周	94.4	93.6	95.0	93.7	95.9	93.8
碳酸饮料	≥1 次 / 天	1.0	0.9	1.1	1.1	0.6	1.2
	4~6 次 / 周	1.3	1.1	1.4	1.3	0.9	1.6
	1~3 次 / 周	7.1	6.1	7.8	6.5	7.1	7.9
	<1 次 / 周	90.6	92.0	89.7	91.1	91.4	89.4
鲜榨果蔬汁	≥1 次 / 天	0.6	1.1	0.2	0.9	0.4	0.5
	4~6 次 / 周	0.5	0.8	0.2	0.6	0.4	0.4
	1~3 次 / 周	2.0	2.8	1.4	1.9	2.2	2.1
	<1 次 / 周	96.9	95.3	98.1	96.7	97.1	97.0
果蔬汁饮料	≥1 次 / 天	0.6	0.7	0.5	0.6	0.4	0.7
	4~6 次 / 周	0.6	0.7	0.6	0.5	0.5	1.0
	1~3 次 / 周	3.8	3.8	3.8	3.0	4.0	4.6
	<1 次 / 周	95.0	94.8	95.1	95.9	95.2	93.6
咖啡	≥1 次 / 天	0.9	1.7	0.3	1.5	0.6	0.4
	4~6 次 / 周	0.3	0.5	0.1	0.3	0.2	0.3
	1~3 次 / 周	0.7	1.3	0.3	0.8	0.5	0.7
	<1 次 / 周	98.1	96.5	99.3	97.3	98.7	98.5
其他含糖饮料	≥1 次 / 天	0.7	0.7	0.7	0.8	0.6	0.7
	4~6 次 / 周	0.5	0.5	0.6	0.5	0.5	0.6
	1~3 次 / 周	2.6	2.3	2.8	2.2	2.9	2.7
	<1 次 / 周	96.2	96.6	95.9	96.5	96.0	96.0

六、纯母乳喂养状况

本报告 0~5 月龄儿童人群来源于 2016—2017 年中国儿童与乳母营养健康监测。0~5 月龄纳入纯母乳喂养状况分析的儿童样本数为 4 770 人;男童 2 394 人,占 50.2%,女童 2 376 人,占 49.8%;城市 2 258 人,占 47.3%,农村 2 512 人,占 52.7%;东部地区 1 698 人,占 35.6%,中部地区 1 496 人,占 31.4%,西部地区 1 576 人,占 33.0%。

2016—2017 年中国 6 个月内婴儿的纯母乳喂养率为 34.1%,城市、农村分别为 34.1% 和 34.1%,东部、中部和西部地区分别为 34.7%、35.1% 和 32.6%(表 2-31)。和 2013 年相比, 6 个月内婴儿的纯母乳喂养率上升了 13.3 个百分点,城乡分别上升了 15.7 和 10.5 个百分点(表 2-32)。

表 2-31 2016—2017 年中国城乡不同地区 6 个月内婴儿纯母乳喂养率

单位:%

	全国	城市	农村	东部	中部	西部
合计	34.1	34.1	34.1	34.7	35.1	32.6
男童	32.2	33.1	31.4	31.2	34.9	30.8
女童	36.0	35.1	36.9	38.2	35.3	34.4

表 2-32 2013 年和 2016—2017 年中国 6 个月内婴儿纯母乳喂养率比较

单位:%

	全国		城市		农村	
	2013 年	2016—2017 年	2013 年	2016—2017 年	2013 年	2016—2017 年
合计	20.8	34.1	18.4	34.1	23.6	34.1
男童	20.9	32.2	20.8	33.1	20.9	31.4
女童	20.8	36.0	19.6	35.1	22.3	36.9

七、合理辅食添加情况

2016—2017 年 6~8 月龄儿童纳入分析辅食添加的样本数为 5 462 人;男童 2 721 人,占 50%,女童 2 741 人,占 50%;城市 2 652 人,占 49%,农村 2 810 人,占 51%;东部地区 1 898 人,占 35%,中部地区 1 732 人,占 32%,西部地区儿童 1 832 人,占 34%。

2016—2017 年 6~8 月龄儿童合理辅食添加率为 75.4%,其中男童 75.9%,女童 74.9%;城市 80.7%,农村 70.3%,城市高于农村;东部、中部和西部地区分别为 81.2%、67.8%、76.5%,东部地区最高,中部地区最低(表 2-33)。

表 2-33 2016—2017 年中国城乡不同地区 6~8 月龄儿童辅食添加率

单位:%

	全国	城市	农村	东部	中部	西部
合计	75.4	80.7	70.3	81.2	67.8	76.5
男童	75.9	81.5	70.6	82.3	68.1	76.8
女童	74.9	80.0	70.1	80.1	67.6	76.2

与 2013 年比较,2016—2017 年 6~8 月龄儿童合理辅食添加率有所下降,下降 6.9 个百分点,其中城市儿童下降 8.7 个百分点,农村儿童下降 3.3 个百分点,城市儿童下降更为明显。男童和女童合理辅食添加率也均下降,城市男童下降 9.1 个百分点,城市女童下降 8.2 个百分点,农村男童下降 3.5 个百分点,农村女童下降 3 个百分点,城市男童下降最多(表 2-34)。

表 2-34　2013 年与 2016—2017 年中国城乡 6~8 月龄儿童辅食添加率比较

单位:%

	全国		城市		农村	
	2013 年	2016—2017 年	2013 年	2016—2017 年	2013 年	2016—2017 年
合计	82.3	75.4	89.4	80.7	73.6	70.3
男童	82.9	75.9	90.6	81.5	74.1	70.6
女童	81.6	74.9	88.2	80.0	73.1	70.1

第三章

体格与营养状况

一、身高(长)和体重及变化

(一) 0~5 岁儿童身高(长)和体重及变化

1. 样本情况

2016—2017 年中国儿童与乳母营养健康监测纳入分析的 0~5 岁儿童共 70 401 人,其中男童 35 121 人(城市 16 305 人,农村 18 816 人),女童 35 280 人(城市 16 431 人,农村 18 849 人)。

2. 0~5 岁儿童身高(长)均值及变化

2016—2017 年中国 6 月龄男、女童的身高(长)均值分别为 69.8cm 和 67.9cm;12 月龄男、女童的身长分别为 76.3cm 和 75.6cm;23 月龄男、女童的身长分别为 85.8cm 和 85.9cm。总体来看,不同月龄组的中国 0~5 岁儿童身高(长)存在差异,男童均高(长)于女童,城市儿童高(长)于农村,且随年龄增长,城乡间身高(长)差距加大(表 3-1,图 3-1~ 图 3-4)。中国 0~5 岁儿童身高依然存在地区差异,主要表现为西部地区儿童身高最低,但到 5 岁时西部地区儿童身高与中部地区基本持平(表 3-2)。

与 2013 年相比,2016—2017 年中国城乡 2~5 岁儿童各月龄组的身高从总体上均有增长,农村儿童身高增长幅度高于城市儿童(表 3-3)。

3. 0~5 岁儿童体重均值及变化

2016—2017 年中国 6 月龄男、女童的体重分别为 8.9kg 和 8.2kg;12 月龄男、女童的体重分别为 10.4kg 和 9.8kg;23 月龄男、女童的体重均为 12.2kg。总体来看,不同月龄组的中国 0~5 岁儿童体重存在差异,男童体重均高于女童,城市儿童体重高于农村,且随年龄增长,城乡间体重差距加大(表 3-4,图 3-5~ 图 3-8)。中国 0~5 岁儿童体重依然存在地区差异,其中 1 岁以内婴幼儿体重东、中、西部基本无差异,但西部地区 2~5 儿童体重最低(表 3-5)。

与 2013 年相比,2016—2017 年中国城市 2~5 岁男童和农村 2~5 岁儿童各月龄组的平均体重均有增长;农村儿童体重增长幅度高于城市儿童(表 3-6)。

表 3-1   2016—2017 年中国城乡 0~5 岁儿童平均身高(长)

单位:cm

月龄/月	全国				城市				农村			
	男童		女童		男童		女童		男童		女童	
	$\bar{x}$	$S_{\bar{x}}$	$\bar{x}$	$S_{\bar{x}}$	$\bar{x}$	$S_{\bar{x}}$	$\bar{x}$	$S_{\bar{x}}$	$\bar{x}$	$S_{\bar{x}}$	$\bar{x}$	$S_{\bar{x}}$
6	69.8	0.2	67.9	0.2	69.9	0.3	68.0	0.3	69.7	0.3	67.8	0.2
12	76.3	0.2	75.6	0.3	76.7	0.4	76.0	0.6	75.9	0.3	75.3	0.3
23	85.8	0.4	85.9	0.3	86.2	0.9	86.8	0.5	85.5	0.4	85.3	0.3
24~	91.6	0.2	90.5	0.2	92.7	0.3	91.6	0.3	90.8	0.2	89.7	0.2
36~	99.9	0.2	98.5	0.2	100.9	0.3	99.7	0.3	99.1	0.3	97.7	0.2
48~	106.5	0.2	105.6	0.2	107.5	0.3	106.7	0.5	105.8	0.3	104.8	0.2
60~71.9	113.1	0.3	111.9	0.3	114.4	0.5	113.3	0.5	112.0	0.4	110.9	0.3

表 3-2   2016—2017 年中国不同地区 0~5 岁儿童平均身高(长)

单位:cm

月龄/月	东部				中部				西部			
	男童		女童		男童		女童		男童		女童	
	$\bar{x}$	$S_{\bar{x}}$	$\bar{x}$	$S_{\bar{x}}$	$\bar{x}$	$S_{\bar{x}}$	$\bar{x}$	$S_{\bar{x}}$	$\bar{x}$	$S_{\bar{x}}$	$\bar{x}$	$S_{\bar{x}}$
6	70.5	0.3	68.1	0.3	69.6	0.3	67.7	0.3	68.7	0.2	67.5	0.3
12	76.4	0.4	76.1	0.6	76.8	0.3	75.1	0.3	75.5	0.5	75.2	0.4
23	86.3	0.7	86.9	0.4	85.6	0.6	85.0	0.4	85.0	0.6	84.9	0.7
24~	92.3	0.3	91.6	0.2	91.4	0.2	90.1	0.3	90.6	0.4	89.2	0.3
36~	100.8	0.3	99.4	0.3	99.6	0.3	98.3	0.3	98.6	0.4	97.5	0.4
48~	107.5	0.3	106.4	0.4	106.4	0.3	105.3	0.3	105.0	0.3	104.3	0.3
60~71.9	114.2	0.5	112.9	0.5	112.1	0.4	111.8	0.4	111.6	0.5	110.1	0.4

表 3-3   2013 年、2016—2017 年中国城乡 2~5 岁儿童平均身高

单位:cm

月龄/月	城市				农村			
	男童		女童		男童		女童	
	2013年	2016—2017年	2013年	2016—2017年	2013年	2016—2017年	2013年	2016—2017年
24~	92.2	92.7	91.1	91.6	89.8	90.8	88.8	89.7
36~	99.7	100.9	98.7	99.7	97.6	99.1	96.9	97.7
48~	106.8	107.5	105.7	106.7	104.9	105.8	104.2	104.8
60~71.9	113.9	114.4	112.7	113.3	110.8	112.0	109.5	110.9

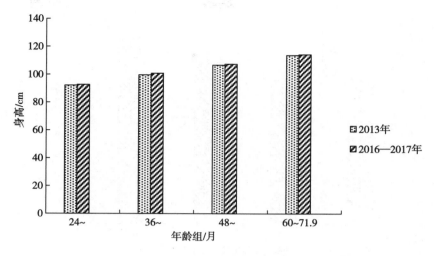

图 3-1　2013 年、2016—2017 年中国城市 2~5 岁男童身高比较

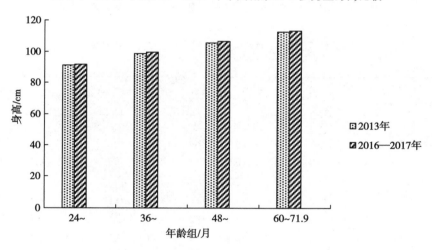

图 3-2　2013 年、2016—2017 年中国城市 2~5 岁女童身高比较

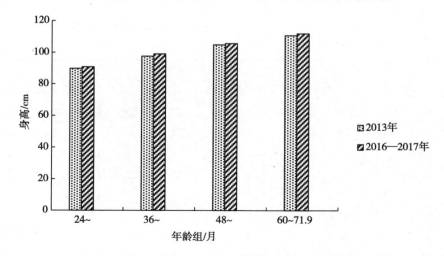

图 3-3　2013 年、2016—2017 年中国农村 2~5 岁男童身高比较

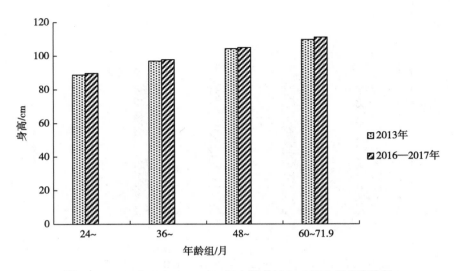

图 3-4　2013 年、2016—2017 年中国农村 2~5 岁女童身高比较

表 3-4　2016—2017 年中国城乡 0~5 岁儿童平均体重

单位:kg

| 月龄 / 月 | 全国 | | | | 城市 | | | | 农村 | | | |
| | 男童 | | 女童 | | 男童 | | 女童 | | 男童 | | 女童 | |
	$\bar{x}$	$S_{\bar{x}}$	$\bar{x}$	$S_{\bar{x}}$	$\bar{x}$	$S_{\bar{x}}$	$\bar{x}$	$S_{\bar{x}}$	$\bar{x}$	$S_{\bar{x}}$	$\bar{x}$	$S_{\bar{x}}$
6	8.9	0.1	8.2	0.1	8.9	0.1	8.2	0.1	8.9	0.1	8.2	0.1
12	10.4	0.1	9.8	0.1	10.5	0.2	10.0	0.3	10.3	0.1	9.7	0.1
23	12.2	0.2	12.2	0.2	12.2	0.4	12.7	0.5	12.2	0.1	11.9	0.1
24~	13.8	0.1	13.2	0.1	14.1	0.1	13.5	0.1	13.6	0.1	13.0	0.1
36~	16.1	0.1	15.3	0.1	16.3	0.2	15.7	0.1	16.0	0.2	15.1	0.1
48~	18.0	0.1	17.3	0.1	18.4	0.3	17.6	0.2	17.8	0.1	17.1	0.1
60~71.9	20.5	0.2	19.5	0.2	21.3	0.3	20.1	0.3	19.9	0.2	19.0	0.1

表 3-5　2016—2017 年中国不同地区 0~5 岁儿童平均体重

单位:kg

| 月龄 / 月 | 东部 | | | | 中部 | | | | 西部 | | | |
| | 男童 | | 女童 | | 男童 | | 女童 | | 男童 | | 女童 | |
	$\bar{x}$	$S_{\bar{x}}$	$\bar{x}$	$S_{\bar{x}}$	$\bar{x}$	$S_{\bar{x}}$	$\bar{x}$	$S_{\bar{x}}$	$\bar{x}$	$S_{\bar{x}}$	$\bar{x}$	$S_{\bar{x}}$
6	9.0	0.1	8.3	0.1	9.0	0.1	8.1	0.1	8.5	0.1	8.0	0.1
12	10.4	0.2	10.1	0.2	10.6	0.1	9.7	0.1	10.1	0.1	9.6	0.1
23	12.3	0.3	12.7	0.4	12.4	0.2	12.0	0.2	11.9	0.2	11.4	0.2
24~	14.1	0.1	13.5	0.1	13.8	0.1	13.1	0.1	13.4	0.1	12.7	0.1
36~	16.6	0.2	15.6	0.2	16.0	0.1	15.2	0.1	15.5	0.1	15.0	0.2
48~	18.5	0.2	17.5	0.2	17.9	0.1	17.1	0.1	17.4	0.1	16.9	0.2
60~71.9	21.0	0.3	20.0	0.3	19.9	0.1	19.2	0.2	20.0	0.3	18.8	0.2

表 3-6 2013 年、2016—2017 年中国城乡 2-5 岁儿童平均体重

单位:kg

月龄 / 月	城市				农村			
	男童		女童		男童		女童	
	2013年	2016—2017年	2013年	2016—2017年	2013年	2016—2017年	2013年	2016—2017年
24~	14.0	14.1	13.5	13.5	13.5	13.6	12.9	13.0
36~	16.1	16.3	15.5	15.7	15.5	16.0	15.0	15.1
48~	18.3	18.4	17.6	17.6	17.5	17.8	16.9	17.1
60~71.9	20.9	21.3	20.1	20.1	19.6	19.9	18.8	19.0

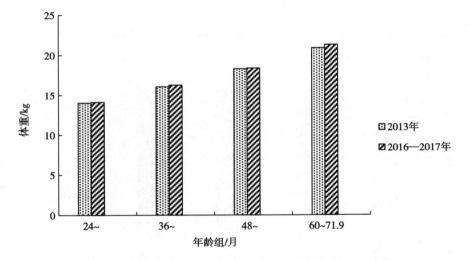

图 3-5 2013 年、2016—2017 年中国城市 2~5 岁男童体重比较

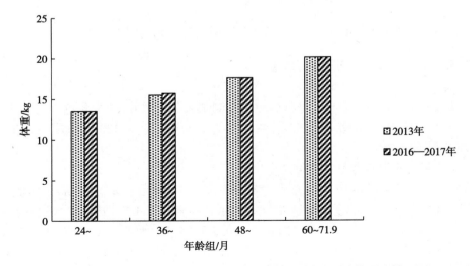

图 3-6 2013 年、2016—2017 年中国城市 2~5 岁女童体重比较

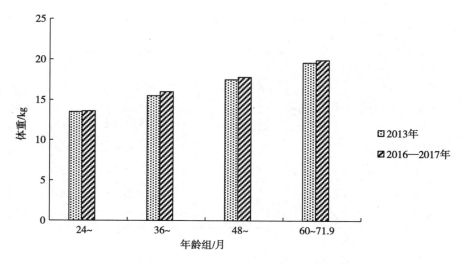

图 3-7　2013 年、2016—2017 年中国农村 2~5 岁男童体重比较

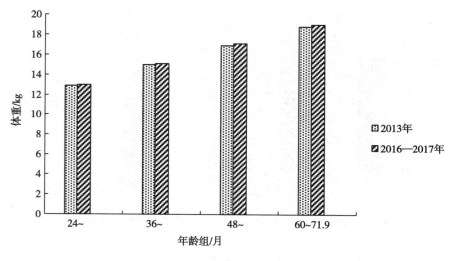

图 3-8　2013 年、2016—2017 年中国农村 2~5 岁女童体重比较

（二）6~17 岁儿童青少年身高、体重及变化

1. **样本情况**

2016—2017 年中国儿童与乳母营养健康监测纳入分析的 6~17 岁儿童青少年共 72 781 人，其中男童 36 361 人（城市 17 111 人，农村 19 250 人），女童 36 420 人（城市 17 114 人，农村 19 306 人）（表 3-7）。

2. **6~17 岁儿童青少年身高均值及变化**

2016—2017 年中国 6~17 岁儿童青少年身高如表 3-8 所示。东部、中部、西部地区间差异表现为，大部分年龄段的东部地区儿童青少年身高略高于中部地区，中部地区略高于西部地区（见表 3-9）。与既往（1992 年、2002 年、2012 年）调查 / 监测结果相比，在过去近 30 年里，中国城乡 6~17 岁儿童青少年各年龄组身高均呈增长趋势（表 3-10，图 3-9~ 图 3-12）。与 2012 年调查结果相比，6~17 岁的男童和女童各年龄组身高平均分别增加了 1.6cm 和 1cm。

表 3-7　2016—2017 年中国城乡 6~17 岁儿童青少年样本情况

单位:人

年龄/岁	全国			城市			农村		
	合计	男童	女童	小计	男童	女童	小计	男童	女童
6~	4 047	1 942	2 105	1 955	930	1 025	2 092	1 012	1 080
7~	7 095	3 567	3 528	3 359	1 685	1 674	3 736	1 882	1 854
8~	7 464	3 707	3 757	3 464	1 745	1 719	4 000	1 962	2 038
9~	7 443	3 753	3 690	3 534	1 778	1 756	3 909	1 975	1 934
10~	7 251	3 590	3 661	3 414	1 681	1 733	3 837	1 909	1 928
11~	7 318	3 657	3 661	3 413	1 712	1 701	3 905	1 945	1 960
12~	7 468	3 747	3 721	3 650	1 815	1 835	3 818	1 932	1 886
13~	6 616	3 324	3 292	3 138	1 594	1 544	3 478	1 730	1 748
14~	3 763	1 916	1 847	1 535	786	749	2 228	1 130	1 098
15~	4 745	2 271	2 474	2 233	1 072	1 161	2 512	1 199	1 313
16~	6 514	3 262	3 252	3 156	1 565	1 591	3 358	1 697	1 661
17~	3 057	1 625	1 432	1 374	748	626	1 683	877	806
合计	72 781	36 361	36 420	34 225	17 111	17 114	38 556	19 250	19 306

表 3-8　2016—2017 年中国城乡 6~17 岁儿童青少年平均身高

单位:cm

年龄/岁	全国				城市				农村			
	男童		女童		男童		女童		男童		女童	
	$\bar{x}$	$S_{\bar{x}}$	$\bar{x}$	$S_{\bar{x}}$	$\bar{x}$	$S_{\bar{x}}$	$\bar{x}$	$S_{\bar{x}}$	$\bar{x}$	$S_{\bar{x}}$	$\bar{x}$	$S_{\bar{x}}$
6~	121.4	0.3	120.3	0.3	122.2	0.5	121.4	0.4	120.8	0.5	119.5	0.5
7~	125.3	0.4	124.0	0.3	126.9	0.5	125.6	0.5	124.1	0.5	122.8	0.4
8~	131.0	0.4	129.5	0.4	132.1	0.5	131.0	0.5	130.1	0.6	128.4	0.5
9~	135.9	0.4	135.5	0.4	138.2	0.6	137.8	0.6	134.1	0.5	133.5	0.4
10~	140.5	0.5	141.8	0.5	143.2	0.9	144.3	0.7	138.7	0.5	140.1	0.6
11~	146.4	0.5	148.0	0.4	149.9	0.6	150.5	0.6	144.1	0.5	146.4	0.5
12~	153.0	0.5	153.4	0.5	156.1	0.8	155.6	0.9	150.5	0.4	151.4	0.5
13~	160.6	0.5	156.0	0.4	163.5	0.7	158.7	0.5	157.6	0.5	153.5	0.4
14~	164.4	0.4	156.9	0.4	166.3	0.7	158.3	0.6	162.9	0.4	155.9	0.4
15~	170.1	0.3	159.2	0.3	171.3	0.4	160.2	0.4	168.6	0.3	158.0	0.4
16~	171.4	0.3	159.5	0.3	172.3	0.5	160.3	0.4	170.4	0.3	158.5	0.4
17~	171.8	0.4	159.1	0.4	173.2	0.6	160.1	0.6	170.3	0.4	157.9	0.6

表 3-9   2016—2017 年中国不同地区 6~17 岁儿童青少年平均身高

单位：cm

| 年龄/岁 | 东部 | | | | 中部 | | | | 西部 | | | |
| | 男童 | | 女童 | | 男童 | | 女童 | | 男童 | | 女童 | |
	$\bar{x}$	$S_{\bar{x}}$	$\bar{x}$	$S_{\bar{x}}$	$\bar{x}$	$S_{\bar{x}}$	$\bar{x}$	$S_{\bar{x}}$	$\bar{x}$	$S_{\bar{x}}$	$\bar{x}$	$S_{\bar{x}}$
6~	122.8	0.4	121.7	0.4	121.6	0.4	120.7	0.5	119.3	0.7	118.2	0.6
7~	126.7	0.6	125.7	0.5	126.3	0.4	124.7	0.5	123.1	0.7	121.8	0.4
8~	132.6	0.6	131.5	0.5	131.5	0.4	130.4	0.4	128.7	0.6	126.9	0.5
9~	138.0	0.7	137.3	0.7	136.9	0.4	135.5	0.5	133.0	0.7	133.2	0.7
10~	142.6	1.0	143.9	0.8	140.6	0.7	142.3	0.7	137.8	0.7	139.2	0.7
11~	149.2	0.8	150.0	0.6	146.5	0.8	148.1	0.7	143.1	0.4	145.5	0.6
12~	155.0	0.9	155.4	1.0	153.2	0.6	154.1	0.5	150.6	0.6	150.5	0.6
13~	163.3	0.8	158.8	0.6	160.9	1.0	156.0	0.8	157.3	0.7	153.4	0.6
14~	166.6	0.7	158.1	0.6	165.0	0.6	158.2	0.7	162.4	0.5	155.0	0.5
15~	171.2	0.6	160.4	0.5	170.6	0.5	159.7	0.3	167.7	0.5	156.8	0.6
16~	172.2	0.6	160.4	0.5	171.7	0.4	160.5	0.3	169.7	0.5	157.5	0.5
17~	173.1	0.6	160.2	0.7	172.6	0.8	160.2	0.7	169.9	0.4	157.1	0.6

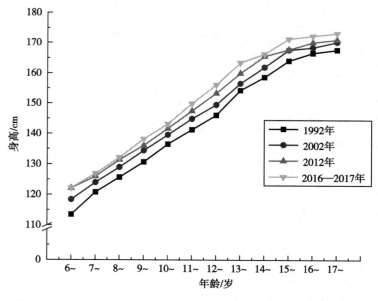

图 3-9   1992—2017 年中国城市 6~17 岁儿童青少年身高比较（男童）

表3-10 1992—2017年中国城乡6~17岁儿童青少年平均身高

单位:cm

年龄/岁	城市								农村							
	男童				女童				男童				女童			
	2016—2017年	2012年	2002年	1992年	2016—2017年	2012年	2002年	1992年	2016—2017年	2012年	2002年	1992年	2016—2017年	2012年	2002年	1992年
6~	122.2	122.1	118.4	113.5	121.4	120.6	117.0	112.6	120.8	118.4	113.1	110.2	119.5	117.5	112.9	109.6
7~	126.9	126.0	124.0	120.8	125.6	124.4	122.6	118.7	124.1	123.9	119.6	116.1	122.8	122.6	118.2	114.7
8~	132.1	131.4	129.0	125.7	131.0	130.5	128.3	124.9	130.1	128.7	124.6	121.3	128.4	128.0	123.8	120.1
9~	138.2	136.1	134.4	130.7	137.8	136.0	133.5	130.7	134.1	133.3	129.1	126.0	133.5	133.1	128.8	125.5
10~	143.2	141.7	139.6	136.5	144.3	141.4	139.9	135.7	138.7	138.4	134.2	130.9	140.1	139.2	134.3	130.3
11~	149.9	147.5	144.9	141.3	150.5	148.5	145.8	141.9	144.1	144.0	139.2	135.1	146.4	144.4	140.0	135.5
12~	156.1	153.3	149.5	146.1	155.6	152.8	150.5	147.9	150.5	149.6	144.5	140.4	151.4	149.8	145.4	141.3
13~	163.5	160.0	156.6	154.3	158.7	156.6	154.5	152.0	157.6	155.9	149.9	147.6	153.5	153.5	150.1	146.7
14~	166.3	165.6	162.0	158.7	158.3	158.6	157.2	154.9	162.9	161.3	157.2	152.9	155.9	156.0	153.2	150.6
15~	171.3	167.7	167.6	164.1	160.2	158.8	158.3	156.5	168.6	165.2	161.4	158.1	158.0	156.9	154.8	151.9
16~	172.3	170.1	168.4	166.6	160.3	159.6	158.8	156.7	170.4	166.8	165.2	161.4	158.5	157.5	156.0	154.4
17~	173.2	171.0	170.2	167.6	160.1	159.3	158.6	157.2	170.3	168.3	166.3	163.4	157.9	158.1	157.0	154.5

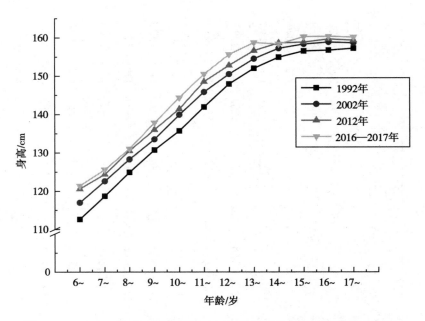

图 3-10　1992—2017 年中国城市 6~17 岁儿童青少年身高比较（女童）

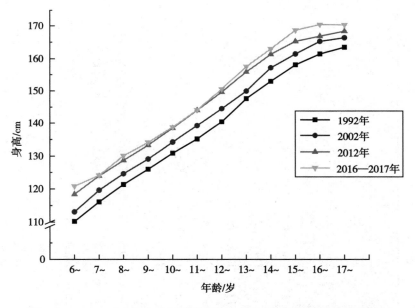

图 3-11　1992—2017 年中国农村 6~17 岁儿童青少年身高比较（男童）

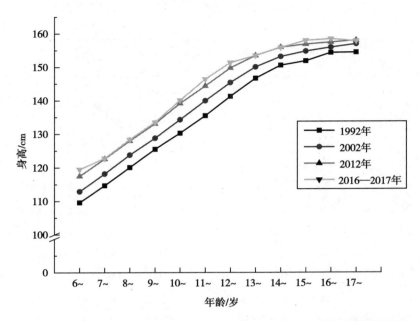

图 3-12　1992—2017 年中国农村 6~17 岁儿童青少年身高比较（女童）

3. 6~17 岁儿童青少年体重均值及变化

2016—2017 年中国 6~17 岁儿童青少年体重如表 3-11 所示。东部、中部、西部地区间差异表现为，大部分年龄段的东部地区儿童青少年体重高于中部地区，中部地区高于西部地区（表 3-12）。与既往（1992 年、2002 年、2012 年）调查 / 监测结果相比，在过去近 30 年里，中国城乡 6~17 岁儿童青少年总体来说各年龄组体重均有不同程度增加（表 3-13，图 3-13~ 图 3-16）。与 2012 年调查结果相比，6~17 岁的男童和女童各年龄组身高平均分别增加了 1.4kg 和 0.6kg。

4. 6~17 岁儿童青少年 BMI 均值及变化

2016—2017 年中国 6~17 岁儿童青少年 BMI 如表 3-14 所示。东部、中部、西部地区间差异表现为，大部分年龄段的东部地区儿童青少年 BMI 略高于中部地区，中部地区略高于西部地区（表 3-15）。2012 年与 2002 年相比，中国城乡 6~17 岁儿童青少年各年龄组 BMI 均有较大幅度增长；2016—2017 年与 2012 年相比，城市 12~16 岁孩男童和女童 BMI 有一定程度增长，农村 15~17 岁男童和女童 BMI 有一定程度增长（表 3-16）。

表 3-11 2016—2017 年中国城乡 6~17 岁儿童青少年平均体重

单位：kg

年龄/岁	全国				城市				农村			
	男童		女童		男童		女童		男童		女童	
	$\bar{x}$	$S_{\bar{x}}$	$\bar{x}$	$S_{\bar{x}}$	$\bar{x}$	$S_{\bar{x}}$	$\bar{x}$	$S_{\bar{x}}$	$\bar{x}$	$S_{\bar{x}}$	$\bar{x}$	$S_{\bar{x}}$
6~	23.6	0.2	22.2	0.2	24.2	0.2	22.9	0.3	23.1	0.3	21.7	0.3
7~	25.5	0.3	24.0	0.2	26.8	0.5	24.9	0.3	24.6	0.3	23.3	0.3
8~	28.9	0.3	27.1	0.3	30.1	0.5	28.3	0.3	28.1	0.4	26.3	0.4
9~	32.2	0.4	30.3	0.3	34.0	0.6	31.8	0.5	30.8	0.5	29.0	0.4
10~	35.2	0.4	34.5	0.4	37.7	0.8	36.2	0.6	33.5	0.4	33.3	0.5
11~	39.7	0.5	39.2	0.4	43.4	0.9	41.4	0.6	37.3	0.5	37.8	0.5
12~	44.7	0.6	44.1	0.5	48.0	1.1	46.2	0.8	42.0	0.6	42.1	0.5
13~	51.5	0.8	47.1	0.4	55.7	1.1	49.1	0.4	47.2	0.7	45.3	0.5
14~	53.9	0.7	48.9	0.5	56.7	1.3	50.8	0.9	51.6	0.7	47.5	0.4
15~	60.6	0.5	52.9	0.4	63.0	0.8	54.1	0.7	57.7	0.5	51.5	0.4
16~	62.5	0.5	53.2	0.4	64.6	0.7	54.3	0.7	60.1	0.4	51.8	0.5
17~	62.3	0.6	52.5	0.4	64.7	0.9	52.8	0.7	59.7	0.5	52.1	0.6

表 3-12 2016—2017 年中国不同地区 6~17 岁儿童青少年平均体重

单位：kg

年龄/岁	东部				中部				西部			
	男童		女童		男童		女童		男童		女童	
	$\bar{x}$	$S_{\bar{x}}$	$\bar{x}$	$S_{\bar{x}}$	$\bar{x}$	$S_{\bar{x}}$	$\bar{x}$	$S_{\bar{x}}$	$\bar{x}$	$S_{\bar{x}}$	$\bar{x}$	$S_{\bar{x}}$
6~	24.3	0.3	23.1	0.3	23.5	0.3	22.2	0.3	22.6	0.4	21.1	0.3
7~	26.8	0.6	25.1	0.4	25.8	0.3	24.2	0.3	24.1	0.4	22.7	0.3
8~	30.1	0.6	28.8	0.4	29.1	0.4	27.0	0.3	27.5	0.4	25.6	0.3
9~	34.5	0.6	31.8	0.5	32.5	0.5	30.1	0.4	29.7	0.5	28.7	0.4
10~	37.3	0.9	36.1	0.7	34.7	0.6	34.4	0.8	33.0	0.5	32.7	0.5
11~	43.0	0.9	40.8	0.6	38.9	0.7	38.9	0.6	36.6	0.5	37.5	0.7
12~	47.5	1.2	45.8	0.9	44.3	0.9	44.3	0.7	41.6	0.7	41.7	0.7
13~	55.8	1.4	49.8	0.6	52.0	1.2	46.9	0.7	46.2	0.8	44.8	0.5
14~	56.6	1.4	49.7	0.8	55.4	1.4	50.3	1.0	50.9	0.9	47.4	0.6
15~	62.6	1.1	53.6	0.8	61.4	0.9	53.9	0.7	56.7	0.7	50.5	0.6
16~	64.2	1.0	54.0	0.9	62.8	0.8	54.5	0.5	59.5	0.5	50.9	0.5
17~	64.0	1.0	52.8	0.8	63.9	1.2	54.5	0.8	59.5	0.7	50.9	0.5

表 3-13　1992—2017 年中国城乡 6~17 岁儿童青少年平均体重

单位:kg

年龄/岁	城市 男童				城市 女童				农村 男童				农村 女童			
	2016—2017年	2012年	2002年	1992年	2016—2017年	2012年	2002年	1992年	2016—2017年	2012年	2002年	1992年	2016—2017年	2012年	2002年	1992年
6~	24.2	24.6	22.2	20.7	22.9	23.3	21.1	20.0	23.1	22.4	19.4	19.1	21.7	21.6	18.7	18.4
7~	26.8	26.2	24.8	23.1	24.9	24.5	23.2	22.0	24.6	24.9	21.7	21.1	23.3	23.7	20.6	20.2
8~	30.1	29.7	27.2	26.0	28.3	28.0	26.0	24.9	28.1	27.4	23.9	23.1	26.3	26.6	22.9	22.3
9~	34.0	33.1	30.4	29.3	31.8	31.4	28.6	28.3	30.8	30.8	26.1	25.3	29.0	29.0	25.4	24.6
10~	37.7	37.3	33.8	31.5	36.2	34.5	32.8	31.0	33.5	34.0	28.6	27.6	33.3	33.1	28.2	27.1
11~	43.4	41.8	37.4	34.8	41.4	40.1	36.7	34.2	37.3	37.8	31.9	30.1	37.8	36.3	31.8	30.0
12~	48.0	45.2	40.5	38.0	46.2	43.9	40.5	40.5	42.0	41.8	35.4	33.2	42.1	41.0	35.8	34.1
13~	55.7	50.6	44.9	44.1	49.1	47.5	44.5	43.2	47.2	46.3	39.3	38.7	45.3	44.8	40.5	39.1
14~	56.7	56.2	49.4	49.3	50.8	50.5	47.2	46.4	51.6	50.7	45.1	42.4	47.5	47.7	44.1	43.2
15~	63.0	57.7	55.2	52.8	54.1	51.5	50.8	48.3	57.7	54.0	48.6	47.5	51.5	50.0	46.7	45.2
16~	64.6	60.4	57.2	54.8	54.3	52.9	52.2	49.8	60.1	56.3	53.0	51.3	51.8	50.8	49.2	48.6
17~	64.7	61.7	58.7	56.1	52.8	52.7	51.9	50.1	59.7	58.0	54.9	52.9	52.1	51.6	51.2	49.3

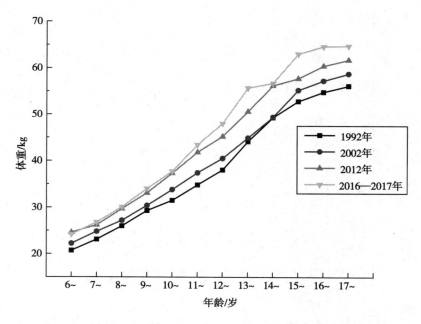

图 3-13　1992—2017 年中国城市 6~17 岁儿童青少年体重比较（男童）

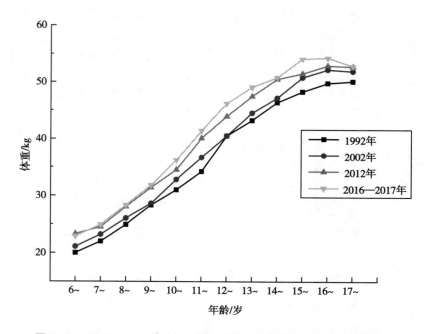

图 3-14　1992—2017 年中国城市 6~17 岁儿童青少年体重比较（女童）

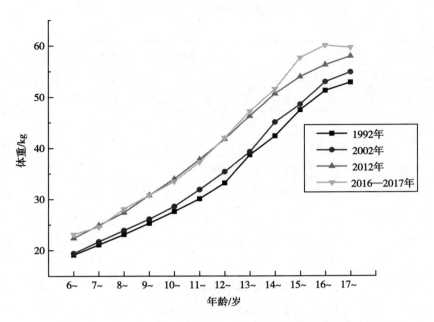

图 3-15　1992—2017 年中国农村 6~17 岁儿童青少年体重比较（男童）

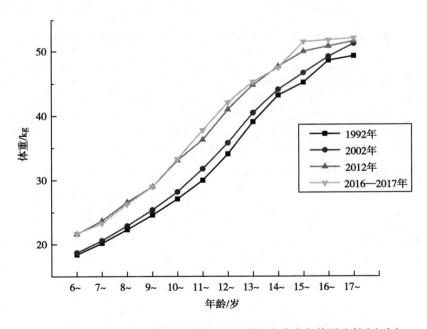

图 3-16　1992—2017 年中国农村 6~17 岁儿童青少年体重比较（女童）

表 3-14   2016—2017 年中国城乡 6~17 岁儿童青少年平均 BMI

单位：kg/m²

年龄/岁	全国				城市				农村			
	男童		女童		男童		女童		男童		女童	
	$\bar{x}$	$S_{\bar{x}}$	$\bar{x}$	$S_{\bar{x}}$	$\bar{x}$	$S_{\bar{x}}$	$\bar{x}$	$S_{\bar{x}}$	$\bar{x}$	$S_{\bar{x}}$	$\bar{x}$	$S_{\bar{x}}$
6~	15.9	0.1	15.3	0.1	16.2	0.2	15.4	0.1	15.8	0.1	15.2	0.1
7~	16.2	0.1	15.5	0.1	16.5	0.2	15.7	0.1	15.9	0.1	15.4	0.1
8~	16.7	0.1	16.1	0.1	17.1	0.2	16.4	0.2	16.4	0.1	15.8	0.1
9~	17.3	0.1	16.4	0.1	17.7	0.2	16.6	0.2	17.0	0.2	16.2	0.1
10~	17.6	0.1	17.0	0.1	18.2	0.2	17.2	0.2	17.3	0.1	16.8	0.1
11~	18.3	0.2	17.7	0.1	19.1	0.3	18.1	0.1	17.8	0.2	17.4	0.2
12~	18.8	0.2	18.6	0.1	19.5	0.3	19.0	0.2	18.3	0.2	18.2	0.1
13~	19.7	0.2	19.3	0.1	20.6	0.3	19.5	0.2	18.8	0.2	19.1	0.2
14~	19.7	0.2	19.8	0.1	20.3	0.3	20.2	0.3	19.3	0.2	19.5	0.1
15~	20.8	0.1	20.8	0.1	21.4	0.2	21.0	0.2	20.2	0.1	20.6	0.1
16~	21.2	0.1	20.9	0.1	21.7	0.2	21.1	0.2	20.7	0.1	20.6	0.1
17~	21.1	0.1	20.7	0.1	21.5	0.2	20.6	0.2	20.6	0.1	20.9	0.1

表 3-15   2016—2017 年中国不同地区 6~17 岁儿童青少年平均 BMI

单位：kg/m²

年龄/岁	东部				中部				西部			
	男童		女童		男童		女童		男童		女童	
	$\bar{x}$	$S_{\bar{x}}$	$\bar{x}$	$S_{\bar{x}}$	$\bar{x}$	$S_{\bar{x}}$	$\bar{x}$	$S_{\bar{x}}$	$\bar{x}$	$S_{\bar{x}}$	$\bar{x}$	$S_{\bar{x}}$
6~	16.0	0.1	15.5	0.1	15.8	0.1	15.2	0.2	15.9	0.2	15.0	0.1
7~	16.5	0.2	15.8	0.1	16.0	0.1	15.5	0.1	15.9	0.1	15.3	0.2
8~	17.0	0.2	16.5	0.2	16.7	0.2	15.8	0.1	16.5	0.2	15.8	0.2
9~	17.9	0.2	16.7	0.2	17.2	0.2	16.3	0.1	16.7	0.2	16.0	0.1
10~	18.1	0.2	17.3	0.2	17.4	0.2	16.8	0.2	17.2	0.2	16.7	0.1
11~	19.0	0.3	17.9	0.1	17.9	0.2	17.6	0.2	17.7	0.2	17.5	0.2
12~	19.6	0.3	18.9	0.2	18.6	0.3	18.5	0.2	18.1	0.2	18.3	0.2
13~	20.7	0.3	19.7	0.2	19.9	0.2	19.2	0.2	18.5	0.2	18.9	0.1
14~	20.2	0.3	19.8	0.3	20.1	0.4	20.0	0.3	19.2	0.2	19.7	0.2
15~	21.2	0.3	20.8	0.2	21.0	0.2	21.1	0.2	20.1	0.2	20.5	0.2
16~	21.6	0.3	21.0	0.3	21.2	0.2	21.1	0.2	20.6	0.1	20.5	0.1
17~	21.3	0.2	20.5	0.2	21.4	0.3	21.2	0.2	20.6	0.2	20.6	0.2

表3-16 2002—2017年中国城乡6~17岁儿童青少年平均BMI

单位:kg/m²

年龄/岁	城市						农村					
	男童			女童			男童			女童		
	2016—2017年	2012年	2002年	2016—2017年	2012年	2002年	2016—2017年	2012年	2002年	2016—2017年	2012年	2002年
6~	16.2	16.4	15.8	15.4	15.9	15.3	15.8	15.8	15.1	15.2	15.5	14.6
7~	16.5	16.4	16.0	15.7	15.8	15.4	15.9	16.1	15.1	15.4	15.7	14.7
8~	17.1	17.1	16.2	16.4	16.3	15.7	16.4	16.4	15.3	15.8	16.1	14.8
9~	17.7	17.8	16.7	16.6	16.9	16.0	17.0	17.4	15.6	16.2	16.2	15.2
10~	18.2	18.4	17.2	17.2	17.1	16.6	17.3	17.6	15.8	16.8	16.9	15.6
11~	19.1	19.0	17.7	18.1	18.0	17.1	17.8	18.0	16.3	17.4	17.3	16.1
12~	19.5	19.0	17.9	19.0	18.7	17.8	18.3	18.5	16.8	18.2	18.2	16.8
13~	20.6	19.5	18.1	19.5	19.3	18.5	18.8	18.8	17.4	19.1	18.9	17.9
14~	20.3	20.3	18.7	20.2	20.0	19.0	19.3	19.4	18.1	19.5	19.6	18.7
15~	21.4	20.4	19.6	21.0	20.4	20.2	20.2	19.7	18.6	20.6	20.3	19.5
16~	21.7	20.8	20.1	21.1	20.7	20.7	20.7	20.1	19.3	20.6	20.5	20.2
17~	21.5	21.1	20.2	20.6	20.7	20.6	20.6	20.4	19.8	20.9	20.6	20.7

（三）18 岁及以上成人身高、体重及变化

1. 样本情况

本次分析纳入 182 127 名 18 岁及以上成人；男性 84 991 人，占 46.7%，女性 97 136 人，占 53.3%；城市 74 129 人，占 40.7%，农村 107 998 人，占 59.3%；东部地区 67 736 人，占 37.2%，中部地区 51 985 人，占 28.5%，西部地区 62 406 人，占 34.3%。

2. 18 岁及以上成人身高均值及变化

2015 年中国 18 岁及以上男性和女性的平均身高分别为 167.5cm 和 157.0cm，其中城市男性和女性的平均身高分别为 168.5cm 和 157.1cm，农村男性和女性的平均身高分别为 166.3cm 和 155.0cm。同地区、同年龄组男性身高高于女性，城市居民的身高在各年龄组均不同程度地高于农村（表 3-17，表 3-18）。东部、中部、西部地区间差异表现为，东部地区最高，西部地区最低（表 3-19，表 3-20）。

与 2002 年和 2012 年相比，中国城市男性居民除 30~34 岁组外平均身高基本未变，但女性和农村青壮年男性的身高均有不同程度增加（表 3-21）。

表 3-17　2015 年中国城乡18 岁及以上成人年龄别平均身高

单位：cm

年龄/岁	全国				城市				农村			
	男性		女性		男性		女性		男性		女性	
	$\bar{x}$	$S_{\bar{x}}$	$\bar{x}$	$S_{\bar{x}}$	$\bar{x}$	$S_{\bar{x}}$	$\bar{x}$	$S_{\bar{x}}$	$\bar{x}$	$S_{\bar{x}}$	$\bar{x}$	$S_{\bar{x}}$
18~19	170.4	0.4	159.1	0.4	171.0	0.7	159.7	0.6	169.9	0.5	158.5	0.6
20~24	170.4	0.2	158.3	0.2	170.9	0.3	159.1	0.3	169.8	0.3	157.4	0.3
25~29	170.4	0.2	158.3	0.2	171.4	0.3	158.8	0.3	169.0	0.2	157.5	0.2
30~34	169.4	0.2	157.8	0.1	170.3	0.3	158.5	0.2	168.3	0.2	156.9	0.2
35~39	168.5	0.2	157.1	0.1	169.3	0.2	157.9	0.2	167.5	0.3	156.1	0.2
40~44	167.5	0.1	156.5	0.1	168.2	0.2	157.2	0.2	166.7	0.1	155.8	0.1
45~49	167.0	0.1	156.2	0.1	167.8	0.2	157.0	0.1	166.2	0.1	155.4	0.1
50~54	166.5	0.1	155.9	0.1	167.3	0.2	156.6	0.1	165.6	0.1	155.1	0.1
55~59	165.1	0.1	154.3	0.1	166.2	0.2	155.3	0.1	164.2	0.1	153.5	0.1
60~64	164.5	0.1	153.8	0.1	165.8	0.2	154.9	0.1	163.5	0.1	152.8	0.1
65~69	163.6	0.1	152.3	0.1	164.8	0.2	153.7	0.2	162.7	0.1	151.2	0.1
70~74	162.6	0.1	151.1	0.2	163.7	0.2	152.3	0.2	161.7	0.1	150.0	0.2
75~	161.6	0.2	149.3	0.2	163.2	0.3	150.6	0.3	160.4	0.2	148.4	0.3
合计	167.5	0.1	157.0	0.1	168.5	0.1	157.1	0.1	166.3	0.1	155.0	0.1

表 3-18 2015 年中国城乡18 岁及以上成人年龄别身高均值

单位:cm

年龄/岁	全国				城市				农村			
	男性		女性		男性		女性		男性		女性	
	$\bar{x}$	$S_{\bar{x}}$	$\bar{x}$	$S_{\bar{x}}$	$\bar{x}$	$S_{\bar{x}}$	$\bar{x}$	$S_{\bar{x}}$	$\bar{x}$	$S_{\bar{x}}$	$\bar{x}$	$S_{\bar{x}}$
18~44	169.2	0.1	157.6	0.1	170.0	0.1	158.4	0.1	168.3	0.1	156.8	0.1
45~59	166.3	0.1	155.5	0.1	167.2	0.1	156.4	0.1	165.4	0.1	154.7	0.1
60~	163.3	0.1	151.7	0.1	164.6	0.1	153.0	0.1	162.3	0.1	150.7	0.1

表 3-19 2015 年中国不同地区18 岁及以上成人年龄别平均身高

单位:cm

年龄/岁	东部				中部				西部			
	男性		女性		男性		女性		男性		女性	
	$\bar{x}$	$S_{\bar{x}}$	$\bar{x}$	$S_{\bar{x}}$	$\bar{x}$	$S_{\bar{x}}$	$\bar{x}$	$S_{\bar{x}}$	$\bar{x}$	$S_{\bar{x}}$	$\bar{x}$	$S_{\bar{x}}$
18~19	172.8	0.6	160.6	0.7	169.1	0.8	157.8	0.8	168.0	0.7	157.7	0.6
20~24	171.6	0.4	159.5	0.4	170.1	0.4	158.5	0.3	168.7	0.3	156.3	0.5
25~29	171.6	0.3	158.9	0.3	170.3	0.3	158.3	0.3	168.2	0.3	157.0	0.2
30~34	170.6	0.4	158.7	0.2	169.3	0.3	157.7	0.2	167.6	0.3	156.5	0.2
35~39	170.3	0.3	158.3	0.2	168.2	0.3	156.9	0.2	166.5	0.4	155.5	0.3
40~44	168.5	0.2	157.4	0.2	167.5	0.2	156.4	0.2	165.9	0.2	155.2	0.2
45~49	168.0	0.2	157.2	0.1	167.1	0.2	156.0	0.1	165.3	0.2	154.6	0.1
50~54	167.6	0.1	156.7	0.1	166.2	0.2	155.7	0.1	164.7	0.2	154.4	0.1
55~59	166.8	0.2	155.7	0.1	164.7	0.2	154.2	0.2	162.9	0.2	152.2	0.2
60~64	166.1	0.2	155.1	0.1	164.3	0.2	153.5	0.1	162.4	0.2	151.9	0.2
65~69	165.0	0.2	153.7	0.2	163.4	0.2	152.4	0.2	161.6	0.2	150.7	0.2
70~74	163.7	0.2	152.2	0.3	162.7	0.2	151.0	0.2	160.7	0.3	149.6	0.2
75~	162.7	0.3	150.4	0.3	161.8	0.3	149.3	0.3	159.7	0.2	147.3	0.2
合计	168.8	0.1	157.1	0.1	167.2	0.1	155.9	0.1	165.5	0.1	154.4	0.1

表 3-20 2015 年中国不同地区18 岁及以上成人年龄别身高均值

单位:cm

年龄/岁	东部				中部				西部			
	男性		女性		男性		女性		男性		女性	
	$\bar{x}$	$S_{\bar{x}}$	$\bar{x}$	$S_{\bar{x}}$	$\bar{x}$	$S_{\bar{x}}$	$\bar{x}$	$S_{\bar{x}}$	$\bar{x}$	$S_{\bar{x}}$	$\bar{x}$	$S_{\bar{x}}$
18~44	170.6	0.1	158.6	0.1	169.0	0.1	157.5	0.1	167.3	0.1	156.1	0.1
45~59	167.5	0.1	156.6	0.1	166.1	0.1	155.4	0.1	164.4	0.1	153.8	0.1
60~	164.6	0.1	152.9	0.1	163.2	0.1	151.7	0.1	161.3	0.1	150.0	0.1

表 3-21 2002 年、2012 年、2015 年中国城乡 18 岁及以上成人年龄别平均身高

单位:cm

| 年龄/岁 | 城市 | | | | | | 农村 | | | | | |
| | 男性 | | | 女性 | | | 男性 | | | 女性 | | |
	2015年	2012年	2002年	2015年	2012年	2002年	2015年	2012年	2002年	2015年	2012年	2002年
18~	169.2	169.5	170.8	158.8	159.9	158.8	171.2	167.9	167.2	158.4	157.2	157.5
19~	172.1	171.3	170.4	160.3	161.8	159.6	168.9	167.2	168.3	158.6	156.9	157.0
20~	171.1	170.7	170.2	159.0	158.8	158.7	169.4	168.7	167.7	157.5	157.2	156.4
30~	169.8	168.8	168.7	158.2	157.4	157.6	167.8	167.1	166.6	156.5	156.0	155.5
40~	168.0	167.7	167.8	157.1	157.1	156.7	166.5	166.1	165.4	155.6	155.4	154.5
50~	166.8	166.8	166.5	156.0	155.9	155.0	164.9	164.5	164.1	154.3	153.8	153.1
60~	165.4	165.2	165.6	154.4	154.1	153.6	163.2	163.1	162.6	152.1	152.1	150.8
70~	163.8	163.7	163.6	151.9	152.2	150.6	161.4	161.7	160.9	149.5	149.8	148.8
80~	161.9	162.5	161.4	149.3	149.5	148.5	159.3	158.7	159.8	147.8	147.9	146.6

3. 18 岁及以上成人体重均值及变化

2015 年中国 18 岁及以上男性和女性的平均体重分别为 68.2kg 和 58.2kg,其中城市男性和女性的平均体重分别为 70.0kg 和 58.7kg,农村男性和女性的平均体重分别为 66.2kg 和 57.7kg。同地区、同年龄组男性体重高于女性,除 30~34 岁组城乡女性体重持平外,城市居民同性别、同年龄组的平均体重均高于农村(表 3-22,表 3-23)。东部、中部、西部地区间差异表现为,大部分年龄段东部地区居民的平均体重高于中部地区,中部地区高于西部地区(表 3-24,表 3-25)。

表 3-22 2015 年中国城乡 18 岁及以上成人年龄别平均体重

单位:kg

| 年龄/岁 | 全国 | | | | 城市 | | | | 农村 | | | |
| | 男性 | | 女性 | | 男性 | | 女性 | | 男性 | | 女性 | |
	$\bar{x}$	$S_{\bar{x}}$	$\bar{x}$	$S_{\bar{x}}$	$\bar{x}$	$S_{\bar{x}}$	$\bar{x}$	$S_{\bar{x}}$	$\bar{x}$	$S_{\bar{x}}$	$\bar{x}$	$S_{\bar{x}}$
18~19	65.4	0.8	54.6	0.9	67.2	1.3	53.8	1.4	63.5	0.8	55.6	0.9
20~24	67.5	0.4	56.2	0.3	68.0	0.7	55.8	0.5	66.8	0.5	56.7	0.4
25~29	69.8	0.3	57.1	0.2	71.1	0.5	57.1	0.4	68.2	0.4	57.2	0.3
30~34	70.8	0.5	58.1	0.2	72.0	0.9	58.1	0.3	69.2	0.4	58.1	0.3
35~39	70.7	0.3	59.1	0.2	72.2	0.4	59.5	0.3	68.8	0.4	58.7	0.2
40~44	70.1	0.2	60.0	0.2	71.8	0.3	60.1	0.3	68.2	0.3	60.0	0.2
45~49	69.5	0.2	60.6	0.1	71.4	0.3	61.1	0.3	67.6	0.2	60.1	0.2
50~54	68.6	0.2	60.9	0.1	70.3	0.3	61.3	0.2	66.8	0.2	60.5	0.2
55~59	66.3	0.2	59.1	0.2	68.6	0.3	60.4	0.2	64.4	0.2	58.0	0.2

续表

年龄/岁	全国				城市				农村			
	男性		女性		男性		女性		男性		女性	
	$\bar{x}$	$S_{\bar{x}}$	$\bar{x}$	$S_{\bar{x}}$	$\bar{x}$	$S_{\bar{x}}$	$\bar{x}$	$S_{\bar{x}}$	$\bar{x}$	$S_{\bar{x}}$	$\bar{x}$	$S_{\bar{x}}$
60~64	65.5	0.2	58.7	0.1	68.3	0.3	60.3	0.2	63.4	0.2	57.4	0.2
65~69	64.1	0.2	57.1	0.2	67.0	0.3	59.4	0.3	61.9	0.2	55.2	0.2
70~74	62.6	0.3	55.5	0.3	65.1	0.4	57.7	0.4	60.7	0.3	53.6	0.3
75~	60.7	0.3	52.2	0.3	63.8	0.5	55.0	0.4	58.3	0.3	50.1	0.4
合计	68.2	0.1	58.2	0.1	70.0	0.2	58.7	0.1	66.2	0.1	57.7	0.1

表 3-23　2015 年中国城乡18 岁及以上成人年龄别体重均值

单位:kg

年龄/岁	全国				城市				农村			
	男性		女性		男性		女性		男性		女性	
	$\bar{x}$	$S_{\bar{x}}$	$\bar{x}$	$S_{\bar{x}}$	$\bar{x}$	$S_{\bar{x}}$	$\bar{x}$	$S_{\bar{x}}$	$\bar{x}$	$S_{\bar{x}}$	$\bar{x}$	$S_{\bar{x}}$
18~44	69.5	0.2	58.0	0.1	70.8	0.3	57.9	0.2	68.0	0.2	58.1	0.1
45~59	68.3	0.1	60.2	0.1	70.3	0.2	61.0	0.1	66.3	0.1	59.5	0.1
60~	63.5	0.1	56.0	0.1	66.3	0.2	58.2	0.2	61.4	0.1	54.2	0.1

表 3-24　2015 年中国不同地区18 岁及以上成人年龄别平均体重

单位:kg

年龄/岁	东部				中部				西部			
	男性		女性		男性		女性		男性		女性	
	$\bar{x}$	$S_{\bar{x}}$	$\bar{x}$	$S_{\bar{x}}$	$\bar{x}$	$S_{\bar{x}}$	$\bar{x}$	$S_{\bar{x}}$	$\bar{x}$	$S_{\bar{x}}$	$\bar{x}$	$S_{\bar{x}}$
18~19	68.7	1.3	54.8	1.6	63.6	1.3	54.0	1.3	61.8	1.2	54.9	1.2
20~24	69.1	0.8	57.3	0.6	67.5	0.8	56.5	0.6	64.7	0.6	54.1	0.5
25~29	71.5	0.5	57.3	0.4	70.5	0.6	57.6	0.4	66.0	0.5	56.1	0.4
30~34	71.9	1.1	58.2	0.3	71.4	0.6	59.2	0.4	68.3	0.5	56.7	0.3
35~39	72.8	0.5	60.0	0.4	70.8	0.5	59.1	0.3	67.9	0.5	57.9	0.4
40~44	71.6	0.4	61.0	0.3	70.1	0.4	59.8	0.3	67.8	0.3	58.8	0.2
45~49	71.0	0.3	61.9	0.3	69.7	0.3	60.4	0.2	66.9	0.3	58.7	0.2
50~54	70.0	0.3	62.0	0.3	68.6	0.3	60.6	0.2	66.0	0.3	59.3	0.2
55~59	68.4	0.3	60.5	0.2	65.9	0.3	59.0	0.3	63.3	0.3	57.0	0.3
60~64	67.8	0.3	60.6	0.2	65.3	0.3	58.3	0.2	62.3	0.3	56.2	0.2
65~69	66.1	0.3	59.3	0.3	64.1	0.3	56.7	0.3	61.4	0.3	54.5	0.3
70~74	64.5	0.5	57.3	0.5	62.6	0.4	55.6	0.4	60.0	0.4	52.7	0.4
75~	62.8	0.5	53.5	0.5	60.4	0.4	51.9	0.4	57.7	0.4	49.8	0.3
合计	69.9	0.2	59.2	0.1	68.2	0.2	58.3	0.1	65.4	0.1	56.5	0.1

表 3-25　2015 年中国不同地区 18 岁及以上成人年龄别体重均值

单位:kg

年龄/岁	东部				中部				西部			
	男性		女性		男性		女性		男性		女性	
	$\bar{x}$	$S_{\bar{x}}$	$\bar{x}$	$S_{\bar{x}}$	$\bar{x}$	$S_{\bar{x}}$	$\bar{x}$	$S_{\bar{x}}$	$\bar{x}$	$S_{\bar{x}}$	$\bar{x}$	$S_{\bar{x}}$
18~44	71.2	0.3	58.6	0.2	69.7	0.3	58.3	0.2	66.7	0.2	56.7	0.2
45~59	69.9	0.2	61.5	0.1	68.2	0.2	60.0	0.1	65.5	0.2	58.3	0.1
60~	65.6	0.2	57.6	0.2	63.4	0.2	55.8	0.2	60.6	0.2	53.6	0.2

与 2012 年相比,中国城市男性、城市女性(除 19~ 岁组外)、农村男性、农村女性的平均体重均处于上升趋势,农村增加幅度高于城市(表 3-26)。

表 3-26　2002 年、2012 年、2015 年中国城乡 18 岁及以上成人年龄别平均体重

单位:kg

年龄/岁	城市						农村					
	男性			女性			男性			女性		
	2015年	2012年	2002年	2015年	2012年	2002年	2015年	2012年	2002年	2015年	2012年	2002年
18~	64.9	63.6	60.9	55.5	54.9	51.9	62.7	59.0	56.8	55.7	52.6	51.7
19~	68.6	65.3	61.2	52.8	55.8	51.8	64.1	61.8	58.8	55.4	52.6	52.3
20~	69.3	68.2	65.7	56.4	55.7	53.7	67.4	64.7	61.8	56.9	54.9	52.7
30~	72.1	70.0	67.5	58.9	57.6	56.7	69.0	66.4	63.2	58.4	56.8	54.7
40~	71.6	69.1	67.7	60.5	60.0	59.2	67.9	66.3	62.1	60.0	58.9	56.0
50~	69.5	68.1	67.2	60.9	60.3	60.2	65.5	63.6	60.5	59.2	57.8	55.0
60~	67.8	65.9	66.6	59.9	59.1	59.0	62.8	61.4	58.2	56.5	55.6	51.4
70~	65.0	63.2	63.5	57.2	55.9	55.0	59.9	58.6	55.5	52.2	51.6	48.6
80~	61.8	61.1	59.4	52.6	53.2	48.8	57.0	53.2	53.5	49.1	48.3	46.1

4. 18 岁及以上成人 BMI 均值及变化

2015 年中国 18 岁及以上男性和女性的平均 BMI 分别为 24.2kg/m² 和 23.9kg/m²,其中城市男性和女性的平均 BMI 分别为 24.6kg/m² 和 23.8kg/m²,农村男性和女性的平均 BMI 分别为 23.9kg/m² 和 24.0kg/m²。城市各年龄组男性居民的平均 BMI 高于农村;女性居民中,城市 55~59 岁组及以后各年龄组居民的平均 BMI 均高于农村,55 岁前各年龄组城市女性的平均 BMI 低于农村女性(表 3-27,表 3-28)。东部、中部、西部地区间差异表现为,大部分年龄段东部地区男性平均 BMI 略高于中部地区,中部地区男性略高于西部地区;女性平均 BMI 在 45 岁以后呈现出明显的地区差异,东部地区高于中部地区,中部地区高于西部地区(表 3-29,表 3-30)。

与 2012 年相比,中国城市男性和农村男性、女性的平均 BMI 均处于上升趋势,城市女性 BMI 基本持平,农村增加幅度高于城市(表 3-31)。

表 3-27 2015 年中国城乡18 岁及以上成人年龄别平均 BMI

单位:kg/m^2

年龄 / 岁	全国				城市				农村			
	男性		女性		男性		女性		男性		女性	
	$\bar{x}$	$S_{\bar{x}}$	$\bar{x}$	$S_{\bar{x}}$	$\bar{x}$	$S_{\bar{x}}$	$\bar{x}$	$S_{\bar{x}}$	$\bar{x}$	$S_{\bar{x}}$	$\bar{x}$	$S_{\bar{x}}$
18~19	22.5	0.2	21.6	0.3	22.9	0.4	21.1	0.5	22.0	0.3	22.1	0.3
20~24	23.2	0.1	22.4	0.1	23.2	0.2	22.1	0.2	23.2	0.2	22.9	0.2
25~29	24.0	0.1	22.8	0.1	24.1	0.2	22.6	0.1	23.8	0.1	23.0	0.1
30~34	24.6	0.2	23.3	0.1	24.7	0.3	23.1	0.1	24.4	0.1	23.6	0.1
35~39	24.8	0.1	23.9	0.1	25.1	0.1	23.8	0.1	24.5	0.1	24.1	0.1
40~44	24.9	0.1	24.5	0.1	25.3	0.1	24.3	0.1	24.5	0.1	24.7	0.1
45~49	24.9	0.1	24.8	0.1	25.3	0.1	24.8	0.1	24.4	0.1	24.9	0.1
50~54	24.7	0.1	25.0	0.1	25.1	0.1	25.0	0.1	24.3	0.1	25.1	0.1
55~59	24.3	0.1	24.8	0.1	24.8	0.1	25.0	0.1	23.8	0.1	24.6	0.1
60~64	24.1	0.1	24.8	0.1	24.8	0.1	25.1	0.1	23.6	0.1	24.5	0.1
65~69	23.9	0.1	24.5	0.1	24.6	0.1	25.1	0.1	23.3	0.1	24.1	0.1
70~74	23.6	0.1	24.2	0.1	24.2	0.1	24.8	0.1	23.1	0.1	23.7	0.1
75~	23.2	0.1	23.3	0.1	23.9	0.1	24.2	0.1	22.6	0.1	22.7	0.1
合计	24.2	0.0	23.9	0.0	24.6	0.1	23.8	0.0	23.9	0.0	24.0	0.0

表 3-28 2015 年中国城乡18 岁及以上成人年龄别 BMI 均值

单位:kg/m^2

年龄 / 岁	全国				城市				农村			
	男性		女性		男性		女性		男性		女性	
	$\bar{x}$	$S_{\bar{x}}$	$\bar{x}$	$S_{\bar{x}}$	$\bar{x}$	$S_{\bar{x}}$	$\bar{x}$	$S_{\bar{x}}$	$\bar{x}$	$S_{\bar{x}}$	$\bar{x}$	$S_{\bar{x}}$
18~44	24.2	0.1	23.3	0.0	24.4	0.1	23.1	0.1	24.0	0.1	23.6	0.1
45~59	24.6	0.0	24.9	0.0	25.1	0.1	24.9	0.1	24.2	0.0	24.8	0.0
60~	23.7	0.0	24.2	0.0	24.4	0.1	24.8	0.1	23.2	0.0	23.8	0.1

表 3-29　2015 年中国不同地区18 岁及以上成人年龄别平均 BMI

单位：kg/m²

| 年龄 / 岁 | 东部 | | | | 中部 | | | | 西部 | | | |
| | 男性 | | 女性 | | 男性 | | 女性 | | 男性 | | 女性 | |
	$\bar{x}$	$S_{\bar{x}}$	$\bar{x}$	$S_{\bar{x}}$	$\bar{x}$	$S_{\bar{x}}$	$\bar{x}$	$S_{\bar{x}}$	$\bar{x}$	$S_{\bar{x}}$	$\bar{x}$	$S_{\bar{x}}$
18~19	23.0	0.4	21.2	0.5	22.2	0.4	21.7	0.5	21.9	0.4	22.1	0.5
20~24	23.4	0.2	22.5	0.2	23.3	0.3	22.5	0.2	22.7	0.2	22.1	0.2
25~29	24.2	0.2	22.7	0.1	24.2	0.2	23.0	0.2	23.3	0.2	22.7	0.1
30~34	24.6	0.3	23.1	0.1	24.8	0.2	23.8	0.2	24.3	0.2	23.1	0.1
35~39	25.0	0.2	23.9	0.1	25.0	0.2	24.0	0.1	24.4	0.1	23.9	0.1
40~44	25.2	0.1	24.6	0.1	24.9	0.1	24.4	0.1	24.6	0.1	24.4	0.1
45~49	25.1	0.1	25.0	0.1	24.9	0.1	24.8	0.1	24.4	0.1	24.5	0.1
50~54	24.9	0.1	25.2	0.1	24.8	0.1	25.0	0.1	24.3	0.1	24.8	0.1
55~59	24.5	0.1	24.9	0.1	24.2	0.1	24.7	0.1	23.8	0.1	24.5	0.1
60~64	24.5	0.1	25.2	0.1	24.1	0.1	24.7	0.1	23.6	0.1	24.3	0.1
65~69	24.2	0.1	25.0	0.1	23.9	0.1	24.4	0.1	23.4	0.1	24.0	0.1
70~74	24.0	0.1	24.7	0.2	23.5	0.1	24.3	0.2	23.1	0.1	23.5	0.1
75~	23.6	0.2	23.6	0.2	23.0	0.1	23.2	0.2	22.6	0.1	22.9	0.1
合计	24.5	0.1	24.0	0.1	24.3	0.1	24.0	0.0	23.8	0.0	23.7	0.0

表 3-30　2015 年中国不同地区18 岁及以上成人年龄别 BMI 均值

单位：kg/m²

| 年龄 / 岁 | 东部 | | | | 中部 | | | | 西部 | | | |
| | 男性 | | 女性 | | 男性 | | 女性 | | 男性 | | 女性 | |
	$\bar{x}$	$S_{\bar{x}}$	$\bar{x}$	$S_{\bar{x}}$	$\bar{x}$	$S_{\bar{x}}$	$\bar{x}$	$S_{\bar{x}}$	$\bar{x}$	$S_{\bar{x}}$	$\bar{x}$	$S_{\bar{x}}$
18~44	24.4	0.1	23.3	0.1	24.4	0.1	23.5	0.1	23.8	0.1	23.2	0.1
45~59	24.9	0.1	25.1	0.1	24.7	0.1	24.8	0.1	24.2	0.1	24.6	0.1
60~	24.1	0.1	24.6	0.1	23.7	0.1	24.2	0.1	23.2	0.1	23.7	0.1

表 3-31　2002 年、2012 年、2015 年中国城乡18 岁及以上成人年龄别平均 BMI

单位:kg/m²

| 年龄/岁 | 城市 | | | | | | 农村 | | | | | |
| | 男性 | | | 女性 | | | 男性 | | | 女性 | | |
	2015年	2012年	2002年	2015年	2012年	2002年	2015年	2012年	2002年	2015年	2012年	2002年
18~	22.6	22.1	20.8	22.0	21.5	20.5	21.4	20.9	20.3	22.2	21.3	20.8
19~	23.1	22.2	21.0	20.5	21.2	20.3	22.4	22.1	20.7	22.0	21.3	21.2
20~	23.6	23.4	22.6	22.3	22.1	21.4	23.4	22.7	21.9	22.9	22.2	21.6
30~	24.9	24.5	23.7	23.5	23.2	22.8	24.4	23.7	22.7	23.8	23.3	22.6
40~	25.3	24.5	24.0	24.5	24.3	24.1	24.5	24.0	22.7	24.8	24.4	23.4
50~	24.9	24.4	24.2	25.0	24.8	25.0	24.1	23.4	22.4	24.8	24.4	23.4
60~	24.7	24.1	24.2	25.1	24.9	25.0	23.5	23.0	21.9	24.4	24.0	22.5
70~	24.2	23.5	23.7	24.7	24.1	24.2	23.0	22.4	21.4	23.3	22.9	21.9
80~	23.5	23.1	22.7	23.5	23.7	22.2	22.4	21.1	20.9	22.4	22.0	21.3

二、营养不足状况

(一) 0~5 岁儿童营养不足状况

2016—2017 年中国 0~5 岁儿童的生长迟缓率为 4.8%;男童为 5.4%,女童为 4.2%;城乡儿童分别为 3.5% 和 5.8%(表 3-32)。0~5 岁儿童的低体重率为 2.0%;男童低体重率为 2.1%,女童为 1.9%;城乡儿童低体重率分别为 1.5% 和 2.4%(表 3-33)。0~5 岁儿童的消瘦率为 2.0%;男童和女童消瘦率均为 2.0%;城乡儿童消瘦率分别为 1.7% 和 2.2%(表 3-34)。东部、中部、西部地区间差异表现为:0 岁组儿童生长迟缓率地区间差异不显著,东部地区和中部地区 5~ 岁组儿童生长迟缓率基本持平,其他年龄组儿童生长迟缓率表现为西部地区最高,东部地区最低(表 3-35);东部、中部和西部 0~5 岁儿童的低体重率分别为 1.6%、1.8% 和 2.8%(表 3-36);东部、中部和西部 0~5 岁儿童的消瘦率分别为 1.6%、2.2% 和 2.5%(表 3-37)。

与 2013 年相比,2016—2017 年中国 0~5 岁儿童生长迟缓率从 8.1% 降低到 4.8%。2016—2017 年中国 0~5 岁儿童低体重率从 2013 年的 2.5% 降低到 2.0%。2016—2017 年中国 0~5 岁儿童消瘦率与 2013 年基本持平(表 3-38,图 3-17~ 图 3-19)。

表 3-32　2016—2017 年中国城乡 0~5 岁儿童生长迟缓率

单位:%

年龄/岁	全国 合计 率	95%CI	男童 率	95%CI	女童 率	95%CI	城市 小计 率	95%CI	男童 率	95%CI	女童 率	95%CI	农村 小计 率	95%CI	男童 率	95%CI	女童 率	95%CI
0~	3.3	2.7~3.8	3.9	3.1~4.6	2.6	2.1~3.1	2.6	1.8~3.3	3.5	2.2~4.7	1.5	0.9~2.1	3.8	3.0~4.5	4.1	3.2~5.1	3.3	2.6~4.0
1~	6.7	5.4~8.1	8.4	6.6~10.1	4.8	3.6~6.0	5.6	2.9~8.3	6.4	2.9~9.8	4.6	2.4~6.8	7.6	6.3~8.9	9.8	8.0~11.5	5.0	3.6~6.3
2~	5.1	4.2~6.0	5.2	4.0~6.4	5.0	3.8~6.1	3.8	2.4~5.2	4.1	2.5~5.7	3.4	1.8~5.1	6.0	4.8~7.2	6.0	4.3~7.6	6.1	4.5~7.6
3~	4.1	3.3~5.0	4.6	3.5~5.7	3.6	2.7~4.5	2.4	1.1~3.7	2.4	0.8~3.9	2.3	1.0~3.7	5.4	4.3~6.5	6.1	4.6~7.6	4.5	3.3~5.8
4~	4.5	3.6~5.3	4.4	3.2~5.5	4.6	3.5~5.7	2.5	1.3~3.6	2.1	0.7~3.4	2.9	1.1~4.8	5.9	4.7~7.0	6.0	4.5~7.5	5.7	4.3~7.2
5~	5.1	3.7~6.5	5.6	3.2~8.0	4.5	3.4~5.6	4.1	1.3~6.9	5.7	0.5~11.0	2.1	0.9~3.3	5.9	4.6~7.1	5.5	4.2~6.8	6.2	4.7~7.8
合计	4.8	4.2~5.5	5.4	4.6~6.1	4.2	3.6~4.8	3.5	2.5~4.5	4.0	2.8~5.3	2.9	2.0~3.7	5.8	4.9~6.6	6.3	5.3~7.3	5.1	4.3~6.0

表 3-33　2016—2017 年中国城乡 0~5 岁儿童低体重率

单位:%

年龄/岁	全国 合计 率	95%CI	男童 率	95%CI	女童 率	95%CI	城市 小计 率	95%CI	男童 率	95%CI	女童 率	95%CI	农村 小计 率	95%CI	男童 率	95%CI	女童 率	95%CI
0~	1.4	1.1~1.7	1.6	1.1~2.0	1.2	0.8~1.5	1.0	0.6~1.5	1.4	0.7~2.1	0.6	0.3~1.0	1.6	1.2~2.1	1.7	1.1~2.3	1.5	1.0~2.0
1~	2.4	1.5~3.2	2.5	1.5~3.4	2.2	1.3~3.2	2.5	0.6~4.4	2.2	0.1~4.4	2.9	1.0~4.8	2.2	1.6~2.9	2.6	1.8~3.4	1.8	1.1~2.5
2~	1.8	1.3~2.3	1.7	1.2~2.2	1.9	1.3~2.5	1.1	0.6~1.6	1.1	0.5~1.6	1.2	0.5~1.8	2.3	1.6~3.0	2.2	1.5~3.0	2.4	1.6~3.3
3~	1.5	1.0~2.0	1.5	0.9~2.1	1.5	0.9~2.0	1.0	0.3~1.7	1.2	0.2~2.3	0.7	0~1.4	1.8	1.2~2.5	1.7	1.1~2.4	2.0	1.2~2.8
4~	2.2	1.6~2.8	2.4	1.7~3.2	1.9	1.2~2.6	1.4	0.5~2.3	1.6	0.4~2.9	1.2	0.2~2.2	2.7	1.9~3.4	3.0	2.1~3.8	2.3	1.4~3.3
5~	2.8	2.1~3.4	2.7	1.8~3.7	2.9	2.1~3.6	1.9	0.7~3.0	2.3	0.5~4.1	1.3	0.4~2.1	3.5	2.7~4.3	3.0	2.0~4.0	4.1	3.0~5.1
合计	2.0	1.7~2.4	2.1	1.7~2.5	1.9	1.5~2.3	1.5	1.0~2.0	1.6	1.1~2.2	1.3	0.8~1.8	2.4	1.9~2.9	2.4	1.9~2.9	2.3	1.8~2.9

表3-34 2016—2017年中国城乡0~5岁儿童消瘦率

单位:%

年龄/岁	全国						城市						农村					
	合计		男童		女童		小计		男童		女童		小计		男童		女童	
	率	95%CI	率	95%CI	率	95%CI	率	95%CI	率	95%CI	率	95%CI	率	95%CI	率	95%CI	率	95%CI
0~	2.5	2.0~2.9	2.5	2.0~3.0	2.5	1.9~3.0	2.0	1.5~2.5	2.0	1.4~2.6	2.1	1.2~3.0	2.8	2.1~3.4	2.8	2.1~3.6	2.7	2.0~3.4
1~	1.8	1.3~2.3	1.9	1.3~2.6	1.6	1.1~2.2	1.6	0.7~2.5	1.6	0.6~2.6	1.5	0.5~2.5	2.0	1.3~2.6	2.2	1.4~3.0	1.8	1.1~2.4
2~	1.9	1.4~2.3	1.8	1.1~2.4	2.0	1.5~2.5	1.4	0.6~2.2	1.7	0.3~3.1	1.0	0.5~1.5	2.2	1.7~2.7	1.8	1.2~2.4	2.7	1.9~3.5
3~	1.4	1.0~1.8	1.4	0.9~1.9	1.4	0.8~1.9	1.1	0.4~1.8	1.0	0.3~1.7	1.2	0.2~2.3	1.6	1.2~2.0	1.7	1.1~2.3	1.5	0.9~2.0
4~	2.1	1.6~2.6	2.0	1.4~2.6	2.2	1.5~2.8	2.1	1.1~3.1	1.9	0.8~3.1	2.3	1.0~3.6	2.1	1.5~2.7	2.1	1.4~2.8	2.1	1.4~2.8
5~	2.5	1.9~3.1	2.5	1.6~3.3	2.5	1.9~3.2	2.1	1.0~3.2	2.7	1.1~4.4	1.4	0.5~2.3	2.8	2.1~3.5	2.3	1.4~3.2	3.4	2.4~4.4
合计	2.0	1.7~2.3	2.0	1.7~2.4	2.0	1.7~2.3	1.7	1.3~2.1	1.8	1.2~2.4	1.6	1.1~2.0	2.2	1.9~2.6	2.1	1.7~2.6	2.3	1.9~2.7

表3-35 2016—2017年中国不同地区0~5岁儿童生长迟缓率

单位:%

年龄/岁	东部						中部						西部					
	合计		男童		女童		小计		男童		女童		小计		男童		女童	
	率	95%CI	率	95%CI	率	95%CI	率	95%CI	率	95%CI	率	95%CI	率	95%CI	率	95%CI	率	95%CI
0~	3.0	2.1~3.9	3.5	2.3~4.8	2.3	1.4~3.2	3.6	2.6~4.6	4.1	2.7~5.5	3.0	2.1~3.9	3.5	2.7~4.4	4.2	3.0~5.4	2.8	2.0~3.5
1~	5.1	2.7~7.4	6.5	3.4~9.6	3.4	1.7~5.1	7.1	5.1~9.0	8.2	5.8~10.6	5.7	3.4~8.0	9.4	7.2~11.6	11.8	9.2~14.4	6.5	4.1~8.8
2~	3.2	2.0~4.3	3.7	2.0~5.5	2.5	1.2~3.7	5.1	3.8~6.4	3.8	2.7~4.8	6.6	4.2~9.0	8.2	5.8~10.6	8.9	5.9~11.8	7.4	5.0~9.7
3~	2.9	1.6~4.3	2.8	1.1~4.5	3.1	1.6~4.6	4.3	3.3~5.4	4.9	3.5~6.3	3.6	2.1~5.1	5.9	4.2~7.6	7.1	4.8~9.3	4.4	2.7~6.2
4~	3.2	2.0~4.4	3.0	1.5~4.6	3.4	1.5~5.2	4.2	2.7~5.7	4.0	2.1~5.9	4.5	3.0~6.0	7.0	5.4~8.6	7.1	4.8~9.4	7.0	4.8~9.1
5~	4.4	1.9~6.9	5.4	0.8~10.0	3.1	1.8~4.5	4.4	2.8~5.9	4.9	3.1~6.7	3.7	2.0~5.5	7.2	5.4~9.1	6.8	4.8~8.8	7.8	5.4~10.1
合计	3.6	2.7~4.6	4.2	2.9~5.5	3.0	2.2~3.7	4.8	3.8~5.8	5.0	4.0~6.0	4.6	3.4~5.8	6.9	5.6~8.2	7.7	6.3~9.1	6.0	4.6~7.3

表3-36 2016—2017年中国不同地区0~5岁儿童低体重率

单位:%

年龄/岁	东部						中部						西部					
	合计		男童		女童		合计		男童		女童		合计		男童		女童	
	率	95%CI	率	95%CI	率	95%CI	率	95%CI	率	95%CI	率	95%CI	率	95%CI	率	95%CI	率	95%CI
0~	0.9	0.5~1.3	1.1	0.5~1.8	0.7	0.2~1.1	1.8	0.9~2.6	2.0	1.0~3.1	1.5	0.7~2.2	1.8	1.3~2.4	1.9	1.2~2.6	1.7	1.1~2.4
1~	2.3	0.6~4.0	2.2	0.2~4.1	2.5	0.8~4.1	1.4	0.7~2.1	1.8	0.9~2.7	0.9	0.4~1.5	3.4	2.2~4.5	3.6	2.3~4.9	3.1	1.6~4.6
2~	1.3	0.7~1.8	1.4	0.8~2.1	1.1	0.5~1.6	1.4	0.8~1.9	1.0	0.4~1.5	1.8	0.8~2.8	3.1	1.9~4.4	3.0	1.6~4.3	3.3	1.8~4.8
3~	1.0	0.3~1.6	1.0	0.1~1.9	0.9	0.3~1.6	1.7	1.0~2.4	1.5	0.7~2.4	1.8	0.8~2.8	2.2	1.1~3.2	2.3	1.2~3.5	2.0	0.7~3.2
4~	1.9	1.0~2.8	2.3	1.0~3.5	1.5	0.5~2.5	1.7	1.0~2.4	1.7	0.8~2.6	1.7	0.8~2.5	3.1	1.7~4.4	3.4	2.0~4.7	2.7	1.0~4.4
5~	2.2	1.2~3.3	2.4	0.7~4.1	2.0	1.0~3.1	3.3	2.3~4.4	2.8	1.5~4.1	4.0	2.5~5.4	3.3	2.2~4.4	3.2	1.9~4.5	3.4	2.2~4.7
合计	1.6	1.2~2.1	1.8	1.2~2.3	1.5	1.0~1.9	1.8	1.3~2.3	1.8	1.3~2.3	1.9	1.4~2.5	2.8	1.9~3.7	2.9	2.0~3.8	2.7	1.7~3.7

表3-37 2016—2017年中国不同地区0~5岁儿童消瘦率

单位:%

年龄/岁	东部						中部						西部					
	合计		男童		女童		合计		男童		女童		合计		男童		女童	
	率	95%CI	率	95%CI	率	95%CI	率	95%CI	率	95%CI	率	95%CI	率	95%CI	率	95%CI	率	95%CI
0~	1.6	1.2~2.0	1.6	1.1~2.1	1.6	1.0~2.2	3.1	2.0~4.2	3.0	1.9~4.2	3.2	2.0~4.5	3.4	2.5~4.3	3.6	2.4~4.8	3.2	2.2~4.2
1~	1.4	0.6~2.1	1.4	0.5~2.2	1.3	0.4~2.2	1.2	0.6~1.9	1.5	0.7~2.3	0.9	0.4~1.5	3.1	1.9~4.3	3.4	1.9~4.9	2.8	1.5~4.2
2~	1.8	1.0~2.5	1.9	0.6~3.3	1.6	0.8~2.3	1.5	0.9~2.2	1.3	0.7~1.9	1.8	0.8~2.7	2.4	1.5~3.2	1.9	1.1~2.8	2.9	1.6~4.2
3~	0.9	0.4~1.4	0.7	0.2~1.1	1.1	0.1~2.1	1.8	1.0~2.6	1.7	0.7~2.7	2.0	1.0~2.9	1.9	1.2~2.5	2.3	1.3~3.4	1.3	0.6~2.0
4~	1.9	1.1~2.7	1.6	0.7~2.6	2.2	1.1~3.4	2.3	1.3~3.4	2.3	1.1~3.5	2.4	1.1~3.6	2.2	1.3~3.0	2.4	1.4~3.4	1.8	0.9~2.8
5~	2.0	1.0~2.9	2.3	0.8~3.9	1.5	0.7~2.4	3.7	2.5~4.9	2.9	1.7~4.2	4.6	3.0~6.1	2.4	1.6~3.2	2.3	1.2~3.3	2.5	1.4~3.7
合计	1.6	1.2~2.0	1.6	1.1~2.1	1.6	1.2~2.0	2.2	1.7~2.8	2.1	1.4~2.8	2.4	1.9~3.0	2.5	2.0~3.1	2.6	2.0~3.3	2.4	1.8~3.0

表 3-38　2002—2017 年中国 0~5 岁儿童营养不足变化

单位:%

营养不足	合计			男童			女童		
	2016—2017 年	2013年	2002年	2016—2017 年	2013年	2002年	2016—2017 年	2013年	2002年
生长迟缓率	4.8	8.1	16.3	5.4	8.7	17.1	4.2	7.4	15.4
低体重率	2.0	2.5	5.7	2.1	2.6	5.9	1.9	2.4	5.4
消瘦率	2.0	2.0	2.6	2.0	2.0	2.8	2.0	2.0	2.3

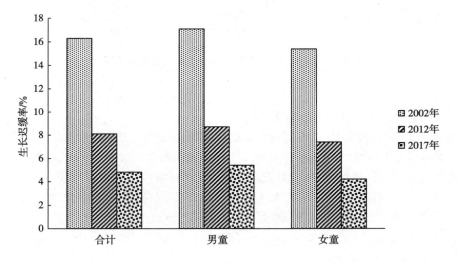

图 3-17　2002—2017 年中国 0~5 岁儿童生长迟缓率变化

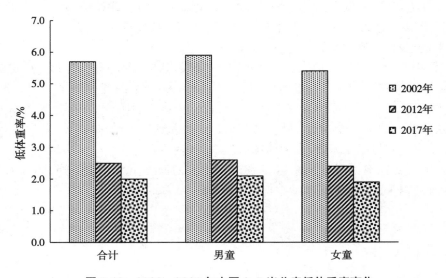

图 3-18　2002—2017 年中国 0~5 岁儿童低体重率变化

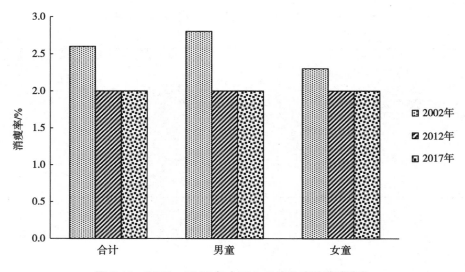

图 3-19　2002—2017 年中国 0~5 岁儿童消瘦率变化

（二）6~17 岁儿童青少年营养不足状况

2016—2017 年中国 6~17 岁儿童青少年的生长迟缓率为 1.7%；男童生长迟缓率为 1.5%，女童为 1.9%；城乡儿童青少年生长迟缓率分别为 1.0% 和 2.2%（表 3-39）。6~17 岁儿童青少年的消瘦率为 8.7%；男童消瘦率为 10.2%，女童为 7.0%；城乡儿童青少年消瘦率分别为 8.1% 和 9.3%（表 3-40）。东部、中部、西部地区间差异表现为，东部地区和中部地区 6~17 岁儿童青少年生长迟缓率均处于较低水平，均为 0.9%，西部地区儿童青少年为 3.2%（表 3-41）；6~17 岁儿童青少年消瘦率则为中部地区略高于东部地区，西部地区略高于中部地区，东部、中部、西部分别为 7.7%、8.9% 和 9.8%（表 3-42）。

与 2012 年结果相比，2016—2017 年中国 6~17 岁儿童青少年生长迟缓率从 3.2% 降低至 1.7%，城市从 1.5% 降低至 1.0%，农村从 4.7% 降低至 2.2%。2016—2017 年中国 6~17 岁儿童青少年消瘦率与 2012 年结果基本持平（表 3-43，图 3-20，图 3-21）。

（三）18 岁及以上成人营养不足状况

2015 年中国 18 岁及以上成人的低体重率为 4.5%；男性低体重率为 4.1%，女性为 5.0%；18~44 岁居民低体重率为 5.7%，45~59 岁居民为 1.8%，60 岁及以上居民为 4.8%；城市居民低体重率为 4.5%，农村居民为 4.6%；东部地区居民低体重率为 4.6%，中部地区居民为 4.0%，西部地区居民为 5.0%。总体来看性别、城乡和东中西差别较小；但是在 60 岁及以上老年居民中，低体重率为农村高于城市，东中西部依次增高（表 3-44）。

与 2002 年、2012 年相比，全国 18 岁及以上成人的低体重率逐渐下降，同 2012 年比下降了 1.5%，而且不同性别、不同年龄组均有下降（表 3-45）。

表 3-39　2016—2017 年中国城乡 6~17 岁儿童青少年生长迟缓率

单位:%

年龄/岁	全国 合计 率	全国 合计 95%CI	全国 男童 率	全国 男童 95%CI	全国 女童 率	全国 女童 95%CI	城市 小计 率	城市 小计 95%CI	城市 男童 率	城市 男童 95%CI	城市 女童 率	城市 女童 95%CI	农村 小计 率	农村 小计 95%CI	农村 男童 率	农村 男童 95%CI	农村 女童 率	农村 女童 95%CI
6~	1.0	0.3~1.7	1.1	0.2~2.1	0.8	0.3~1.4	1.1	0~2.4	1.3	0~3.3	0.9	0.1~1.7	0.9	0.1~1.7	1.0	0.1~2.0	0.8	0.1~1.5
7~	2.0	0.9~3.0	2.0	0.8~3.2	2.0	0.8~3.1	0.9	0~1.9	1.0	0.1~1.9	0.8	0~2.0	2.8	1.1~4.4	2.7	0.8~4.7	2.8	0.9~4.6
8~	1.5	0.8~2.1	1.7	0.9~2.6	1.2	0.5~1.8	1.1	0.3~1.9	1.6	0.3~2.8	0.5	0~1.1	1.8	0.8~2.8	1.9	0.6~3.2	1.6	0.6~2.7
9~	1.7	1.0~2.4	2.0	1.1~3.0	1.2	0.6~1.8	1.0	0.3~1.8	1.5	0.3~2.6	0.5	0~1.0	2.2	1.1~3.3	2.5	1.1~4.0	1.8	0.8~2.8
10~	2.5	1.4~3.5	2.8	1.5~4.2	2.1	0.9~3.3	1.2	0.3~2.1	1.7	0.4~3.0	0.7	0~1.4	3.4	1.7~5.1	3.6	1.5~5.8	3.1	1.1~5.1
11~	1.6	1~2.3.0	1.7	0.8~2.6	1.6	0.8~2.4	0.5	0.1~0.9	0.7	0.1~1.3	0.3	0~0.6	2.4	1.4~3.4	2.4	0.9~3.8	2.4	1.2~3.7
12~	0.8	0.5~1.1	0.7	0.4~1.1	1.0	0.5~1.4	0.3	0.1~0.5	0.3	0~0.6	0.2	0~0.4	1.3	0.8~1.9	1.1	0.5~1.6	1.7	0.8~2.5
13~	1.2	0.5~2.0	1.0	0.3~1.7	1.5	0.6~2.5	0.3	0~0.5	0.3	0~0.5	0.2	0~0.5	2.2	0.8~3.6	1.7	0.4~3.1	2.7	1.0~4.4
14~	1.2	0.4~2.0	0.5	0.1~1.0	1.9	0.3~3.6	0.2	0~0.5	0.0	—	0.4	0~1.0	1.9	0.6~3.2	0.9	0.1~1.7	3.0	0.3~5.7
15~	1.9	1.3~2.6	1.2	0.5~1.9	2.6	1.5~3.7	1.9	0.8~3.0	1.5	0.2~2.7	2.3	0.7~4.0	2.0	1.2~2.7	0.9	0.3~1.5	3.0	1.6~4.4
16~	1.7	1.0~2.4	1.0	0.4~1.6	2.5	1.3~3.6	1.2	0.4~2.0	1.2	0.1~2.3	1.3	0.3~2.3	2.3	1.1~3.4	0.8	0.3~1.3	3.9	1.7~6.1
17~	2.3	1.2~3.4	1.4	0.5~2.3	3.5	1.7~5.2	1.8	0.8~2.8	0.8	0~1.8	3.0	1.3~4.8	2.8	1.0~4.7	2.1	0.5~3.6	3.9	0.8~7.0
合计	1.7	1.2~2.1	1.5	1.0~2.0	1.9	1.4~2.4	1.0	0.6~1.5	1.0	0.5~1.6	1.0	0.6~1.5	2.2	1.5~3.0	1.9	1.1~2.6	2.6	1.8~3.4

表3-40　2016—2017年中国城乡6~17岁儿童青少年消瘦率

单位：%

年龄/岁	全国						城市						农村					
	合计		男童		女童		小计		男童		女童		小计		男童		女童	
	率	95%CI	率	95%CI	率	95%CI	率	95%CI	率	95%CI	率	95%CI	率	95%CI	率	95%CI	率	95%CI
6~	9.22	7.2~11.3	9.9	7.2~12.7	8.5	6.5~10.4	10.5	6.7~14.4	10.8	5.4~16.1	10.3	7.4~13.2	8.3	6.2~10.4	9.4	6.5~12.3	7.1	4.5~9.6
7~	10.6	8.5~12.7	10.5	8.0~13.0	10.7	8.4~12.9	12.4	8.9~15.9	12.5	8.0~16.9	12.3	8.6~16.1	9.2	6.9~11.5	9.0	6.4~11.7	9.4	6.8~12.0
8~	5.6	4.6~6.7	5.2	3.5~6.8	6.2	4.9~7.5	5.1	4.1~6.0	3.9	2.5~5.2	6.5	4.5~8.5	6.1	4.4~7.8	6.2	3.5~8.9	6.0	4.2~7.7
9~	10.5	8.8~12.2	9.5	7.5~11.4	11.8	9.8~13.9	10.3	7.9~12.8	9.9	7.0~12.7	10.9	8.1~13.7	10.6	8.2~13.0	9.1	6.5~11.8	12.6	9.6~15.6
10~	9.6	8.0~11.1	9.9	8.1~11.6	9.2	7.4~11.0	10.0	8.0~11.9	10.5	7.8~13.2	9.4	6.8~11.9	9.3	7.1~11.5	9.5	7.2~11.6	9.0	6.5~11.6
11~	9.7	8.2~11.3	11.9	9.4~14.3	7.2	5.5~8.8	7.6	5.9~9.3	9.0	6.5~11.6	5.8	3.9~7.7	11.1	8.9~13.4	13.8	10.1~17.5	8.0	5.7~10.4
12~	9.9	8.3~11.6	13.3	11.1~15.6	5.9	4.4~7.5	8.1	7.0~9.3	10.5	8.4~12.6	5.5	3.7~7.3	11.5	8.5~14.4	15.7	12.0~19.4	6.3	3.9~8.7
13~	9.1	7.6~10.5	12.3	9.7~14.9	5.3	3.7~7.0	7.4	5.2~9.7	10.1	5.8~14.3	4.2	1.4~7.0	10.7	8.8~12.5	14.6	11.6~17.6	6.4	4.5~8.2
14~	9.5	7.7~11.2	12.0	9.5~14.5	6.4	4.3~8.4	7.9	5.1~10.8	10.6	6.9~14.4	4.5	2.0~7.0	10.6	8.5~12.7	13.1	9.8~16.4	7.7	4.7~10.7
15~	6.4	5.1~7.6	8.8	7.0~10.5	4.0	2.6~5.4	5.9	4.2~7.5	8.0	5.4~10.6	3.7	2.0~5.5	6.9	5.0~8.8	9.6	7.2~12.0	4.3	2.1~6.6
16~	7.6	6.6~8.6	9.4	7.8~11.1	5.7	4.4~6.9	7.1	5.6~8.6	8.4	6.1~10.6	5.8	3.8~7.9	8.2	6.8~9.6	10.6	8.1~13.1	5.5	4.4~6.6
17~	8.9	7.2~10.6	11.7	8.8~14.6	5.1	3.5~6.6	8.2	5.9~10.4	9.4	6.0~12.8	6.5	4.0~9.1	9.6	7.1~12.1	14.2	9.9~18.6	3.5	1.9~5.1
合计	8.7	8.0~9.5	10.2	9.2~11.2	7.0	6.4~7.6	8.1	7.2~9.0	9.2	8.0~10.5	6.8	6.1~7.5	9.3	8.1~10.4	11.1	9.6~12.6	7.1	6.1~8.1

表 3-41　2016—2017 年中国不同地区 6~17 岁儿童青少年生长迟缓率

单位：%

年龄/岁	东部 合计 率	95%CI	东部 男童 率	95%CI	东部 女童 率	95%CI	中部 合计 率	95%CI	中部 男童 率	95%CI	中部 女童 率	95%CI	西部 合计 率	95%CI	西部 男童 率	95%CI	西部 女童 率	95%CI
6~	0.2	0~0.4	0.1	0~0.3	0.4	0~0.8	0.3	0~0.5	0.3	0~0.7	0.2	0~0.5	2.6	0.4~4.9	3.3	0.1~6.5	1.9	0.4~3.5
7~	0.3	0~0.6	0.2	0~0.4	0.5	0~1.1	1.1	0.1~2.1	0.5	0~0.9	1.9	0~4.1	4.2	1.6~6.8	4.9	1.9~7.8	3.5	0.8~6.2
8~	0.7	0~1.4	1.1	0~2.3	0.2	0~0.4	0.7	0.2~1.2	0.8	0.1~1.6	0.6	0.2~1.1	2.9	1.3~4.5	3.1	1.1~5.2	2.5	0.9~4.2
9~	0.9	0.1~1.6	1.3	0~2.6	0.4	0~1.0	0.4	0.1~0.7	0.3	0~0.7	0.6	0.1~1.1	3.6	1.9~5.3	4.2	2.1~6.3	2.7	1.2~4.3
10~	1.3	0.1~2.5	1.7	0.1~3.2	0.9	0~2.0	1.1	0.3~1.9	1.1	0.1~2.1	1.1	0.2~2.0	5.0	2.5~7.6	5.9	2.5~9.3	4.2	1.1~7.3
11~	0.5	0~1.2	0.6	0~1.3	0.4	0~1.0	1.7	0.7~2.7	1.1	0.3~2.0	2.4	0.4~4.3	2.9	1.5~4.4	3.4	1.0~5.8	2.4	1.0~3.7
12~	0.2	0~0.4	0.2	0~0.4	0.2	0~0.5	0.9	0.3~1.5	0.6	0~1.2	1.3	0~2.5	1.6	0.8~2.4	1.5	0.7~2.3	1.7	0.8~2.7
13~	0.5	0~1.2	0.5	0~1.2	0.5	0~1.3	0.8	0~1.6	0.8	0~2.0	0.8	0~1.6	2.4	0.6~4.1	1.7	0.2~3.2	3.1	0.9~5.2
14~	0.4	0~0.8	0.3	0~0.8	0.5	0~1.2	0.7	0~1.6	1.0	0~2.5	0.5	0~1.2	2.1	0.3~3.8	0.5	0~0.9	4.1	0.4~7.8
15~	2.2	0.9~3.5	1.3	0~2.9	3.0	0.9~5.1	0.5	0.1~0.9	0.4	0~0.8	0.6	0~1.3	3.4	2.0~4.8	2.2	0.7~3.7	4.5	2.4~6.7
16~	1.1	0.2~2.0	0.7	0~1.8	1.5	0.2~2.8	0.9	0.4~1.3	0.6	0.1~1.0	1.2	0.4~1.9	3.4	1.6~5.1	1.8	0.3~3.3	5.0	1.8~8.1
17~	1.8	0.7~3.0	0.0	0~0.1	4.2	1.8~6.6	1.3	0.1~2.5	1.5	0~3.4	1.1	0~2.5	3.4	1.0~5.7	2.9	0.9~4.8	4.0	0.3~7.7
合计	0.9	0.5~1.3	0.7	0.3~1.2	1.1	0.7~1.6	0.9	0.6~1.2	0.7	0.5~1.0	1.1	0.7~1.5	3.2	2.0~4.3	3.0	1.7~4.3	3.4	2.2~4.6

表 3-42　2016—2017 年中国不同地区 6~17 岁儿童青少年消瘦率

单位：%

年龄/岁	东部						中部						西部					
	合计		男童		女童		合计		男童		女童		合计		男童		女童	
	率	95%CI	率	95%CI	%	95%CI	率	95%CI	率	95%CI	率	95%CI	率	95%CI	率	95%CI	率	95%CI
6~	8.6	5.1~12.1	9.1	4.3~13.9	8.0	5.3~10.6	10.9	7.0~14.8	10.4	5.9~15.0	11.4	6.9~15.9	8.6	5.5~11.6	10.6	5.9~15.2	6.4	3.4~9.5
7~	10.5	6.8~14.1	11.1	6.0~16.1	9.8	6.2~13.4	11.8	7.7~15.9	10.3	5.9~14.6	13.6	9.1~18.2	9.7	6.6~12.8	10.1	6.5~13.7	9.2	5.7~12.8
8~	4.2	3.3~5.2	3.4	2.0~4.7	5.2	2.9~7.5	5.0	3.4~6.5	4.8	2.8~6.7	5.2	3.1~7.2	7.7	5.5~9.9	7.4	3.6~11.2	7.9	5.6~10.3
9~	7.7	6.0~9.3	6.3	4.6~8.0	9.3	6.5~12.0	12.5	8.5~16.6	11.6	6.9~16.4	13.6	9.4~17.8	12.0	8.9~15.0	11.0	7.7~14.3	13.4	9.4~17.4
10~	8.9	6.6~11.2	9.3	6.6~11.9	8.4	5.2~11.7	10.1	7.3~12.9	10.5	7.0~14.0	9.6	6.9~12.3	9.9	7.0~12.8	10.1	7.1~13.1	9.7	6.5~12.9
11~	9.0	6.7~11.2	9.5	6.5~12.4	8.4	5.5~11.3	9.6	6.7~12.5	12.6	8.0~17.2	6.1	3.6~8.6	10.7	7.7~13.8	14.2	9.2~19.1	6.6	3.8~9.3
12~	8.3	6.7~9.8	10.6	8.1~13.1	5.6	3.6~7.7	10.6	7.7~13.5	13.7	9.9~17.6	6.7	3.8~9.6	11.5	7.6~15.4	16.3	11.3~21.3	5.8	2.7~8.9
13~	7.0	4.4~9.6	9.1	4.4~13.9	4.3	0.6~7.9	9.4	6.8~12.0	12.2	8.0~16.3	6.4	3.5~9.2	11.0	8.8~13.2	16.1	12.4~19.8	5.6	3.6~7.5
14~	7.5	4.5~10.5	10.1	6.3~13.9	4.3	1.7~6.9	10.6	6.5~14.6	13.2	8.2~18.3	7.8	2.4~13.3	10.5	8.2~12.7	12.9	8.9~16.9	7.2	4.4~10.1
15~	5.1	3.3~6.8	7.4	4.3~10.5	2.9	1.5~4.4	6.0	4.1~8.0	7.7	5.1~10.2	4.3	1.8~6.8	8.6	5.6~11.6	12.2	8.6~15.8	5.2	1.7~8.8
16~	7.6	5.8~9.3	9.1	6.6~11.5	5.9	3.5~8.4	7.5	5.6~9.3	10.7	7.8~13.5	3.9	2.4~5.5	7.8	6.2~9.4	8.7	5.5~11.9	6.9	5.4~8.4
17~	8.6	5.9~11.3	10.5	6.2~14.8	6.2	3.4~9.0	7.1	4.7~9.5	9.6	5.4~13.9	3.7	0.8~6.5	10.2	7.2~13.2	14.2	9.2~19.2	4.7	2.4~7.0
合计	7.7	6.6~8.7	8.7	7.3~10.1	6.5	5.6~7.3	8.9	7.5~10.4	10.4	8.5~12.3	7.2	6.1~8.4	9.8	8.3~11.2	11.9	10.1~13.7	7.3	6.1~8.6

表 3-43 2002—2017 年中国城乡 6~17 岁儿童青少年营养不足变化

单位：%

营养不良状况		全国			城市			农村		
		2016—2017 年	2013 年	2002 年	2016—2017 年	2013 年	2002 年	2016—2017 年	2013 年	2002 年
生长迟缓率	合计	1.7	3.2	6.3	1.0	1.5	3.2	2.2	4.7	9.1
	男童	1.5	3.6	6.6	1.0	1.6	3.0	1.9	5.4	9.7
	女童	1.9	2.8	5.9	1.0	1.5	3.3	2.6	3.9	8.3
消瘦率	合计	8.7	9.0	13.4	8.1	7.8	11.4	9.3	10.0	15.1
	男童	10.2	10.4	15.7	9.2	8.8	13.2	11.1	11.9	17.8
	女童	7.0	7.3	10.8	6.8	6.7	9.4	7.1	7.8	12.0

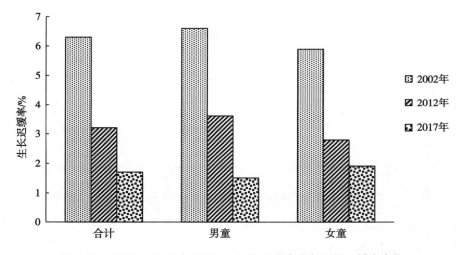

图 3-20 2002—2017 年中国 6~17 岁儿童青少年生长迟缓率变化

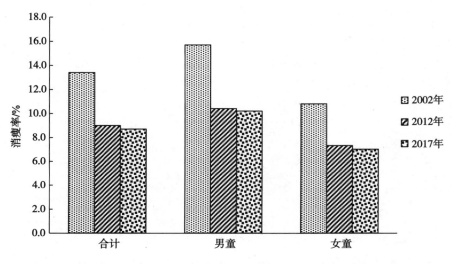

图 3-21 2002—2017 年中国 6~17 岁儿童青少年消瘦率变化

表 3-44　2015 年中国城乡不同地区 18 岁及以上成人低体重率

单位:%

	全国		城市		农村		东部		中部		西部	
	率	95%CI	率	95%CI	率	95%CI	率	95%CI	率	95%CI	率	95%CI
合计	4.5	4.1~5.0	4.5	3.6~5.3	4.6	4.1~5.1	4.6	3.6~5.6	4.0	3.3~4.7	5.0	4.5~5.6
男性	4.1	3.5~4.6	3.7	2.7~4.7	4.5	4.0~5.1	4.1	3.0~5.2	3.5	2.8~4.2	4.7	4.0~5.5
女性	5.0	4.5~5.5	5.3	4.5~6.2	4.7	4.1~5.2	5.1	4.2~6.1	4.6	3.7~5.4	5.4	4.7~6.0
18~44 岁												
小计	5.7	5.0~6.5	6.0	4.8~7.2	5.3	4.8~5.9	6.2	4.7~7.6	4.8	3.8~5.8	6.0	5.2~6.8
男性	5.0	4.1~5.9	4.7	3.1~6.2	5.3	4.6~6.1	5.2	3.5~7.0	4.0	2.9~5.0	5.6	4.6~6.7
女性	6.5	5.7~7.3	7.4	6.1~8.6	5.4	4.7~6.0	7.2	5.7~8.6	5.6	4.4~6.7	6.4	5.4~7.4
45~59 岁												
小计	1.8	1.6~2.1	1.6	1.3~1.9	2.1	1.8~2.4	1.7	1.3~2.0	1.7	1.4~2.0	2.3	1.9~2.7
男性	1.7	1.5~2.0	1.4	1.1~1.8	2.0	1.7~2.4	1.6	1.2~2.1	1.6	1.2~2.0	2.1	1.6~2.5
女性	2.0	1.7~2.2	1.8	1.4~2.2	2.1	1.7~2.5	1.7	1.2~2.1	1.9	1.4~2.3	2.6	2.0~3.1
60 岁 ~												
小计	4.8	4.3~5.3	3.2	2.6~3.7	6.1	5.2~6.9	3.8	3~4.7.0	5.2	4.1~6.3	5.8	5.0~6.5
男性	4.8	4.2~5.3	3.4	2.6~4.2	5.8	5.0~6.6	4.0	2.9~5.1	5.0	4.1~5.8	5.6	4.8~6.4
女性	4.8	4.2~5.5	3.0	2.4~3.5	6.3	5.2~7.4	3.6	2.8~4.5	5.5	3.9~7.1	5.9	5.0~6.8

表 3-45　2002 年、2012 年和 2015 年中国城乡 18 岁及以上成人低体重率比较

单位:%

	2015 年			2012 年			2002 年		
	全国	城市	农村	全国	城市	农村	全国	城市	农村
合计	4.5	4.5	4.6	6.0	5.3	6.6	8.5	7.5	8.9
男性	4.1	3.7	4.5	5.9	4.9	6.8	7.6	6.5	8.1
女性	5.0	5.3	4.7	6.0	5.7	6.3	9.1	8.3	9.5
18~44 岁									
小计	5.7	6.0	5.3	7.5	7.5	7.6	6.9	7.1	6.9
男性	5.0	4.7	5.3	7.3	6.7	7.8	6.0	5.8	6.2
女性	6.5	7.4	5.4	7.9	8.4	7.3	7.7	8.1	7.5
45~59 岁									
小计	1.8	1.6	2.1	2.5	1.9	3.3	5.5	2.8	6.5
男性	1.7	1.4	2.0	2.5	1.8	3.4	5.3	3.5	6.0
女性	2.0	1.8	2.1	2.5	2.0	3.1	5.7	2.4	7.0
60 岁 ~									
小计	4.8	3.2	6.1	6.1	4.2	8.1	12.4	5.4	14.9
男性	4.8	3.4	5.8	6.5	4.5	8.5	12.5	6.0	14.9
女性	4.8	3.0	6.3	5.7	4.0	7.6	12.2	4.9	14.9

三、腰围状况

(一) 7~17 岁儿童青少年腰围状况

2016—2017 年中国儿童与乳母营养健康监测 7~17 岁儿童青少年纳入分析腰围的样本数为 67 987 人;男童 34 042 人,占 50.1%,女童 33 945 人,占 49.9%;城市 32 047 人,占 47.1%,农村 35 940 人,占 52.9%;东部地区 22 737 人,占 33.4%,中部地区 21 059 人,占 31.0%,西部地区 24 191 人,占 35.6%。

2016—2017 年中国 7~17 岁儿童青少年的腰围均值为 64.0cm;男童的腰围均值为 65.4cm,女童为 62.5cm;7 岁组、8 岁组、9 岁组、10 岁组、11 岁组、12 岁组、13 岁组、14 岁组、15 岁组、16 岁组、17 岁组儿童青少年的腰围均值分别为 53.6cm、55.7cm、57.8cm、59.7cm、62.1cm、64.7cm、67.1cm、67.9cm、70.8cm、71.3cm、71.3cm;城市儿童青少年的腰围均值为 66.2cm,农村为 62.1cm;东部地区儿童青少年的腰围均值为 65.3cm,中部地区儿童青少年为 63.9cm,西部地区儿童青少年为 62.7cm。腰围随年龄增长而升高;7~17 岁各年龄段男童腰围均值均高于女童;总体看儿童青少年腰围均值东部地区高于中部地区,中部地区高于西部地区(表 3-46)。

表 3-46　2016—2017 年中国城乡不同地区 7~17 岁儿童青少年腰围均值

单位:cm

	全国		城市		农村		东部		中部		西部	
	$\bar{x}$	$S_{\bar{x}}$	$\bar{x}$	$S_{\bar{x}}$	$\bar{x}$	$S_{\bar{x}}$	$\bar{x}$	$S_{\bar{x}}$	$\bar{x}$	$S_{\bar{x}}$	$\bar{x}$	$S_{\bar{x}}$
合计	64.0	0.4	66.2	0.6	62.1	0.6	65.3	0.6	63.9	1.1	62.7	0.5
男童	65.4	0.5	68.2	0.6	63.0	0.6	67.1	0.7	65.1	1.1	63.6	0.6
女童	62.5	0.4	64.0	0.5	61.1	0.6	63.2	0.5	62.4	1.1	61.7	0.5
7 岁~												
小计	53.6	0.4	55.0	0.5	52.6	0.5	54.9	0.6	53.5	0.9	52.5	0.5
男童	54.7	0.5	56.4	0.7	53.5	0.6	56.2	0.8	54.5	0.9	53.4	0.7
女童	52.4	0.4	53.3	0.4	51.7	0.5	53.4	0.4	52.4	0.9	51.4	0.5
8 岁~												
小计	55.7	0.4	57.1	0.4	54.7	0.6	57.0	0.5	55.4	0.9	54.7	0.6
男童	56.8	0.4	58.0	0.5	55.9	0.7	57.9	0.7	56.7	0.9	55.7	0.7
女童	54.5	0.4	56.0	0.4	53.4	0.6	55.9	0.5	53.9	1.0	53.5	0.6
9 岁~												
小计	57.8	0.5	59.7	0.6	56.3	0.7	59.1	0.6	57.5	1.1	56.7	0.8
男童	59.0	0.6	61.2	0.7	57.3	0.8	60.6	0.7	58.7	1.3	57.6	0.8
女童	56.3	0.4	57.8	0.5	55.1	0.7	57.2	0.5	56.1	0.9	55.4	0.8

续表

	全国		城市		农村		东部		中部		西部	
	$\bar{x}$	$S_{\bar{x}}$	$\bar{x}$	$S_{\bar{x}}$	$\bar{x}$	$S_{\bar{x}}$	$\bar{x}$	$S_{\bar{x}}$	$\bar{x}$	$S_{\bar{x}}$	$\bar{x}$	$S_{\bar{x}}$
10 岁 ~												
小计	59.7	0.7	62.0	0.7	58.0	1.0	61.5	0.6	58.1	2.0	58.8	0.8
男童	60.7	0.7	63.5	0.8	58.8	1.1	62.8	0.7	58.9	2.0	59.7	0.8
女童	58.5	0.7	60.4	0.7	57.1	1.0	60.0	0.7	57.1	2.0	57.9	0.8
11 岁 ~												
小计	62.1	0.7	65.1	0.7	60.1	1.1	63.8	0.6	60.6	2.2	61.3	0.7
男童	63.1	0.8	66.8	0.8	60.5	1.1	65.4	0.9	61.4	2.2	61.7	0.7
女童	61.0	0.7	63.0	0.6	59.6	1.1	61.9	0.6	59.7	2.1	60.9	0.8
12 岁 ~												
小计	64.7	0.5	66.6	0.7	63.0	0.8	66.2	0.8	63.6	1.6	63.6	0.5
男童	65.6	0.6	68.1	0.9	63.6	0.9	67.7	1.0	64.3	1.6	64.0	0.6
女童	63.6	0.5	65.0	0.6	62.3	0.8	64.5	0.6	62.8	1.7	63.0	0.5
13 岁 ~												
小计	67.1	0.4	69.2	0.6	65.0	0.5	69.1	0.7	66.9	0.9	65.0	0.4
男童	68.6	0.7	71.8	1.0	65.3	0.6	71.3	1.3	68.7	1.2	65.4	0.6
女童	65.3	0.3	66.0	0.5	64.6	0.4	66.1	0.6	65.0	0.7	64.7	0.3
14 岁 ~												
小计	67.9	0.4	69.3	0.6	66.9	0.4	68.5	0.6	68.2	1.0	67.4	0.4
男童	69.1	0.5	70.9	0.8	67.8	0.6	70.3	0.8	69.7	1.3	67.9	0.5
女童	66.5	0.4	67.2	0.7	66.0	0.5	66.2	0.5	66.6	1.1	66.7	0.5
15 岁 ~												
小计	70.8	0.4	72.2	0.6	69.3	0.5	70.8	0.7	71.5	0.6	70.0	0.9
男童	73.0	0.5	74.9	0.7	70.7	0.5	73.6	0.8	73.3	0.7	71.6	0.9
女童	68.7	0.5	69.5	0.7	67.9	0.5	68.3	0.7	69.5	0.8	68.5	0.9
16 岁 ~												
小计	71.3	0.3	72.2	0.5	70.2	0.4	71.6	0.5	71.8	0.6	70.4	0.5
男童	73.7	0.4	75.3	0.6	71.9	0.4	74.4	0.7	73.9	0.7	72.5	0.6
女童	68.7	0.3	69.2	0.5	68.2	0.5	68.6	0.5	69.5	0.7	68.2	0.6
17 岁 ~												
小计	71.3	0.3	72.0	0.5	70.4	0.4	71.3	0.6	72.4	0.7	70.5	0.5
男童	73.3	0.4	74.8	0.6	71.7	0.4	74.0	0.7	74.3	0.8	71.9	0.5
女童	68.5	0.4	68.3	0.5	68.8	0.5	67.9	0.5	69.9	0.7	68.5	0.6

（二）18岁及以上成人腰围状况

2016—2017年18岁及以上成人纳入分析腰围状况的样本数为181 817人；男性84 849人，占46.7%，女性96 968人，53.3%；城市74 014人，40.7%，农村107 803人，59.3%；东部地区67 552人，37.1%，中部地区51 944人，28.6%，西部地区62 321人，34.3%。

2015年中国18岁及以上成人的平均腰围82.0cm；男性的平均腰围为84.4cm，女性为79.6cm；18~44岁组居民的平均腰围为80.6cm，45~59组岁为84.2cm，60岁及以上组为83.4cm；城市居民的平均腰围为82.4cm，农村为81.6cm；东部地区居民的平均腰围为82.8cm，中部地区居民为81.7cm，西部地区居民为81.3cm。全国成人腰围均值为男性高于女性；只有45~59岁、60岁及以上成人的腰围均值为城市居民高于农村居民；只有45~59岁、60岁及以上成人的腰围均值为东部地区居民高于中部地区、西部地区（表3-47）。

表3-47 2015年中国城乡不同地区18岁及以上成人腰围均值

单位：cm

	全国		城市		农村		东部		中部		西部	
	$\bar{x}$	$S_{\bar{x}}$	$\bar{x}$	$S_{\bar{x}}$	$\bar{x}$	$S_{\bar{x}}$	$\bar{x}$	$S_{\bar{x}}$	$\bar{x}$	$S_{\bar{x}}$	$\bar{x}$	$S_{\bar{x}}$
合计	82.0	0.2	82.4	0.4	81.6	0.3	82.8	0.5	81.7	0.3	81.3	0.2
男性	84.4	0.3	85.6	0.4	83.2	0.3	85.6	0.5	84.0	0.4	83.1	0.3
女性	79.6	0.2	79.3	0.4	80.0	0.3	80.0	0.5	79.3	0.3	79.5	0.2
18~44岁												
小计	80.6	0.3	80.7	0.5	80.5	0.3	81.0	0.6	80.5	0.4	80.3	0.3
男性	83.9	0.3	84.6	0.5	82.9	0.4	84.7	0.7	83.7	0.5	82.8	0.4
女性	77.4	0.3	76.8	0.4	78.1	0.3	77.2	0.6	77.3	0.3	77.7	0.3
45~59岁												
小计	84.2	0.2	85.0	0.2	83.5	0.3	85.3	0.3	83.6	0.3	83.2	0.3
男性	85.9	0.2	87.4	0.3	84.4	0.3	87.2	0.3	85.3	0.3	84.3	0.3
女性	82.5	0.2	82.5	0.2	82.5	0.3	83.2	0.3	82.0	0.3	82.0	0.2
60岁~												
小计	83.4	0.3	85.1	0.3	82.0	0.4	85.1	0.4	82.5	0.5	81.8	0.4
男性	84.0	0.3	86.4	0.4	82.2	0.4	86.0	0.4	83.2	0.5	82.1	0.5
女性	82.7	0.3	83.9	0.3	81.8	0.4	84.3	0.4	81.7	0.5	81.5	0.4

四、超重肥胖状况

（一）0~5岁儿童超重与肥胖状况

2016—2017年中国0~5岁儿童超重率和肥胖率分别为6.8%和3.6%；男童超重率和肥胖率分别为8.0%和4.2%，女童分别为5.4%和2.7%。城市0~5岁儿童超重率和肥胖率分别为6.9%和3.4%，农村0~5岁儿童超重率和肥胖率分别为6.7%和3.7%，城乡差异不显著（表3-48，表3-49）。整体看来东部、中部、西部地区间差异表现为：0~5岁儿童超重率为东部地区略高于中部地区，中部地区略高于西部地区，东部、中部、西部地区分别为7.7%、6.5%和5.5%（表3-50）；0~5岁儿童肥胖率则为东部、中部、西部地区基本持平，分别为3.8%、3.2%和3.5%（表3-51）。

表 3-48　2016—2017 年中国城乡 0~5 岁儿童超重率

单位:%

年龄/岁	全国						城市						农村					
	合计		男童		女童		小计		男童		女童		小计		男童		女童	
	率	95%CI	率	95%CI	率	95%CI	率	95%CI	率	95%CI	率	95%CI	率	95%CI	率	95%CI	率	95%CI
0~	9.6	8.7~10.5	10.0	8.7~11.3	9.1	8.0~10.2	8.9	7.6~10.1	9.7	7.6~11.9	7.8	6.2~9.4	10.0	8.8~11.3	10.2	8.6~11.7	9.9	8.5~11.3
1~	7.2	5.9~8.5	8.7	7.0~10.4	5.3	4.2~6.5	6.8	4.6~9.1	8.6	5.6~11.7	4.7	2.8~6.5	7.4	5.9~8.9	8.8	6.9~10.7	5.8	4.4~7.3
2~	4.5	3.7~5.3	5.6	4.5~6.8	3.2	2.3~4.1	4.3	3.0~5.7	4.9	2.8~7.0	3.7	2.1~5.2	4.6	3.7~5.6	6.1	4.8~7.5	2.9	1.9~3.9
3~	3.9	2.9~4.9	5.0	3.4~6.7	2.6	1.8~3.4	3.7	2.0~5.3	5.0	2.0~8.1	2.0	0.9~3.1	4.1	2.9~5.3	5.0	3.3~6.8	3.0	1.9~4.0
4~	3.4	2.8~4.1	4.0	2.9~5.2	2.7	1.8~3.6	3.8	2.5~5.0	4.7	2.4~6.9	2.7	1.1~4.2	3.2	2.5~3.9	3.6	2.4~4.7	2.7	1.7~3.7
5~	12.9	11.6~14.1	15.2	13.2~17.3	10.1	8.6~11.5	14.5	12.3~16.6	17.5	14.0~20.9	10.9	8.3~13.5	11.7	10.4~13.0	13.5	11.5~15.6	9.5	7.8~11.1
合计	6.8	6.1~7.4	8.0	7.1~8.8	5.4	4.8~5.9	6.9	5.8~8.0	8.3	6.7~10.0	5.2	4.3~6.0	6.7	6.0~7.5	7.7	6.8~8.6	5.5	4.8~6.2

表 3-49　2016—2017 年中国城乡 0~5 岁儿童肥胖率

单位:%

年龄/岁	全国						城市						农村					
	合计		男童		女童		小计		男童		女童		小计		男童		女童	
	率	95%CI	率	95%CI	率	95%CI	率	95%CI	率	95%CI	率	95%CI	率	95%CI	率	95%CI	率	95%CI
0~	4.9	4.1~5.7	5.2	4.3~6.2	4.5	3.7~5.3	3.7	2.9~4.5	4.0	2.9~5.2	3.4	2.4~4.4	5.7	4.5~6.9	6.0	4.6~7.4	5.3	4.1~6.4
1~	2.9	2.2~3.6	3.1	2.2~4.0	2.6	1.8~3.5	3.2	1.9~4.5	3.6	1.8~5.4	2.6	1.0~4.3	2.7	2.0~3.4	2.8	1.9~3.6	2.6	1.8~3.5
2~	2.3	1.7~2.9	2.6	1.8~3.5	1.9	1.3~2.5	2.1	1.3~2.9	2.5	1.4~3.6	1.8	0.9~2.6	2.4	1.5~3.3	2.8	1.5~4.0	2.0	1.2~2.8
3~	2.1	1.5~2.7	2.7	1.8~3.6	1.4	0.9~2.0	1.3	0.6~2.0	1.7	0.8~2.7	0.8	0~1.5	2.7	1.8~3.6	3.4	2.0~4.7	1.9	1.2~2.7
4~	2.4	1.7~3.0	2.9	1.9~3.9	1.7	1.2~2.2	2.2	1.0~3.4	2.7	0.6~4.8	1.6	0.6~2.5	2.5	1.8~3.2	3.0	2.0~4.1	1.8	1.2~2.4
5~	7.1	6.0~8.3	9.3	7.8~10.8	4.5	3.5~5.6	7.9	6.0~9.9	10.3	7.6~13.0	5.1	3.3~6.9	6.5	5.1~7.9	8.6	6.8~10.3	4.1	2.9~5.3
合计	3.6	3.1~4.0	4.2	3.7~4.8	2.7	2.3~3.2	3.4	2.7~4.1	4.1	3.3~4.9	2.5	1.8~3.2	3.7	3.1~4.3	4.3	3.6~5.0	2.9	2.4~3.5

表 3-50　2016—2017 年中国不同地区 0~5 岁儿童超重率

单位:%

年龄/岁	东部						中部						西部					
	合计		男童		女童		小计		男童		女童		小计		男童		女童	
	率	95%CI	率	95%CI	率	95%CI	率	95%CI	率	95%CI	率	95%CI	率	95%CI	率	95%CI	率	95%CI
0~	10.1	8.5~11.6	10.6	8.4~12.9	9.4	7.8~11.1	10.4	8.7~12.1	11.2	9.2~13.1	9.5	7.3~11.6	7.9	6.6~9.3	7.8	6.3~9.4	8.1	6.2~10.0
1~	8.2	5.8~10.7	10.4	7.1~13.7	5.6	3.6~7.7	6.4	5.0~7.8	7.6	5.6~9.5	5.0	3.5~6.5	6.1	4.4~7.8	6.9	4.9~9.0	5.1	3.1~7.1
2~	5.6	4.1~7.1	6.5	4.3~8.7	4.4	2.8~6.0	4.6	3.7~5.6	6.2	4.8~7.7	2.7	1.4~4.0	2.7	1.9~3.6	3.6	2.2~5.0	1.7	1.0~2.4
3~	4.5	2.6~6.4	6.0	2.8~9.2	2.6	1.3~3.9	3.6	2.4~4.7	4.9	3.2~6.6	2.0	1.1~2.9	3.4	2.1~4.6	3.6	1.9~5.2	3.1	1.6~4.6
4~	3.9	2.8~5.1	4.5	2.4~6.6	3.2	1.6~4.9	3.2	2.2~4.2	4.1	2.2~5.9	2.1	1.2~3.0	2.8	1.9~3.6	3.2	1.7~4.6	2.2	1.3~3.2
5~	14.3	12.3~16.2	17.4	14.4~20.4	10.4	8.0~12.9	11.8	9.8~13.8	13.8	10.5~17.1	9.5	7.3~11.6	11.2	9.1~13.2	12.2	8.9~15.5	10.0	7.6~12.4
合计	7.7	6.5~8.8	9.2	7.6~10.8	5.9	4.9~6.8	6.5	5.7~7.3	7.8	6.7~8.8	5.0	4.2~5.8	5.5	4.7~6.2	6.0	5.1~6.9	4.8	3.9~5.8

表 3-51　2016—2017 年中国不同地区 0~5 岁儿童肥胖率

单位:%

年龄/岁	东部						中部						西部					
	合计		男童		女童		小计		男童		女童		小计		男童		女童	
	率	95%CI	率	95%CI	率	95%CI	率	95%CI	率	95%CI	率	95%CI	率	95%CI	率	95%CI	率	95%CI
0~	4.7	3.3~6.1	4.8	3.1~6.6	4.5	3.1~5.9	5.4	4.1~6.8	6.0	4.3~7.7	4.8	3.3~6.2	4.8	3.8~5.8	5.2	4.0~6.3	4.4	3.3~5.5
1~	3.2	2.0~4.4	3.4	1.8~5.0	2.9	1.4~4.5	2.8	2.0~3.7	3.1	2.0~4.3	2.5	1.3~3.7	2.5	1.4~3.5	2.6	1.3~3.9	2.3	1.3~3.2
2~	3.1	1.8~4.3	3.8	2.1~5.5	2.1	1.1~3.2	1.8	1.2~2.3	1.7	0.9~2.4	1.9	0.9~2.8	1.6	0.9~2.4	1.7	0.8~2.5	1.6	0.7~2.6
3~	2.4	1.2~3.6	3.1	1.4~4.8	1.6	0.6~2.5	1.6	1.0~2.2	2.0	1.0~3.0	1.2	0.5~1.9	2.1	1.2~3.0	2.7	1.4~4.0	1.4	0.4~2.5
4~	2.4	1.3~3.5	3.3	1.4~5.2	1.3	0.5~2.1	2.0	1.1~2.9	2.6	1.2~3.9	1.3	0.6~2.0	2.7	1.7~3.6	2.5	1.2~3.8	2.8	1.7~4.0
5~	7.2	5.3~9.0	9.2	7.1~11.4	4.7	2.9~6.4	6.0	4.4~7.7	8.0	5.9~10.1	3.7	2.1~5.2	8.1	6.1~10.1	10.8	7.4~14.2	5.0	3.4~6.7
合计	3.8	3.0~4.6	4.6	3.7~5.5	2.8	2.1~3.6	3.2	2.6~3.8	3.8	3.0~4.5	2.5	1.9~3.1	3.5	2.8~4.2	4.0	3.2~4.8	2.8	2.1~3.5

与2013年相比,2016—2017年中国0~5岁儿童超重率从8.4%降低到6.8%,城市从8.4%降低到6.9%,农村从8.4%降低到6.7%;0~5岁儿童肥胖率从3.1%上升到3.6%,城市从3.3%上升到3.4%,农村从2.9%上升到3.7%(表3-52)。

表 3-52   2002—2017 年中国城乡 0~5 岁儿童超重率、肥胖率变化

单位:%

		全国			城市			农村		
		2016—2017年	2013年	2002年	2016—2017年	2013年	2002年	2016—2017年	2013年	2002年
超重率	合计	6.8	8.4	6.5	6.9	8.4	7.7	6.7	8.4	5.5
	男童	8.0	9.4	7.3	8.3	9.7	8.8	7.7	9.2	6.1
	女童	5.4	7.2	5.5	5.2	6.9	6.4	5.5	7.4	4.7
肥胖率	合计	3.6	3.1	2.7	3.4	3.3	2.7	3.7	2.9	2.7
	男童	4.2	3.6	3.0	4.1	4.1	3.4	4.3	3.3	2.8
	女童	2.7	2.5	2.2	2.5	2.4	1.9	2.9	2.5	2.5

(二) 6~17 岁儿童青少年超重与肥胖状况

2016—2017 年中国 6~17 岁儿童青少年超重率和肥胖率分别为 11.1% 和 7.9%;男童超重率和肥胖率分别为 12.7% 和 10.0%,女童分别为 9.3% 和 5.6%;城市 6~17 岁儿童青少年超重率和肥胖率分别为 12.9% 和 10.3%,农村分别为 9.5% 和 5.9%,城市显著高于农村(表 3-53,表 3-54)。东部、中部、西部地区间差异表现为,整体看来 6~17 岁儿童青少年超重率和肥胖率均为东部地区高于中部地区,中部地区高于西部地区,其中东部、中部、西部地区儿童青少年超重率分别为 13.0%、11.4% 和 8.5%,东部、中部、西部地区儿童青少年肥胖率则分别为 10.2%、7.7% 和 5.4%(表 3-55,表 3-56)。

与 2012 年相比,2016—2017 年中国 6~17 岁儿童青少年超重率从 10.7% 上升到 11.1%,城市从 12.4% 上升到 12.9%,农村从 9.0% 上升到 9.5%;2016—2017 年中国 6~17 岁儿童青少年肥胖率从 7.6% 上升到 7.9%,主要增长在城市,城市从 9.3% 上升到 10.3%,农村持平(表 3-57)。

(三) 7~17 岁儿童青少年中心性肥胖

2016—2017 年中国 7~17 岁儿童青少年纳入中心性肥胖分析者 67 987 人;男童 34 042 人,占 50.1%,女童 33 945 人,占 49.9%;城市 32 047 人,占 47.1%,农村 35 940 人,占 52.9%;东部地区 22 737 人,占 33.4%,中部地区 21 059 人,占 31.0%,西部地区 24 191 人,占 35.6%。

2016—2017 年中国 7~17 岁儿童青少年的中心性肥胖率为 14.4%;男童的中心性肥胖率为 14.9%,女童为 13.8%;7 岁组、8 岁组、9 岁组、10 岁组、11 岁组、12 岁组、13 岁组、14 岁组、15 岁组、16 岁组、17 岁组儿童青少年的中心性肥胖率分别为 9.8%、12.3%、13.0%、12.7%、13.9%、14.8%、15.2%、14.0%、18.2%、17.3%、13.4%;城市儿童青少年的中心性肥胖率为 18.7%,农村为 10.5%;东部地区儿童青少年的中心性肥胖率为 16.9%,中部地区儿童青少年为 15.1%,西部地区儿童青少年为 15.1%。整体来看儿童青少年的中心性肥胖率为男童略高于女童(表 3-58)。

表3-53　2016—2017年中国城乡6~17岁儿童青少年超重率

单位:%

年龄/岁	全国						城市						农村					
	合计		男童		女童		小计		男童		女童		小计		男童		女童	
	率	95%CI	率	95%CI	率	95%CI	率	95%CI	率	95%CI	率	95%CI	率	95%CI	率	95%CI	率	95%CI
6~	11.6	9.6~13.6	11.1	8.7~13.5	12.1	9.3~14.9	12.3	10.4~14.1	11.5	8.8~14.3	13.0	9.5~16.6	11.1	7.9~14.3	10.8	7.2~14.4	11.4	7.3~15.6
7~	11.2	9.5~12.9	11.3	9.3~13.3	11.1	8.8~13.4	12.5	10.1~14.8	10.8	8.5~13.0	14.5	10.9~18.0	10.3	7.9~12.7	11.7	8.7~14.8	8.6	5.8~11.5
8~	10.4	9.0~11.9	12.0	9.7~14.3	8.5	7.2~9.8	11.5	9.4~13.6	13.9	11.2~16.6	8.5	6.6~10.5	9.6	7.6~11.7	10.6	7.0~14.1	8.5	6.7~10.3
9~	9.9	8.5~11.2	10.8	8.8~12.9	8.6	6.8~10.4	11.1	9.5~12.7	12.7	10.3~15.2	9.1	6.7~11.5	8.8	6.8~10.8	9.3	6.2~12.3	8.2	5.6~10.8
10~	10.3	9.1~11.5	12.9	11.1~14.8	7.4	6.1~8.8	12.3	10.2~14.5	14.7	11.5~17.9	9.8	7.8~11.8	8.9	7.5~10.4	11.8	9.4~14.1	5.8	4.1~7.4
11~	11.2	9.4~13.0	14.7	12.3~17.1	7.2	5.6~8.7	15.6	11.9~19.2	20.8	16.4~25.1	9.3	6.5~12.1	8.4	6.9~9.9	10.6	8.5~12.8	5.8	4.0~7.6
12~	11.1	9.5~12.6	13.5	11.6~15.5	8.2	6.3~10.0	13.3	10.9~15.7	16.3	13.0~19.5	9.9	7.2~12.7	9.2	6.8~11.5	11.3	8.6~13.9	6.6	3.8~9.3
13~	11.7	10.0~13.3	13.8	11.6~16.0	9.2	7.4~11.0	14.2	11.7~16.7	16.9	14.0~19.9	10.9	7.7~14.1	9.2	7.2~11.2	10.6	7.7~13.5	7.7	6.0~9.3
14~	9.8	8.2~11.4	9.7	7.3~12.2	9.9	8.1~11.7	12.0	9.2~14.8	13.1	8.7~17.5	10.6	7.8~13.3	8.2	6.5~9.8	7.1	4.9~9.3	9.4	7.0~11.9
15~	12.0	10.5~13.5	12.9	11.2~14.6	11.2	9.5~13.0	13.9	12.0~15.8	15.2	13.0~17.4	12.5	10.2~14.9	9.9	7.7~12.2	10.1	7.6~12.7	9.8	7.3~12.2
16~	12.1	10.9~13.3	14.0	12.0~15.9	10.2	8.6~11.8	13.1	11.4~14.8	15.1	12.2~18.0	11.2	8.9~13.5	10.9	9.4~12.5	12.7	10.1~15.2	8.9	6.8~11.0
17~	9.9	8.4~11.4	11.6	9.2~14.1	7.6	5.6~9.5	11.5	9.3~13.8	13.6	10.4~16.8	8.8	5.9~11.7	8.1	6.1~10.1	9.5	5.8~13.2	6.3	3.6~8.9
合计	11.1	10.4~11.8	12.7	11.9~13.5	9.3	8.5~10.0	12.9	11.8~14.1	14.8	13.6~16.1	10.8	9.5~12.0	9.5	8.6~10.3	10.8	9.8~11.8	7.9	7.0~8.9

表3-54 2016—2017年中国城乡6~17岁儿童青少年肥胖率

单位：%

年龄/岁	全国						城市						农村					
	合计		男童		女童		小计		男童		女童		小计		男童		女童	
	率	95%CI	率	95%CI	率	95%CI	率	95%CI	率	95%CI	率	95%CI	率	95%CI	率	95%CI	率	95%CI
6~	10.4	8.4~12.4	13.0	10.3~15.8	7.4	5.3~9.6	13.7	11.4~15.9	16.3	13.4~19.2	10.8	7.7~14.0	8.1	5.5~10.7	10.8	6.8~14.7	5.0	2.6~7.4
7~	8.9	7.3~10.5	11.0	8.5~13.5	6.4	4.9~7.8	12.3	9.5~15.2	15.9	11.2~20.5	8.1	5.8~10.4	6.3	4.7~7.9	7.3	5.1~9.6	5.1	3.3~6.9
8~	10.7	9.3~12.2	12.6	10.4~14.7	8.6	6.6~10.5	14.2	11.7~16.7	15.9	12.6~19.3	12.1	8.9~15.3	8.1	6.2~9.9	9.9	6.9~12.9	6.0	3.7~8.2
9~	10.6	8.8~12.5	13.8	10.7~16.9	6.5	5.2~7.9	12.8	10.0~15.6	17.1	12.8~21.4	7.5	5.2~9.8	8.8	6.2~11.5	11.2	6.8~15.6	5.7	4.0~7.5
10~	8.7	7.2~10.1	10.6	8.7~12.6	6.5	4.8~8.1	11.4	8.7~14.1	15.4	11.6~19.3	7.0	4.1~9.8	6.7	4.9~8.5	7.3	5.0~9.5	6.1	4.2~8.0
11~	8.0	6.8~9.2	9.9	7.9~11.8	5.8	4.4~7.2	10.5	8.1~13.0	13.4	9.9~16.9	7.2	4.8~9.5	6.3	4.9~7.7	7.5	5.4~9.7	4.9	3.0~6.8
12~	8.2	6.7~9.7	9.9	7.7~12.1	6.2	4.9~7.5	10.7	7.9~13.5	13.1	9.1~17.1	8.0	5.7~10.4	6.0	4.3~7.7	7.2	4.5~9.9	4.5	3.2~5.8
13~	7.3	6.2~8.4	10.3	8.4~12.3	3.8	2.6~5.0	9.8	8.1~11.6	15.0	11.9~18.0	3.5	2.4~4.7	4.9	3.6~6.2	5.6	3.9~7.3	4.1	2.1~6.1
14~	5.5	4.2~6.9	6.9	4.9~8.8	3.9	2.3~5.6	7.8	5.2~10.4	9.2	5.6~12.8	6.1	2.6~9.6	3.8	2.5~5.1	5.0	2.9~7.2	2.4	1.2~3.5
15~	6.7	5.5~7.9	8.3	6.6~9.9	5.2	3.8~6.5	8.6	6.9~10.4	11.1	8.4~13.7	6.2	4.1~8.3	4.5	3.3~5.7	5.0	3.4~6.6	4.1	2.4~5.7
16~	6.2	5.2~7.2	8.4	6.8~9.9	4.0	2.8~5.2	8.6	7.1~10.1	11.7	9.3~14.0	5.5	3.6~7.5	3.4	2.5~4.3	4.6	3.3~5.9	2.0	1.2~2.8
17~	4.3	3.2~5.3	5.6	4.1~7.2	2.4	1.4~3.4	5.2	3.6~6.8	7.5	5.1~9.9	2.1	0.7~3.6	3.2	2.1~4.4	3.6	1.9~5.3	2.8	1.4~4.1
合计	7.9	7.2~8.7	10.0	9.0~11.0	5.6	4.9~6.2	10.3	8.9~11.7	13.3	11.5~15.1	6.8	5.6~8.1	5.9	5.1~6.6	7.1	6.1~8.1	4.5	3.8~5.1

表 3-55 2016—2017 年中国不同地区 6~17 岁儿童青少年超重率

单位：%

年龄/岁	东部						中部						西部					
	合计		男童		女童		合计		男童		女童		合计		男童		女童	
	率	95%CI	率	95%CI	率	95%CI	率	95%CI	率	95%CI	率	95%CI	率	95%CI	率	95%CI	率	95%CI
6~	14.7	11.5~17.9	13.2	9.5~16.9	16.4	11.3~21.5	10.9	8.1~13.7	12.2	8.6~15.7	9.5	6.6~12.3	8.2	6.3~10.2	7.3	3.8~10.8	9.2	5.4~13.0
7~	13.6	10.2~17.1	11.8	8.5~15.0	15.8	11.1~20.6	11.1	9.3~13.0	12.3	9.3~15.2	9.7	7.4~12.1	9.0	6.4~11.6	10.2	6.3~14.1	7.5	4.9~10.1
8~	12.8	9.6~16.0	15.0	10.0~20.1	10.1	7.6~12.7	8.9	6.8~11.1	11.3	8.4~14.2	6.1	4.1~8.1	9.0	7.7~10.3	9.3	7.3~11.3	8.6	6.8~10.5
9~	12.2	9.9~14.5	14.4	10.6~18.2	9.5	6.9~12.1	9.6	7.7~11.5	10.8	7.6~14.1	8.1	5.5~10.7	7.4	5.3~9.6	7.1	4.6~9.7	7.9	4.0~11.8
10~	11.7	9.4~13.9	14.3	11.2~17.5	8.6	6.0~11.2	10.3	7.9~12.6	12.5	9.7~15.3	7.7	4.9~10.4	8.8	7.0~10.7	11.6	7.9~15.3	5.9	4.3~7.6
11~	14.0	10.2~17.8	18.9	14.2~23.5	8.3	5.5~11.1	9.4	6.7~12.0	11.8	8.2~15.3	6.6	3.8~9.4	9.5	7.7~11.3	12.2	9.3~15.1	6.2	3.8~8.6
12~	13.5	10.2~16.9	16.7	12.8~20.6	10.0	6.1~13.9	10.9	8.4~13.3	12.9	9.5~16.3	8.4	5.7~11.0	8.2	6.5~9.8	10.2	7.8~12.6	5.8	4.0~7.6
13~	16.0	13.2~18.8	18.6	14.8~22.4	12.6	9.2~16.0	11.4	8.7~14.1	15.0	12.6~17.4	7.5	3.8~11.2	7.3	5.9~8.6	7.3	5.1~9.5	7.3	5.6~9.0
14~	10.4	7.0~13.7	12.0	6.8~17.2	8.4	5.8~10.9	11.3	7.9~14.7	12.3	6.9~17.6	10.3	6.3~14.2	8.5	6.8~10.3	6.7	4.4~9.0	11.0	7.9~14.0
15~	12.2	10.0~14.5	13.3	10.7~15.9	11.3	8.4~14.1	15.2	12.5~17.9	16.1	13.0~19.1	14.3	11.3~17.3	7.8	5.8~9.7	8.0	5.4~10.6	7.6	5.2~9.9
16~	13.6	11.6~15.6	16.3	13.0~19.5	10.7	7.9~13.5	12.1	9.8~14.4	13.8	10.3~17.3	10.3	7.9~12.6	10.0	8.3~11.7	10.6	7.4~13.8	9.4	6.6~12.2
17~	9.9	7.5~12.2	12.3	9.2~15.5	6.7	3.9~9.5	14.1	11.2~16.9	15.9	10.7~21.1	11.7	6.3~17.0	7.5	5.2~9.7	8.5	4.3~12.6	6.1	3.5~8.7
合计	13.0	11.6~14.4	15.1	13.6~16.6	10.6	9.0~12.2	11.4	10.3~12.5	13.2	11.9~14.5	9.4	8.2~10.5	8.5	7.7~9.3	9.4	8.5~10.2	7.6	6.6~8.5

表 3-56　2016—2017 年中国不同地区 6~17 岁儿童青少年肥胖率

单位：%

年龄/岁	东部 合计 率	东部 合计 95%CI	东部 男童 率	东部 男童 95%CI	东部 女童 率	东部 女童 95%CI	中部 合计 率	中部 合计 95%CI	中部 男童 率	中部 男童 95%CI	中部 女童 率	中部 女童 95%CI	西部 合计 率	西部 合计 95%CI	西部 男童 率	西部 男童 95%CI	西部 女童 率	西部 女童 95%CI
6~	11.2	6.8~15.7	13.6	8.2~19.0	8.5	4~12.9	9.8	7.1~12.5	11.1	7.7~14.5	8.3	4.7~11.9	9.9	7.4~12.3	14.1	9.7~18.4	5.4	2.9~7.9
7~	12.5	9.0~15.9	16.8	11.4~22.3	7.5	4.7~10.2	8.6	6.5~10.8	9.2	6.1~12.3	8.0	5.5~10.5	5.5	3.8~7.2	6.8	4.2~9.4	4.0	2.1~5.9
8~	13.3	10.7~15.8	13.9	10.7~17.2	12.5	8.8~16.1	9.9	8.0~11.7	12.3	9.5~15.0	7.1	4.7~9.6	8.7	5.8~11.5	11.3	6.6~15.9	5.7	2.9~8.5
9~	13.6	10.5~16.7	17.9	12.9~22.8	8.5	5.5~11.4	10.6	7.7~13.5	13.1	8.4~17.9	7.4	5.6~9.1	7.4	3.8~11.0	10.2	4.3~16.1	3.4	1.9~5.0
10~	12.2	9.2~15.2	15.6	11.7~19.6	8.3	5~11.7	6.8	4.8~8.9	8.5	6.0~11.0	4.9	2.6~7.2	5.8	4.3~7.3	6.1	4.0~8.2	5.5	3.3~7.7
11~	10.9	8.4~13.5	14.5	11.1~18.0	6.8	4.3~9.2	5.8	4.3~7.3	6.6	4.3~9.0	4.9	2.8~6.9	6.3	4.8~7.8	7.1	4.5~9.7	5.3	2.6~8.1
12~	11.3	8.2~14.5	14.5	9.8~19.3	7.7	5.3~10.1	7.5	5.2~9.9	8.9	5.8~11.9	5.9	3.8~8.0	4.8	3.1~6.5	5.0	2.5~7.4	4.5	2.5~6.5
13~	10.7	8.6~12.7	14.5	10.8~18.2	5.7	2.9~8.5	7.8	6.4~9.2	11.2	8.3~14.0	4.0	2.1~5.9	3.4	2.0~4.7	4.8	2.4~7.2	1.9	0.9~2.8
14~	6.3	4.2~8.4	8.2	4.4~11.9	4.0	1.2~6.7	8.0	5.1~10.8	9.7	5.3~14.1	6.2	2.4~10	3.6	1.5~5.7	4.4	1.9~6.9	2.5	0.2~4.8
15~	7.7	5.5~9.8	10.4	7.3~13.6	5.1	3.1~7.2	7.1	5.0~9.2	8.1	5.2~11.0	6.1	3.3~8.8	4.9	3.2~6.6	5.5	2.9~8.1	4.2	2.1~6.4
16~	7.9	6.2~9.6	10.3	7.7~13.0	5.3	3.1~7.5	6.6	4.6~8.7	8.5	5.8~11.3	4.5	2.1~7.0	3.4	2.3~4.4	5.2	3.4~6.9	1.6	0.7~2.4
17~	4.9	3.1~6.8	6.8	4.1~9.5	2.5	0.8~4.2	5.3	3.5~7.1	6.7	3.7~9.8	3.5	1.0~5.9	2.9	1.5~4.3	3.8	1.6~5.9	1.7	0.7~2.8
合计	10.2	8.6~11.9	13.2	11.1~15.3	6.9	5.5~8.3	7.7	6.6~8.7	9.3	7.9~10.7	5.8	4.8~6.8	5.4	4.6~6.2	6.8	5.8~7.9	3.8	3.1~4.6

表 3-57　2012—2017 年中国城乡 6~17 岁儿童青少年超重率、肥胖率变化

单位：%

		全国			城市			农村		
		2016—2017年 #	2012年 2015年发布结果 *	2018年标准 #	2016—2017年 #	2012年 2015年发布结果 *	2018年标准 #	2016—2017年 #	2012年 2015年发布结果 *	2018年标准 #
超重率	合计	11.1	9.6	10.7	12.9	11.0	10.8	9.5	8.4	9.0
	男童	12.7	10.9	12.2	14.8	12.8	12.2	10.8	9.3	9.8
	女童	9.3	8.2	9.2	10.8	9.0	9.2	7.9	7.4	8.1
肥胖率	合计	7.9	6.4	7.6	10.3	7.7	7.9	5.9	5.2	5.9
	男童	10.0	7.8	9.2	13.3	9.7	9.7	7.1	6.2	6.7
	女童	5.6	4.8	6.0	6.8	5.5	6.8	4.5	4.1	5.0

注：

* 为 2015 年发布的结果，采用《中国学龄儿童超重和肥胖预防与控制指南》中分年龄、性别的 BMI 超重肥胖判定标准；

为采用中华人民共和国卫生行业标准《学龄儿童青少年超重与肥胖筛查》（WS/T 586—2018）分年龄、性别的 BMI 超重肥胖判定标准计算结果。

表3-58 2016—2017年中国城乡不同地区7~17岁儿童青少年中心性肥胖率

单位：%

	全国		城市		农村		东部		中部		西部	
	率	95%CI	率	95%CI	率	95%CI	率	95%CI	率	95%CI	率	95%CI
合计	14.4	13.0~15.8	18.7	16.1~21.3	10.5	9.2~11.9	16.9	14.1~19.6	15.1	13.1~17.1	15.1	8.9~12.8
男童	14.9	13.4~16.5	20.5	17.6~23.4	10.0	8.7~11.3	18.6	15.5~21.8	15.2	13.1~17.4	10.3	8.5~12.1
女童	13.8	12.3~15.3	16.7	14.0~19.5	11.1	9.5~12.7	14.9	12.2~17.6	15.0	12.7~17.4	11.4	9.0~13.9
7岁~												
小计	9.8	7.7~11.9	14.8	10.9~18.6	6.2	4.4~7.9	13.5	9.1~17.9	9.1	6.3~11.9	6.8	4.2~9.4
男童	10.0	7.1~13.0	15.7	9.9~21.5	5.8	3.8~7.9	14.2	7.1~21.4	9.3	5.9~12.8	6.6	4.0~9.2
女童	9.5	7.5~11.5	13.7	10.5~16.8	6.5	4.3~8.7	12.6	10~15.3	8.8	5.7~12.0	7.0	3.4~10.6
8岁~												
小计	12.3	10.6~14.1	16.6	14.0~19.1	9.1	6.7~11.6	15.3	12.4~18.2	11.7	8.8~14.6	9.7	6.8~12.6
男童	12.3	10.0~14.5	15.3	12.3~18.3	9.9	6.4~13.4	13.8	10.5~17.0	12.6	9.2~16.0	10.4	5.4~15.4
女童	12.4	10.0~14.8	18.1	14.2~22.0	8.2	5.4~11.0	17.1	13.1~21.1	10.7	7.2~14.2	8.9	5.1~12.6
9岁~												
小计	13.0	11.2~14.9	17.5	14.2~20.8	9.4	7.4~11.4	15.4	12.0~18.8	13.6	10.5~16.6	10.0	6.8~13.1
男童	13.3	10.8~15.7	18.2	13.8~22.6	9.4	6.7~12.0	16.5	11.6~21.4	14.4	9.9~19.0	9.1	6.0~12.1
女童	12.7	10.4~15.0	16.6	12.6~20.5	9.5	6.8~12.2	14.1	10.7~17.5	12.5	9.8~15.1	11.3	5.8~16.8
10岁~												
小计	12.7	10.5~15.0	16.9	12.8~21.0	9.8	7.0~12.6	16.3	12.3~20.3	10.6	5.8~15.4	10.2	7.6~12.8
男童	12.3	9.9~14.7	17.9	13.3~22.5	8.4	5.9~10.9	17.0	12.4~21.5	9.6	5.2~13.9	8.7	6.1~11.4
女童	13.2	10.1~16.4	15.8	10.3~21.3	11.4	7.5~15.3	15.5	9.7~21.3	11.8	6.0~17.6	11.8	7.3~16.2
11岁~												
小计	13.9	11.7~16.2	20.4	15.8~25.0	9.6	8.0~11.3	17.4	12.6~22.1	12.5	8.7~16.3	11.1	8.8~13.3
男童	13.7	10.6~16.7	21.3	15.5~27.1	8.5	6.6~10.4	19.1	12.6~25.5	11.0	6.2~15.8	9.5	6.9~12.1
女童	14.3	11.8~16.8	19.4	14.8~23.9	11.0	7.7~14.3	15.4	11.5~19.3	14.2	10.0~18.4	13.0	7.7~18.3

续表

	全国		城市		农村		东部		中部		西部	
	率	95%CI	率	95%CI	率	95%CI	率	95%CI	率	95%CI	率	95%CI
12岁~												
小计	14.8	12.4~17.2	19.3	15.5~23.1	10.9	7.6~14.2	19.1	14.4~23.8	15.1	11.8~18.4	9.3	6.8~11.8
男童	15.3	12.5~18.2	20.7	16.0~25.5	10.9	6.9~14.8	21.1	15.1~27.0	14.9	10.8~19.0	8.7	5.7~11.8
女童	14.2	11.9~16.5	17.8	14.2~21.4	10.9	7.8~14	16.8	12.9~20.8	15.3	11.1~19.6	10.0	6.8~13.2
13岁~												
小计	15.2	13.0~17.4	20.3	17.0~23.7	10.2	8.1~12.3	20.5	16.1~24.8	16.0	13.6~18.4	9.0	6.9~11.1
男童	18.1	14.6~21.6	25.4	19.9~30.8	10.8	8.0~13.6	25.2	18.3~32.0	19.3	15.9~22.8	9.0	6.9~11.1
女童	11.8	9.7~13.9	14.2	10.7~17.7	9.6	7.1~12.1	14.3	9.2~19.5	12.3	9.5~15.1	9.0	6.8~11.3
14岁~												
小计	14.0	11.8~16.2	18.2	14.1~22.4	10.8	8.6~13.0	14.3	9.9~18.7	18.1	13.9~22.4	11.5	8.6~14.3
男童	14.0	11.1~16.9	19.7	14.5~24.9	9.5	6.8~12.3	17.2	11.3~23.0	18.2	12.8~23.6	9.4	6.0~12.8
女童	14.0	11.2~16.8	16.4	11.6~21.2	12.3	8.9~15.7	10.8	6.5~15.1	18.1	11.1~25.1	14.1	10.4~17.8
15岁~												
小计	18.2	15.3~21.2	22.5	17.9~27.2	13.4	10.2~16.5	18.5	13.0~23.9	20.9	17.2~24.6	14.6	8.3~20.9
男童	19.2	16.4~22.0	25.2	20.8~29.7	12.2	9.4~15.0	20.7	15.8~25.6	21	17.0~25.1	14.8	8.5~21.0
女童	17.3	13.4~21.1	19.9	13.9~25.9	14.5	9.9~19.0	16.4	9.6~23.2	20.8	14.6~26.9	14.5	7.4~21.5
16岁~												
小计	17.3	15.3~19.4	20.2	16.8~23.6	13.9	11.9~15.9	17.9	14.2~21.5	19.2	16.5~22.0	14.8	10.8~18.7
男童	19.0	16.4~21.6	23.6	19.2~27.9	13.8	11.5~16.1	21.1	16.5~25.6	19.1	15.0~23.2	15.7	11.0~20.5
女童	15.6	13.2~17.9	16.8	13.2~20.3	14.0	11.0~17.0	14.4	10.7~18.2	19.4	15.2~23.6	13.8	9.8~17.8
17岁~												
小计	13.4	11.1~15.8	15.0	11.2~18.7	11.8	8.9~14.6	13.6	9.1~18.1	17.2	14.0~20.3	11.1	7.7~14.4
男童	13.6	10.9~16.2	17.1	12.4~21.7	9.7	7.3~12.1	15.2	9.9~20.6	17.3	12.9~21.7	9.6	6.6~12.6
女童	13.3	10.2~16.4	12.2	8.3~16.1	14.5	9.7~19.3	11.5	7.0~16.0	17.1	11.4~22.8	13.1	7.5~18.7

（四）18 岁及以上成人超重和肥胖状况

2015 年中国 18 岁及以上成人超重率达 33.3%,肥胖率为 14.1%,两者合计达 47.4%。城市居民超重率为 33.7%,肥胖率为 15.0%,两者合计达 48.7%;农村居民超重率为 32.8%,肥胖率为 13.1%,两者合计达 45.9%。城市男性超重率、肥胖率均高于农村同年龄组男性,城市 60 岁及以上老年女性超重率、肥胖率高于农村老年女性。2015 年中国城市 18 岁及以上成人男性和女性的超重率分别为 37.4%、30.0%,肥胖率分别为 16.9%、13.0%,均为男性高于女性。农村居民男性和女性的超重率分别为 33.1%、32.5%,肥胖率分别为 12.6%、13.6%(表 3-59、表 3-60)。东部、中部、西部地区间差异表现为东部和中部地区居民超重率和肥胖率整体基本持平,西部地区居民超重率和肥胖率均最低,其中东部、中部和西部地区居民超重率分别为 33.7%、33.6% 和 32.2%;东部、中部和西部地区居民肥胖率则分别为 15.1%、14.7% 和 11.7%(表 3-61、表 3-62)。

与 2012 年相比,2015 年中国 18 岁及以上成人的超重率明显上升,从 30.1% 上升至 33.3%,其中男性从 30.3% 上升至 35.3%,女性从 29.9% 上升至 31.2%。城乡居民超重率均显著上升,城市居民的超重率从 32.4% 上升至 33.7%,其中男性从 33.8% 上升至 37.4%,女性从 30.9% 上升至 30.0%。农村居民超重率从 27.8% 上升至 32.8%,其中男性从 26.9% 上升至 33.1%,女性从 28.8% 上升至 32.5%。

与 2012 年相比,2015 年中国 18 岁及以上成人的肥胖率也明显上升,从 11.9% 上升至 14.1%,其中男性从 12.1% 上升至 14.8%,女性从 11.7% 上升至 13.3%。城乡居民的肥胖率显著上升,城市居民的肥胖率从 13.2% 上升至 15.0%,城市男性居民肥胖率增长幅度高于女性,男性由 14.1% 增至 16.9%,女性由 12.3% 增至 13.0%;农村居民的肥胖率从 10.5% 上升至 13.1%,其中男性由 10.1% 增至 12.6%,女性由 11.0% 增至 13.6%(表 3-63)。

（五）18 岁及以上成人中心性肥胖

2015 年 18 岁及以上成人纳入分析中心性肥胖的样本数为 181 817 人;男性 84 849 人,占 46.7%,女性 96 968 人,占 53.3%;城市 74 014 人,占 40.7%,农村 107 803 人,占 59.3%;东部地区 67 552 人,占 37.1%,中部地区 51 944 人,占 28.6%,西部地区 62 321 人,占 34.3%。

2015 年中国 18 岁及以上成人的中心性肥胖率为 29.3%;男性的中心性肥胖率为 30.1%,女性为 28.5%;18~44 岁居民中心性肥胖率为 24.4%,45~59 岁居民为 36.1%,60 岁及以上居民为 35.3%;城市居民中心性肥胖率为 30.5%,农村为 28.1%;东部地区居民中心性肥胖率为 32.1%,中部地区居民为 28.1%,西部地区居民为 26.3%。整体看来成人的中心性肥胖率为男性高于女性,城市高于农村,东部、中部、西部依次降低(表 3-64)。

与 2012 年相比,2015 年中国 18 岁及以上成人的中心性肥胖率上升了 3.6 个百分点,而且不同性别、不同年龄组均有增加(表 3-65)。

五、贫血状况

（一）0~5 岁儿童血红蛋白水平及贫血情况

2016—2017 年中国儿童与乳母营养健康监测 0~5 岁儿童(不包括 6 个月以下)纳入分析贫血状况的样本数为 59 473 人;男童 29 767 人,占 50.0%,女童 29 706 人,占 50.0%;6~23 月龄 20 835 人,占 35.0%,24~71 月龄 38 638 人,占 65.0%;城市 27 518 人,占 46.3%,农村 31 955 人,占 53.7%;东部地区 19 760 人,占 33.2%,中部地区 18 481 人,占 31.1%,西部地区 21 232 人,占 35.6%。

表3-59　2015年中国城乡18岁及以上成人超重率

单位：%

年龄/岁	全国 合计 率	95%CI	男性 率	95%CI	女性 率	95%CI	城市 小计 率	95%CI	男性 率	95%CI	女性 率	95%CI	农村 小计 率	95%CI	男性 率	95%CI	女性 率	95%CI
18~44	29.7	29.0~30.5	33.1	32.0~34.3	26.3	25.4~27.3	29.1	28.0~30.2	34.1	32.4~35.9	24.0	22.6~25.3	30.5	29.5~31.5	31.8	30.4~33.3	29.1	27.9~30.4
45~59	40.3	39.6~40.9	40.8	39.8~41.8	39.7	38.8~40.5	42.1	41.0~43.2	44.3	42.7~45.9	39.8	38.4~41.2	38.5	37.7~39.2	37.4	36.3~38.5	39.5	38.5~40.6
60~	34.3	33.7~35.0	34.2	33.3~35.1	34.5	33.5~35.5	38.4	37.4~39.5	39.1	37.6~40.6	37.8	36.2~39.4	31.1	30.2~31.9	30.3	29.2~31.5	31.8	30.5~33.0
合计	33.3	32.8~33.7	35.3	34.6~36.0	31.2	30.6~31.8	33.7	33.0~34.5	37.4	36.2~38.6	30.0	29.0~30.9	32.8	32.2~33.4	33.1	32.2~33.9	32.5	31.7~33.3

表3-60　2015年中国城乡18岁及以上成人肥胖率

单位：%

年龄/岁	全国 合计 率	95%CI	男性 率	95%CI	女性 率	95%CI	城市 小计 率	95%CI	男性 率	95%CI	女性 率	95%CI	农村 小计 率	95%CI	男性 率	95%CI	女性 率	95%CI
18~44	13.4	12.9~14.0	16.0	15.2~16.8	10.8	10.2~11.5	13.6	12.9~14.4	17.3	16.0~18.5	9.9	8.9~10.9	13.2	12.5~13.8	14.4	13.4~15.4	12.0	11.1~12.8
45~59	16.1	15.7~16.6	15.0	14.2~15.7	17.3	16.7~18.0	17.4	16.6~18.2	17.5	16.2~18.7	17.3	16.3~18.4	14.9	14.4~15.5	12.5	11.8~13.3	17.4	16.6~18.2
60~	13.0	12.5~13.5	10.8	10.2~11.4	15.1	14.4~15.8	16.3	15.6~17.1	14.7	13.6~15.7	17.9	16.7~19.1	10.4	9.8~10.9	7.8	7.1~8.5	12.9	12.0~13.7
合计	14.1	13.7~14.4	14.8	14.3~15.3	13.3	12.8~13.7	15.0	14.4~15.5	16.9	16.1~17.8	13.0	12.3~13.6	13.1	12.7~13.5	13.6	12.0~13.2	12.6	13.1~14.1

表 3-61　2015 年中国不同地区 18 岁及以上成人超重率

单位：%

年龄/岁	东部 合计		东部 男性		东部 女性		中部 合计		中部 男性		中部 女性		西部 合计		西部 男性		西部 女性	
	率	95%CI	率	95%CI	率	95%CI	率	95%CI	率	95%CI	率	95%CI	率	95%CI	率	95%CI	率	95%CI
18~44	29.3	28.0~30.5	33.5	31.6~35.4	24.9	23.4~26.4	29.9	28.6~31.1	32.0	30.0~33.9	27.8	26.1~29.5	30.4	29.1~31.7	33.8	31.7~35.8	26.9	25.4~28.4
45~59	41.5	40.4~42.6	43.5	41.8~45.2	39.5	38.0~41.0	40.8	39.7~42.0	41.1	39.4~42.1	40.6	39.1~42.1	37.4	36.3~38.4	36.0	34.5~37.6	38.8	37.4~40.2
60~	36.6	35.4~37.8	37.5	35.9~39.2	35.7	33.9~37.5	34.4	33.3~35.5	33.4	31.9~35.0	35.3	33.7~37.0	30.8	29.8~31.8	30.0	28.6~31.5	31.5	30.1~33.0
合计	33.7	32.9~34.5	36.8	35.5~38.0	30.6	29.6~31.6	33.6	32.8~34.4	34.7	33.5~35.9	32.5	31.4~33.6	32.2	31.4~33.0	33.7	32.4~35.0	30.7	29.7~31.7

表 3-62　2015 年中国不同地区 18 岁及以上成人肥胖率

单位：%

年龄/岁	东部 合计		东部 男性		东部 女性		中部 合计		中部 男性		中部 女性		西部 合计		西部 男性		西部 女性	
	率	95%CI	率	95%CI	率	95%CI	率	95%CI	率	95%CI	率	95%CI	率	95%CI	率	95%CI	率	95%CI
18~44	14.0	13.1~14.9	16.6	15.3~17.9	11.4	10.2~12.5	14.7	13.7~15.8	18.3	16.6~19.9	11.3	10.0~12.5	11.0	10.2~11.7	12.4	11.2~13.5	9.5	8.6~10.5
45~59	17.5	16.6~18.3	16.1	14.8~17.3	18.9	17.8~20.0	15.7	14.9~16.6	15.0	13.8~16.2	16.5	15.3~17.6	14.4	13.6~15.1	13.0	11.9~14.1	15.8	14.8~16.8
60~	14.9	14.0~15.7	12.5	11.5~13.6	17.1	15.7~18.4	13.0	12.2~13.8	11.1	10.0~12.2	14.8	13.7~16.0	10.1	9.5~10.8	7.8	7.0~8.6	12.4	11.4~13.4
合计	15.1	14.5~15.6	15.8	15.0~16.7	14.3	13.6~15.1	14.7	14.1~15.3	16.2	15.2~17.1	13.3	12.5~14.0	11.7	11.2~12.1	11.7	11.0~12.5	11.6	11.0~12.2

表 3-63　2002—2015 年中国城乡成人超重率、肥胖率比较

单位：%

	超重率									肥胖率								
	全国			城市			农村			全国			城市			农村		
	2015年	2012年	2002年	2015年	2012年	2002年	2015年	2012年	2002年	2015年	2012年	2002年	2015年	2012年	2002年	2015年	2012年	2002年
合计																		
18~44岁	29.7	26.4	22.6	30.5	27.5	26.6	28.7	25.4	20.8	13.4	11.0	6.4	13.6	12.1	8.1	13.2	10.0	5.7
45~59岁	40.3	36.9	29.0	38.5	39.1	37.4	42.6	34.3	25.8	16.1	13.9	10.2	17.4	15.1	15.1	14.9	12.5	8.4
60岁~	34.3	31.9	24.3	31.1	36.6	37.2	38.4	26.9	19.5	13.0	11.6	8.9	16.3	13.6	16.0	10.4	9.4	6.2
小计	33.3	30.1	22.8	32.8	32.4	28.1	33.9	27.8	20.6	14.1	11.9	7.1	15.0	13.2	9.8	13.1	10.5	6.0
男性																		
18~44岁	33.1	27.8	23.6	31.8	30.4	30.8	34.8	25.3	20.4	16.0	13.1	6.8	17.3	15.1	10.1	14.4	11.2	5.4
45~59岁	40.8	35.5	26.3	37.4	38.6	36.6	45.1	31.8	22.4	15.0	12.1	7.2	17.5	14.1	12.5	12.5	9.6	5.2
60岁~	34.2	31.0	23.5	30.3	36.5	38.1	39.2	25.3	18.1	10.8	8.6	6.6	14.7	10.6	12.7	7.8	6.5	4.3
小计	35.3	30.3	23.0	33.1	33.8	31.1	38.1	26.9	19.6	14.8	12.1	6.6	16.9	14.1	10.3	12.6	10.1	4.9
女性																		
18~44岁	26.3	24.9	21.8	29.1	24.4	23.3	22.7	25.4	21.1	10.8	8.8	6.1	9.9	9.0	6.6	12.0	8.8	5.9
45~59岁	39.7	38.3	31.4	39.5	39.5	38.1	40.0	36.9	28.8	17.3	15.8	12.9	17.3	16.1	17.1	17.4	15.5	11.3
60岁~	34.5	32.7	25.2	31.8	36.6	36.2	37.9	28.5	21.1	15.1	14.4	11.2	17.9	16.5	19.1	12.9	12.2	8.3
小计	31.2	29.9	22.7	32.5	30.9	25.8	29.5	28.8	21.4	13.3	11.7	7.6	13.0	12.3	9.5	13.6	11.0	6.8

表 3-64　2015 年中国城乡不同地区18 岁及以上成人中心性肥胖率

单位：%

	全国		城市		农村		东部		中部		西部	
	率	95%CI	率	95%CI	率	95%CI	率	95%CI	率	95%CI	率	95%CI
合计	29.3	27.8~30.8	30.5	28.1~32.8	28.1	26.2~30.0	32.1	29.1~35.1	28.1	25.7~30.5	26.3	24.7~27.9
男性	30.1	28.3~31.9	33.8	30.8~36.7	26.2	24.1~28.3	34.0	30.5~37.4	29.1	26.2~32.0	25.2	23.0~27.4
女性	28.5	27.1~30.0	27.1	25.0~29.2	30.1	28.2~31.9	30.2	27.3~33.1	27.2	24.8~29.5	27.5	25.9~29.2
18~44 岁												
小计	24.4	22.8~26.0	24.6	22.1~27.2	24.1	22.3~25.9	26.0	22.7~29.3	23.7	21.2~26.3	22.7	21.0~24.4
男性	28.5	26.4~30.7	30.8	27.2~34.4	25.8	23.5~28.0	31.5	27.2~35.9	27.9	24.6~31.3	24.5	22.0~27.1
女性	20.2	18.7~21.7	18.3	16.3~20.3	22.5	20.6~24.4	20.3	17.6~23.0	19.6	17.0~22.2	20.9	18.9~22.8
45~59 岁												
小计	36.1	34.6~37.6	38.3	36.2~40.3	34.1	31.8~36.3	39.7	37.0~42.3	34.3	31.9~36.8	32.4	30.6~34.2
男性	34.2	32.5~35.9	39.4	37.0~41.8	29.1	26.8~31.5	38.6	35.6~41.5	32.8	30.1~35.6	28.6	26.3~30.9
女性	38.1	36.4~39.8	37.1	34.8~39.4	39.1	36.7~41.4	40.8	37.8~43.8	35.9	33.1~38.7	36.4	34.5~38.3
60 岁~												
小计	35.3	33.4~37.1	41.2	38.7~43.6	30.6	28.1~33.1	41.0	38.2~43.8	32.7	29.4~36.1	29.5	26.7~32.2
男性	29.1	27.0~31.2	36.4	33.6~39.3	23.3	20.6~26.1	35.1	31.9~38.3	27.1	23.5~30.8	22.4	19.4~25.4
女性	41.2	39.3~43.1	45.6	43.1~48.1	37.6	34.9~40.4	46.5	43.6~49.4	38.1	34.6~41.7	36.4	33.4~39.5

表 3-65 2012—2015 年中国城乡18 岁及以上成人中心性肥胖率变化

单位:%

	2015 年			2012 年		
	全国	城市	农村	全国	城市	农村
合计	29.3	30.5	28.1	25.7	27.8	23.6
男性	30.1	33.8	26.2	26.1	29.8	22.3
女性	28.5	27.1	30.1	25.4	25.6	25.1
18~44 岁						
小计	24.4	24.6	24.1	20.8	22.3	19.4
男性	28.5	30.8	25.8	24.6	27.9	21.5
女性	20.2	18.3	22.5	25.4	16.5	17.3
45~59 岁						
小计	36.1	38.3	34.1	32.3	33.9	30.3
男性	34.2	39.4	29.1	29.6	33.7	24.8
女性	38.1	37.1	39.1	35.0	34.1	36.1
60 岁 ~						
小计	35.3	41.2	30.6	32.3	35.0	29.5
男性	29.1	36.4	23.3	25.2	29.3	21.4
女性	41.2	45.6	37.6	38.9	40.3	37.3

2016—2017 年中国 0~5 岁(不包括 6 个月以下)儿童血红蛋白水平为 119.7g/L;男、女童血红蛋白水平分别为 119.8g/L、119.7g/L;6~23 月龄、24~71 月龄儿童血红蛋白水平分别为 113.2g/L、122.2g/L;城乡儿童血红蛋白水平分别为 121.6g/L、118.4g/L(表 3-66)。

2016—2017 年中国 0~5 岁(不包括 6 个月以下)儿童贫血率为 21.2%;男、女童贫血率分别为 21.5%、20.8%;6~23 月龄、24~71 月龄儿童贫血率分别为 36.9%、15.1%;城乡儿童贫血率分别为 15.0%、25.6%;东部、中部和西部地区儿童贫血率分别为 15.8%、25.9% 和 26.0%(表 3-67)。在 2016—2017 年中国 0~5 岁(不包括 6 月以下)的贫血儿童中,轻度贫血占 64.6%、中度占 34.9%,重度仅占 0.5%(表 3-68)。

表 3-66 2016—2017 年中国城乡不同地区 0~5 岁(不包括 6 个月以下)儿童血红蛋白水平

单位:g/L

	年龄 / 月	全国	城市	农村	东部	中部	西部
合计		119.7	121.6	118.4	121.2	117.5	119.4
	6~23	113.2	115.1	112.0	114.4	111.2	113.1
	24~71	122.2	124.0	121.0	123.8	119.9	121.7
男童	小计	119.8	121.5	118.6	121.2	117.7	119.3
	6~23	113.2	114.8	112.1	114.1	111.5	113.4
	24~71	122.3	124.0	121.1	123.9	120.1	121.5
女童	小计	119.7	121.7	118.3	121.2	117.2	119.4
	6~23	113.3	115.3	111.8	114.8	110.9	112.5
	24~71	122.2	124.0	120.8	123.7	119.7	121.8

表 3-67　2016—2017 年中国城乡不同地区 0~5 岁(不包括 6 个月以下)儿童贫血率

单位：%

年龄/月		全国	城市	农村	东部	中部	西部
合计		21.2	15.0	25.6	15.8	25.9	26.0
	6~23	36.9	29.5	42.0	31.4	41.4	42.0
	24~71	15.1	9.6	19.1	9.8	19.8	20.0
男童	小计	21.5	15.6	25.7	16.1	25.5	26.9
	6~23	37.2	30.6	41.7	32.6	40.4	41.9
	24~71	15.5	10.0	19.5	9.8	19.6	21.3
女童	小计	20.8	14.4	25.4	15.4	26.3	24.8
	6~23	36.5	28.2	42.3	30.0	42.7	42.0
	24~71	14.7	9.3	18.8	9.8	19.9	18.5

表 3-68　2016—2017 年中国城乡不同地区 0~5 岁儿童(不包括 6 个月以下)轻、中、重度贫血率

单位：%

年龄/月		全国			城市			农村			东部			中部			西部		
		轻度	中度	重度	轻度	中度	重度	轻度	中度	重度	轻度	中度	重度	轻度	中度	重度	轻度	中度	重度
合计		13.7	7.4	0.1	10.7	4.4	0.0	15.8	9.6	0.1	10.8	5.0	0.0	16.2	9.6	0.1	16.3	9.6	0.1
	6~23	22.0	14.6	0.2	19.8	9.6	0.1	23.5	18.1	0.3	20.2	11.1	0.1	23.8	17.4	0.3	23.5	18.2	0.2
	24~71	10.5	4.7	0.0	7.3	2.4	0.0	12.8	6.3	0.0	7.2	2.6	0.0	13.2	6.6	0.0	13.5	6.4	0.1
男童	小计	13.8	7.6	0.1	10.9	4.7	0.0	15.9	9.7	0.1	10.6	5.5	0.0	16.0	9.4	0.1	17.1	9.7	0.1
	6~23	22.1	14.8	0.2	20.2	10.3	0.1	23.4	18.0	0.3	20.6	12.0	0.1	23.2	16.8	0.4	23.8	17.9	0.2
	24~71	10.6	4.9	0.0	7.3	2.6	0.0	12.9	6.5	0.0	6.8	3.0	0.0	13.2	6.4	0.0	14.6	6.6	0.0
女童	小计	13.5	7.2	0.1	10.5	3.9	0.0	15.7	9.5	0.1	11.0	4.4	0.1	16.4	9.9	0.1	15.3	9.5	0.1
	6~23	21.9	14.4	0.2	19.3	8.8	0.0	23.7	18.3	0.3	19.7	10.1	0.2	24.4	18.0	0.1	23.2	18.6	0.2
	24~71	10.3	4.4	0.0	7.2	2.1	0.0	12.6	6.1	0.0	7.6	2.2	0.0	13.3	6.7	0.0	12.3	6.1	0.1

2016—2017 年中国 0~5 岁（不包括 6 个月以下）儿童中 6~23 月龄儿童贫血率高于 24~71 月龄；中部、西部地区儿童贫血率高于东部地区儿童贫血率。不同年龄组、不同地区儿童贫血均以轻、中度贫血为主。

（二）6~17 岁儿童青少年血红蛋白水平及贫血情况

2016—2017 年中国儿童与乳母营养健康监测 6~17 岁儿童青少年纳入分析贫血状况的样本数为 71 036 人；男童 35 501 人，占 50.0%，女童 35 535 人，占 50.0%；6~11 岁 39 469 人，占 55.6%，12~17 岁 31 567 人，占 44.4%；城市 33 472 人，占 47.1%，农村 37 564 人，占 52.9%；东部地区 23 792 人，占 33.5%，中部地区 22 127 人，占 31.1%，西部地区 25 117 人，占 35.4%。

1. 血红蛋白水平

2016—2017 年中国 6~11 岁儿童血红蛋白水平为 133.2g/L；男童和女童血红蛋白水平分别为 133.4g/L、133.0g/L；城市和农村儿童血红蛋白水平分别为 134.4g/L、132.3g/L。12~17 岁儿童青少年血红蛋白水平为 142.3g/L；男童和女童血红蛋白水平分别为 149.6g/L、134.1g/L；城市和农村儿童青少年血红蛋白水平分别为 143.5g/L、141.1g/L（表 3-69）。

表 3-69　2016—2017 年中国城乡不同地区 6~17 岁儿童青少年血红蛋白水平

单位：g/L

	全国		城市		农村		东部		中部		西部	
	$\bar{x}$	$S_{\bar{x}}$	$\bar{x}$	$S_{\bar{x}}$	$\bar{x}$	$S_{\bar{x}}$	$\bar{x}$	$S_{\bar{x}}$	$\bar{x}$	$S_{\bar{x}}$	$\bar{x}$	$S_{\bar{x}}$
6~11 岁												
小计	133.2	0.5	134.4	0.8	132.3	0.7	135.5	0.7	130.9	0.5	132.4	1.0
男童	133.4	0.5	134.8	0.8	132.4	0.8	135.6	0.6	131.2	0.5	132.6	1.1
女童	133.0	0.5	133.9	0.7	132.3	0.8	135.3	0.7	130.6	0.5	132.2	1.0
12~17 岁												
小计	142.3	0.4	143.5	0.4	141.1	0.7	143.1	0.4	140.8	0.6	142.6	0.9
男童	149.6	0.4	151.3	0.5	147.9	0.8	150.7	0.5	148.6	0.8	149.1	1.0
女童	134.1	0.4	134.8	0.4	133.4	0.7	134.5	0.6	132.1	0.4	135.3	1.0

2. 贫血情况

2016—2017 年中国 6~11 岁儿童贫血率为 4.4%；男童和女童贫血率分别为 4.2%、4.5%；城市和农村儿童贫血率分别为 3.5%、5.0%。12~17 岁儿童青少年贫血率为 6.6%；男童和女童贫血率分别为 3.3%、10.4%；城市和农村儿童青少年贫血率分别为 5.4%、7.8%（表 3-70）。

3. 与 2012 年 6~17 岁儿童青少年贫血率比较

与 2012 年结果相比，2016—2017 年 6~11 岁儿童贫血率下降了 0.6 个百分点；男童和女童分别下降了 0.5 个百分点、0.9 个百分点；城市和农村儿童分别下降了 1.0 个百分点、0.5 个百分点。与 2012 年结果相比，2016—2017 年 12~17 岁儿童青少年贫血率下降了 1.4 个百分点；男童下降了 3.8 个百分点，女童增加了 1.3 个百分点；城市和农村儿童分别下降了 2.5 个百分点、0.3 个百分点（表 3-71）。

表 3-70 2016—2017 年中国城乡不同地区 6~17 岁儿童青少年贫血率

单位:%

	全国		城市		农村		东部		中部		西部	
	率	95%CI	率	95%CI	率	95%CI	率	95%CI	率	95%CI	率	95%CI
6~11 岁												
小计	4.4	3.2~5.5	3.5	1.1~5.9	5.0	4.0~6.0	2.7	1.6~3.7	4.3	3.1~5.5	6.3	3.5~9.1
男童	4.2	2.9~5.5	3.5	0.8~6.2	4.8	3.6~6.0	2.6	1.5~3.7	3.9	2.7~5.2	6.3	3.0~9.6
女童	4.5	3.4~5.6	3.5	1.4~5.6	5.2	4.1~6.3	2.7	1.6~3.8	4.8	3.5~6.1	6.3	3.9~8.8
12~17 岁												
小计	6.6	5.9~7.4	5.4	4.7~6.2	7.8	6.6~9.1	5.9	5.0~6.9	6.6	5.5~7.6	7.5	5.7~9.3
男童	3.3	2.6~4.0	2.6	1.8~3.5	3.9	2.8~5.1	3.0	1.9~4.0	2.7	1.7~3.6	4.2	2.6~5.8
女童	10.4	9.0~11.7	8.6	7.2~9.9	12.2	10.0~14.4	9.2	7.5~10.9	11.0	9.3~12.7	11.2	8.1~14.3

表 3-71 2012—2017 年中国城乡 6~17 岁儿童青少年贫血率变化

单位:%

	2016—2017 年			2012 年		
	全国	城市	农村	全国	城市	农村
6~11 岁						
小计	4.4	3.5	5.0	5.0	4.5	5.5
男童	4.2	3.5	4.8	4.7	4.0	5.3
女童	4.5	3.5	5.2	5.4	5.0	5.8
12~17 岁						
小计	6.6	5.4	7.8	8.0	7.9	8.1
男童	3.3	2.6	3.9	7.1	6.6	7.5
女童	10.4	8.6	12.2	9.1	9.4	8.8

（三）18 岁及以上成人血红蛋白水平及贫血情况

2015 年中国成人慢性病与营养监测 18 岁及以上成人纳入分析贫血状况的样本数为 179 625 人，其中男性 83 795 人，占 46.6%，女性 95 830 人，占 53.4%；城市 73 255 人，占 40.8%，农村 106 370 人，占 59.2%；东部地区 67 248 人，占 37.4%，中部地区 51 523 人，占 28.7%，西部地区 60 854 人，占 33.9%。

1. 血红蛋白水平

2015 年 18 岁以上成人血红蛋白中位数为 149.9g/L；男性血红蛋白中位数为 159.9g/L，女性为 142.9g/L；城市居民血红蛋白中位数为 149.5g/L，农村居民为 150.2g/L；东部、中部和西部地区居民血红蛋白中位数分别为 148.7g/L、148.9g/L 和 152.4g/L（表 3-72）。

表 3-72　2015 年中国城乡不同地区 18 岁及以上成人血红蛋白水平（中位数）

单位：g/L

	全国	城市	农村	东部	中部	西部
合计	149.9	149.5	150.2	148.7	148.9	152.4
男性	159.9	160.3	159.5	159.0	158.9	162.1
女性	142.9	142.6	143.1	141.5	141.9	145.6
18~44 岁						
小计	150.4	149.3	151.1	149.0	148.7	153.0
男性	163.7	163.3	163.9	162.3	162.7	166.2
女性	141.7	141.0	142.2	140.0	140.3	144.7
45~59 岁						
小计	150.9	150.4	151.3	149.4	150.0	153.8
男性	160.9	161.2	160.7	159.7	160.4	163.2
女性	144.0	143.5	144.4	142.4	142.9	147.0
60 岁 ~						
小计	148.4	148.8	148.1	147.6	147.7	150.3
男性	155.5	156.6	154.7	155.2	154.7	156.7
女性	142.7	142.9	142.4	141.8	141.9	144.7

2. 贫血情况

2015 年 18 岁及以上成人贫血率为 8.3%；男性贫血率为 5.9%，女性为 10.8%；城市居民贫血率为 7.7%，农村居民为 9.0%；东部、中部和西部地区居民贫血率分别为 8.4%、8.7% 和 7.8%（表 3-73）。

表3-73 2015年中国城乡不同地区18岁及以上成人贫血率

单位：%

	全国		城市		农村		东部		中部		西部	
	率	95%CI	率	95%CI	率	95%CI	率	95%CI	率	95%CI	率	95%CI
合计	8.3	8.0~8.6	7.7	7.3~8.1	9.0	8.6~9.3	8.4	7.9~8.8	8.7	8.2~9.2	7.8	7.4~8.2
男性	5.9	5.6~6.2	5.1	4.7~5.6	6.7	6.3~7.1	5.9	5.4~6.4	5.8	5.2~6.3	6.1	5.5~6.6
女性	10.8	10.3~11.2	10.3	9.6~11.0	11.2	10.7~11.7	10.8	10.0~11.6	11.6	10.8~12.4	9.6	9.0~10.2
18~44岁												
小计	8.0	7.6~8.4	7.6	6.9~8.2	8.5	8.0~9.0	8.0	7.3~8.8	8.5	7.8~9.3	7.3	6.6~7.9
男性	4.6	4.1~5.0	4.3	3.6~5.0	4.9	4.3~5.5	4.5	3.7~5.2	4.6	3.7~5.4	4.7	3.8~5.5
女性	11.5	10.8~12.2	10.9	9.8~12.0	12.1	11.3~13.0	11.7	10.4~12.9	12.5	11.2~13.8	10.0	9.0~11.0
45~59岁												
小计	7.9	7.5~8.3	7.3	6.8~7.9	8.5	8.0~8.9	8.1	7.5~8.8	8.1	7.5~8.8	7.3	6.7~7.9
男性	6.1	5.6~6.6	5.3	4.5~6.1	6.9	6.3~7.5	6.1	5.3~7.0	5.9	5.0~6.7	6.3	5.5~7.1
女性	9.8	9.2~10.3	9.5	8.6~10.4	10.1	9.4~10.7	10.1	9.1~11.1	10.4	9.5~11.4	8.4	7.6~9.3
60岁~												
小计	10.0	9.5~10.5	8.8	8.1~9.6	10.9	10.3~11.5	9.9	9.0~10.7	10.0	9.3~10.8	10.1	9.4~10.8
男性	10.2	9.5~10.8	8.5	7.6~9.4	11.4	10.6~12.3	10.6	9.4~11.7	9.5	8.5~10.4	10.3	9.2~11.4
女性	9.8	9.1~10.5	9.1	7.9~10.3	10.4	9.6~11.2	9.2	8.0~10.4	10.6	9.5~11.7	9.9	8.9~10.9

3. 与2012年18岁及以上居民贫血率比较

2015年中国18岁及以上居民贫血率与2012年调查结果相比下降了2.1个百分点；城市居民下降了2.7个百分点，农村居民下降了1.3个百分点。18~44岁居民贫血患病率下降了2.2个百分点，45~49岁居民贫血患病率下降了1.6个百分点，60岁及以上居民贫血患病率下降了2.6个百分点（表3-74）。

表3-74   2012—2015年中国城乡18岁以上成人贫血率变化

单位:%

	2015年			2012年		
	全国	城市	农村	全国	城市	农村
合计	8.3	7.7	9.0	10.4	10.4	10.3
18~44岁						
小计	8.0	7.6	8.5	10.2	10.3	10.0
男性	4.6	4.3	4.9	5.8	5.5	6.0
女性	11.5	10.9	12.1	15.0	15.4	14.5
45~59岁						
小计	7.9	7.3	8.5	9.5	9.4	9.6
男性	6.1	5.3	6.9	7.4	7.3	7.6
女性	9.8	9.5	10.1	11.6	11.5	11.8
60岁~						
小计	10.0	8.8	10.9	12.6	12.5	12.6
男性	10.2	8.5	11.4	12.7	12.4	12.9
女性	9.8	9.1	10.4	12.4	12.6	12.2

六、铁营养状况

2016—2017年中国儿童与乳母营养健康监测6~17岁儿童青少年纳入分析铁营养状况的样本数为65 293人；男童32 503人，女童32 790人；城市30 960人，农村34 333人；东部地区22 244人，中部地区19 468人，西部地区23 581人。2015年中国成人慢性病与营养监测18岁及以上成人纳入分析铁营养状况的样本数为29 566人；男性14 400人，女性15 166人；18~44岁10 609人，45~59岁10 219人，60岁及以上8 738人；城市11 866人，农村17 700人；东部地区10 329人，中部地区9 173人，西部地区10 064人。

(一) 6~17岁儿童血清铁蛋白水平

2016—2017年6~17岁儿童青少年血清铁蛋白含量为56.6ng/mL；男童血清铁蛋白含量为66.4ng/mL，女童为47.3ng/mL；6~11岁儿童血清铁蛋白含量为60.4ng/mL，12~17岁儿童青少年为53.1ng/mL。

城市6~17岁儿童青少年血清铁蛋白含量为57.9ng/mL；男童血清铁蛋白含量为69.4ng/mL，女童为47.2ng/mL；6~11岁儿童血清铁蛋白含量为62.0ng/mL，12~17岁儿童青少年为54.8ng/mL。农村6~17岁儿童青少年血清铁蛋白含量为55.5ng/mL；男童血清铁蛋白含量为63.8ng/mL，女童为47.3ng/mL；6~11岁儿童血清铁蛋白含量为59.3ng/mL，12~17岁儿童青少年为 51.3ng/mL。

东部地区 6~17 岁儿童青少年血清铁蛋白含量为 60.4ng/mL；男童血清铁蛋白含量为 71.9ng/mL，女童为 49.7ng/mL；6~11 岁儿童血清铁蛋白含量为 64.3ng/mL，12~17 岁儿童青少年为 57.2ng/mL。中部地区 6~17 岁儿童青少年血清铁蛋白含量为 49.9ng/mL；男童血清铁蛋白含量为 59.3ng/mL，女童为 41.0ng/mL；6~11 岁儿童血清铁蛋白含量为 53.7ng/mL，12~17 岁儿童青少年为 46.4ng/mL。西部地区 6~17 岁儿童青少年血清铁蛋白含量为 57.5ng/mL；男童血清铁蛋白含量为 65.6ng/mL，女童为 49.5ng/mL；6~11 岁儿童血清铁蛋白含量为 61.5ng/mL，12~17 岁儿童青少年为 53.6ng/mL（表 3-75）。

（二）18 岁及以上成人血清铁蛋白水平

2015 年 18 岁及以上成人血清铁蛋白浓度为 99.0ng/mL；男性血清铁蛋白浓度为 184.6ng/mL，女性为 53.0ng/mL；18~44 岁居民血清铁蛋白浓度为 81.7ng/mL，45~59 岁居民为 117.9ng/mL，60 岁及以上居民为 150.3ng/mL。

城市 18 岁及以上成人血清铁蛋白浓度为 99.8ng/mL；男性血清铁蛋白浓度为 190.9ng/mL，女性为 51.7ng/mL；18~44 岁居民血清铁蛋白浓度为 85.2ng/mL，45~59 岁居民为 118.1ng/mL，60 岁及以上居民为 152.7ng/mL。农村 18 岁及以上成人血清铁蛋白浓度为 98.1ng/mL；男性血清铁蛋白浓度为 177.9ng/mL，女性为 54.3ng/mL；18~44 岁居民血清铁蛋白浓度为 77.6ng/mL，45~59 岁居民为 117.8ng/mL，60 岁及以上居民为 148.4ng/mL。

东部地区 18 岁及以上成人血清铁蛋白浓度为 98.6ng/mL；男性血清铁蛋白浓度为 186.9ng/mL，女性为 51.7ng/mL；18~44 岁居民血清铁蛋白浓度为 82.9ng/mL，45~59 岁居民为 112.9ng/mL，60 岁及以上为 148.0ng/mL。中部地区 18 岁及以上成人血清铁蛋白浓度为 93.0ng/mL；男性血清铁蛋白浓度为 172.0ng/mL，女性为 49.8ng/mL；18~44 岁居民血清铁蛋白浓度为 77.7ng/mL，45~59 岁居民为 109.7ng/mL，60 岁及以上居民为 140.9ng/mL。西部地区 18 岁及以上成人血清铁蛋白浓度为 105.7ng/mL；男性血清铁蛋白浓度为 195.2ng/mL，女性为 57.7ng/mL；18~44 岁居民血清铁蛋白浓度为 84.6ng/mL，45~59 岁居民为 132.5ng/mL，60 岁及以上居民为 162.2ng/mL（表 3-76）。

（三）中国居民低铁蛋白率

1. 6~17 岁儿童青少年低铁蛋白率

2016—2017 年中国 6~17 岁儿童青少年低铁蛋白率为 11.2%；男童低铁蛋白率为 6.1%，女童为 16.9%；6~11 岁儿童低铁蛋白率为 5.5%，12~17 岁儿童青少年为 16.7%。

城市 6~17 岁儿童青少年低铁蛋白率为 11.8%；男童低铁蛋白率为 6.3%，女童为 18.0%；6~11 岁儿童低铁蛋白率为 6.0%，12~17 岁儿童青少年为 16.4%。农村 6~17 岁儿童青少年低铁蛋白率为 10.6%；男童低铁蛋白率为 5.9%，女童为 16.0%；6~11 岁儿童低铁蛋白率为 5.2%，12~17 岁儿童青少年为 16.9%。

东部地区 6~17 岁儿童青少年低铁蛋白率为 10.5%；男童低铁蛋白率为 5.4%，女童为 16.3%；6~11 岁儿童低铁蛋白率为 5.1%，12~17 岁儿童青少年为 15.4%。中部地区 6~17 岁儿童青少年低铁蛋白率为 13.5%；男童低铁蛋白率为 7.2%，女童为 20.7%；6~11 岁儿童低铁蛋白率为 6.8%，12~17 岁儿童青少年为 20.2%。西部地区 6~17 岁儿童青少年低铁蛋白率为 10.2%；男童低铁蛋白率为 6.1%，女童为 14.9%；6~11 岁儿童低铁蛋白率为 5.0%，12~17 岁儿童青少年为 15.6%（表 3-77）。

表 3-75　2016—2017 年中国城乡不同地区 6~17 岁儿童青少年铁蛋白水平（几何均数）

单位：ng/mL

	全国		城市		农村		东部		中部		西部	
	$\bar{x}_G$	95%CI	$\bar{x}_G$	95%CI	$\bar{x}_G$	95%CI	$\bar{x}_G$	95%CI	$\bar{x}_G$	95%CI	$\bar{x}_G$	95%CI
合计	56.6	56.0~57.2	57.9	57.0~58.8	55.5	54.7~56.2	60.4	59.3~61.6	49.9	49.1~50.7	57.5	56.6~58.4
男童	66.4	65.5~67.2	69.4	68.0~70.7	63.8	62.8~64.9	71.9	70.2~73.6	59.3	58.2~60.5	65.6	64.4~66.9
女童	47.3	46.5~48.0	47.2	46.1~48.4	47.3	46.3~48.2	49.7	48.4~51.1	41.0	39.9~42.0	49.5	48.3~50.7
6~11 岁												
小计	60.4	59.8~61.1	62.0	60.9~63.1	59.3	58.5~60.2	64.3	62.8~65.7	53.7	52.9~54.6	61.5	60.6~62.5
男童	60.5	59.6~61.5	62.2	60.7~63.8	59.3	58.1~60.6	64.9	62.9~67.1	53.6	52.4~54.8	61.2	59.9~62.6
女童	60.3	59.4~61.3	61.7	60.2~63.3	59.3	58.2~60.5	63.5	61.6~65.5	53.9	52.7~55.2	61.9	60.5~63.3
12~17 岁												
小计	53.1	52.2~54.0	54.8	53.5~56.2	51.3	50.2~52.5	57.2	55.5~58.8	46.4	45.1~47.7	53.6	52.2~55.1
男童	72.7	71.3~74.2	75.8	73.7~78.1	69.6	67.8~71.4	79.1	76.4~81.8	65.9	63.8~68.0	70.6	68.4~72.8
女童	37.6	36.7~38.6	38.5	37.2~40.0	36.7	35.5~37.9	40.2	38.5~41.9	31.5	30.2~32.8	39.7	38.1~41.2

注：$\bar{x}_G$ 为几何均数。

表3-76　2015年中国城乡不同地区18岁及以上成人铁蛋白水平（几何均数）

单位：ng/mL

	全国 $\bar{x}_G$	全国 95%CI	城市 $\bar{x}_G$	城市 95%CI	农村 $\bar{x}_G$	农村 95%CI	东部 $\bar{x}_G$	东部 95%CI	中部 $\bar{x}_G$	中部 95%CI	西部 $\bar{x}_G$	西部 95%CI
合计	99.0	97.3~100.8	99.8	97.1~102.7	98.1	96.1~100.2	98.6	95.6~101.6	93.0	90.1~96.1	105.7	102.7~108.9
男性	184.6	181.4~187.8	190.9	185.8~196.1	177.9	174.2~181.6	186.9	181.6~192.3	172.0	166.8~177.3	195.2	189.3~201.2
女性	53.0	51.7~54.2	51.7	49.9~53.6	54.3	52.7~55.9	51.7	49.6~53.8	49.8	47.7~52.0	57.7	55.6~59.9
18~44岁												
小计	81.7	79.5~84.0	85.2	81.7~88.9	77.6	74.9~80.3	82.9	79.0~87.0	77.7	73.9~81.7	84.6	80.8~88.6
男性	185.2	180.4~190.2	193.5	186.0~201.3	175.4	169.7~181.2	189.9	181.7~198.4	174.6	166.7~182.8	191.3	182.5~200.6
女性	35.7	34.5~36.9	36.9	35.0~38.8	34.3	32.8~35.8	35.5	33.5~37.7	34.0	31.9~36.2	37.6	35.6~39.6
45~59岁												
小计	117.9	115.3~120.6	118.1	113.9~122.4	117.8	114.5~121.2	112.9	108.5~117.6	109.7	105.5~114.0	132.5	127.7~137.6
男性	192.4	187.7~197.2	194.7	187.4~202.4	190.1	184.3~196.1	192.6	184.8~200.7	174.3	166.9~181.9	211.5	202.5~220.8
女性	71.4	69.2~73.7	70.3	66.9~74.0	72.5	69.6~75.4	64.9	61.2~68.8	67.7	64.0~71.5	83.3	79.1~87.7
60岁~												
小计	150.3	147.5~153.2	152.7	148.1~157.5	148.4	144.9~152.0	148.0	143.3~152.9	140.9	136.1~145.9	162.2	157.1~167.5
男性	170.3	165.7~175.0	172.8	165.2~180.7	168.3	162.7~174.1	167.3	159.9~174.9	159.1	151.2~167.3	184.8	176.4~193.6
女性	133.6	130.1~137.1	135.9	130.3~141.8	131.7	127.4~136.2	132.2	126.3~138.4	125.3	119.6~131.3	143.2	137.1~149.6

注：$\bar{x}_G$ 为几何均数。

表 3-77　2016—2017 年中国城乡不同地区6~17 岁儿童青少年低铁蛋白率

单位：%

	全国		城市		农村		东部		中部		西部	
	率	95%CI	率	95%CI	率	95%CI	率	95%CI	率	95%CI	率	95%CI
合计	11.2	10.8~11.6	11.8	11.2~12.4	10.6	10.1~11.2	10.5	9.9~11.3	13.5	12.8~14.3	10.2	9.6~10.9
男童	6.1	5.7~6.6	6.3	5.7~7.0	5.9	5.4~6.6	5.4	4.7~6.2	7.2	6.4~8.0	6.1	5.4~6.8
女童	16.9	16.2~17.6	18.0	16.9~19.0	16.0	15.0~17.0	16.3	15.1~17.5	20.7	19.4~22.1	14.9	13.7~16.1
6~11 岁												
小计	5.5	5.1~5.9	6.0	5.4~6.6	5.2	4.6~5.8	5.1	4.4~6.0	6.8	6.1~7.6	5.0	4.4~5.6
男童	5.5	5.0~6.1	6.0	5.3~6.8	5.2	4.4~6.1	4.9	4.0~6.0	6.6	5.7~7.7	5.4	4.6~6.4
女童	5.5	4.9~6.2	6.0	5.1~7.0	5.2	4.4~6.1	5.4	4.3~6.7	7.0	6.0~8.2	4.5	3.8~5.4
12~17 岁												
小计	16.7	16.0~17.4	16.4	15.5~17.4	16.9	16.0~17.9	15.4	14.4~16.6	20.2	18.9~21.6	15.6	14.4~16.8
男童	6.7	6.1~7.4	6.6	5.7~7.6	6.9	6.0~7.8	6.0	5.0~7.1	7.8	6.6~9.1	6.8	5.8~8.0
女童	27.6	26.4~28.8	27.1	25.4~28.8	28.1	26.4~29.8	25.7	23.9~27.7	33.9	31.6~36.2	25.1	23.1~27.2

2. 18岁及以上成人低铁蛋白率

2015年中国18岁及以上成人低铁蛋白率为13.3%；男性低铁蛋白率为2.4%，女性为24.1%；18~44岁居民低铁蛋白率为17.7%，45~59岁居民为9.4%，60岁及以上居民为3.1%。

城市18岁及以上成人低铁蛋白率为13.1%；男性低铁蛋白率为2.3%，女性为24.0%；18~44岁居民低铁蛋白率为16.6%，45~59岁居民为9.6%，60岁及以上居民为3.2%。农村18岁及以上成人低铁蛋白率为13.4%；男性低铁蛋白率为2.6%，女性为24.3%；18~44岁居民低铁蛋白率为19.2%，45~59岁居民为9.2%，60岁及以上居民为3.1%。

东部地区18岁及以上成人低铁蛋白率为13.4%；男性低铁蛋白率为2.3%，女性为24.7%；18~44岁居民低铁蛋白率为17.6%，45~59岁居民为10.5%，60岁及以上居民为3.2%。中部地区18岁及以上成人低铁蛋白率为13.6%；男性低铁蛋白率为2.4%，女性为25.0%；18~44岁居民低铁蛋白率为18.0%，45~59岁居民为9.6%，60岁及以上居民为3.5%。西部地区18岁及以上成人低铁蛋白率为12.7%；男性低铁蛋白率为2.6%，女性为22.7%；18~44岁居民低铁蛋白率为17.7%，45~59岁居民为8.0%，60岁及以上居民为2.8%（表3-78）。

七、维生素A营养状况

（一）6~17岁儿童青少年血清维生素A营养状况

2016—2017年中国儿童与乳母营养健康监测6~17岁儿童青少年纳入分析血清维生素A营养状况的样本数为63 310人；男童31 617人，占50.0%，女童31 693人，占50.1%；城市29 532人，占46.7%，农村33 778人，占53.3%；东部地区20 963人，占33.1%，中部地区19 971人，占31.5%，西部地区22 376人，占35.4%。

1. 6~17岁儿童青少年血清视黄醇水平

2016—2017年中国6~17岁儿童青少年血清视黄醇水平的中位数为1.35μmol/L；男童和女童血清视黄醇水平的中位数分别为1.35μmol/L和1.36μmol/L；城市儿童青少年血清视黄醇水平的中位数为1.40μmol/L，农村儿童青少年为1.31μmol/L；东部、中部、西部地区儿童青少年血清视黄醇水平的中位数分别为1.36μmol/L、1.27μmol/L、1.40μmol/L（表3-79）。

2. 6~17岁儿童青少年血清维生素A缺乏情况

2016—2017年中国6~17岁儿童青少年血清维生素A总缺乏率为1.0%；城乡儿童青少年血清维生素A总缺乏率分别为0.6%、1.2%；东部、中部、西部地区儿童青少年血清维生素A总缺乏率分别为1.3%、1.2%、0.4%（表3-80）。2016—2017年中国6~17岁儿童青少年血清维生素A边缘缺乏率为14.7%；城乡儿童青少年血清维生素A边缘缺乏率分别为10.9%、18.1%；东部、中部、西部地区儿童青少年血清维生素A边缘缺乏率分别为14.0%、19.1%、12.0%（表3-81）。

（二）18岁及以上成人血清维生素A营养状况

2015年中国成人慢性病与营养监测18岁及以上成人纳入分析血清维生素A营养状况的样本数为11 561人；男性5 781人，占50.0%，女性5 780人，占50.0%；城市4 545人，占39.3%，农村7 016人，占60.7%；东部地区4 060人，占35.1%，中部地区3 448人，占29.8%，西部地区4 053人，占35.1%。

表3-78 2015年中国城乡不同地区18岁及以上成人低铁蛋白率

单位：%

	全国		城市		农村		东部		中部		西部	
	率	95%CI	率	95%CI	率	95%CI	率	95%CI	率	95%CI	率	95%CI
合计	13.3	12.7~13.8	13.1	12.3~13.9	13.4	12.8~14.1	13.4	12.6~14.4	13.6	12.7~14.6	12.7	11.9~13.6
男性	2.4	2.1~2.8	2.3	1.8~2.8	2.6	2.2~3.0	2.3	1.8~2.8	2.4	1.8~3.0	2.6	2.1~3.3
女性	24.1	23.2~25.1	24.0	22.6~25.5	24.3	23.1~25.4	24.7	23.1~26.3	25.0	23.3~26.8	22.7	21.2~24.3
18~44岁												
小计	17.7	16.9~18.6	16.6	15.4~17.9	19.2	18.1~20.3	17.6	16.2~19.1	18.0	16.5~19.6	17.7	16.3~19.2
男性	2.3	1.9~2.9	2.1	1.5~2.9	2.6	2.1~3.4	2.2	1.6~3.1	2.0	1.3~3.0	2.8	2.0~3.9
女性	33.4	31.9~34.9	31.4	29.2~33.7	35.7	33.9~37.7	33.3	30.8~36.0	34.3	31.6~37.1	32.5	30.0~35.0
45~59岁												
小计	9.4	8.8~10.0	9.6	8.7~10.6	9.2	8.5~9.9	10.5	9.5~11.6	9.6	8.6~10.7	8.0	7.1~9.0
男性	2.4	2.0~2.8	2.4	1.8~3.2	2.3	1.8~2.9	2.1	1.5~2.9	2.8	2.1~3.8	2.3	1.6~3.2
女性	16.6	15.6~17.7	17.1	15.4~18.8	16.1	14.9~17.5	19.2	17.4~21.1	16.6	14.8~18.6	13.7	12.1~15.5
60岁~												
小计	3.1	2.8~3.6	3.2	2.6~3.9	3.1	2.6~3.7	3.2	2.5~4.0	3.5	2.8~4.4	2.8	2.2~3.5
男性	2.9	2.4~3.5	2.9	2.2~3.9	2.8	2.2~3.6	2.9	2.1~3.9	3.0	2.1~4.1	2.8	2.0~3.8
女性	3.4	2.8~4.1	3.4	2.6~4.6	3.4	2.7~4.2	3.5	2.5~4.8	4.0	3.0~5.4	2.8	2.0~3.8

表 3-79 2016—2017 年中国城乡不同地区 6~17 岁儿童青少年血清视黄醇水平（中位数）

单位：μmol/L

	全国	城市	农村	东部	中部	西部
合计	1.35	1.40	1.31	1.36	1.27	1.40
男童	1.35	1.40	1.30	1.37	1.26	1.40
女童	1.36	1.39	1.33	1.36	1.30	1.40
6-11 岁						
小计	1.26	1.32	1.23	1.28	1.19	1.33
男童	1.26	1.30	1.21	1.26	1.19	1.30
女童	1.28	1.33	1.24	1.30	1.23	1.33
12~17 岁						
小计	1.47	1.51	1.44	1.47	1.40	1.54
男童	1.47	1.54	1.44	1.49	1.40	1.54
女童	1.44	1.47	1.42	1.44	1.38	1.51

表 3-80 2016—2017 年中国城乡不同地区 6~17 岁儿童青少年血清维生素 A 缺乏率

单位：%

	全国		城市		农村		东部		中部		西部	
	率	95%CI	率	95%CI	率	95%CI	率	95%CI	率	95%CI	率	95%CI
合计	1.0	0.8~1.1	0.6	0.5~0.8	1.2	1.0~1.4	1.3	1.0~1.5	1.2	1.0~1.4	0.4	0.1~0.5
男童	1.1	0.9~1.3	0.7	0.5~0.8	1.5	1.1~1.8	1.5	1.1~1.9	1.3	1.0~1.6	0.4	0.3~0.6
女童	0.8	0.7~1.0	0.6	0.4~0.9	1.0	0.8~1.2	1.1	0.7~1.4	1.1	0.7~1.3	0.4	0.2~0.5
6-11 岁												
小计	1.5	1.3~1.7	1.0	0.7~1.3	1.9	1.5~2.2	1.8	1.3~2.3	1.9	1.5~2.4	0.7	0.5~1.0
男童	1.7	1.3~2.0	1.0	0.7~1.3	2.2	1.7~2.8	2.2	1.4~2.9	2.1	1.5~2.7	0.8	0.5~1.2
女童	1.3	1.0~1.6	1.1	0.5~1.6	1.4	1.1~1.8	1.5	0.8~2.1	1.8	1.2~2.4	0.6	0.4~0.9
12~17 岁												
小计	0.5	0.3~0.6	0.4	0.2~0.5	0.6	0.4~0.8	0.8	0.5~1.0	0.4	0.3~0.6	0.1	0.0~0.1
男童	0.5	0.3~0.7	0.4	0.2~0.6	0.6	0.3~0.9	0.8	0.5~1.2	0.5	0.2~0.8	0.1	0.0~0.1
女童	0.4	0.3~0.6	0.3	0.1~0.5	0.5	0.3~0.7	0.7	0.4~1.0	0.4	0.1~0.6	0.1	0.0~0.2

表3-81 2016—2017年中国城乡不同地区6~17岁儿童青少年血清维生素A边缘缺乏率

单位:%

	全国		城市		农村		东部		中部		西部	
	率	95%CI	率	95%CI	率	95%CI	率	95%CI	率	95%CI	率	95%CI
合计	14.7	14.2~15.2	10.9	10.3~11.5	18.1	17.4~18.9	14.0	13.1~14.8	19.1	18.3~20.0	12.0	11.3~12.8
男童	14.9	14.2~15.6	10.4	9.6~11.3	18.8	17.7~19.9	13.7	12.5~15.0	19.9	18.6~21.1	12.1	11.1~13.2
女童	14.5	13.8~15.2	11.4	10.5~12.4	17.4	16.3~18.4	14.2	12.9~15.4	18.3	17.1~19.5	11.9	10.8~13.0
6~11岁												
小计	21.2	20.3~22.0	15.7	14.7~16.8	25.2	24.0~26.4	19.9	18.3~21.5	27.2	25.9~28.6	17.6	16.2~18.8
男童	21.8	20.6~23.0	15.4	13.9~16.8	26.6	24.9~28.4	20.2	17.9~22.5	28.6	26.7~30.5	18.1	10.3~19.9
女童	20.3	19.2~21.5	16.2	14.6~17.7	23.5	21.9~25.1	19.6	17.4~21.7	25.6	23.8~27.4	16.9	15.1~18.7
12~17岁												
小计	8.8	8.3~9.4	7.2	6.5~8.0	10.5	9.7~11.3	8.8	7.8~9.7	11.4	10.3~12.4	6.8	5.9~7.7
男童	8.3	7.6~9.1	6.6	5.6~7.5	10.2	9.0~11.3	8.0	6.7~9.2	11.3	9.8~12.7	6.3	5.2~7.5
女童	9.4	8.5~10.2	8.0	6.9~9.1	10.9	9.6~12.1	9.6	8.2~11.0	11.4	9.9~12.9	7.4	6.0~8.7

1. 18 岁及以上成人血清视黄醇水平

2015 年中国 18 岁及以上成人血清视黄醇水平的中位数为 1.96μmol/L；男性血清视黄醇水平的中位数为 2.11μmol/L，女性为 1.83μmol/L；18~44 岁居民血清视黄醇水平的中位数为 1.91μmol/L，45~59 岁居民为 2.04μmol/L，60 岁及以上居民为 1.94μmol/L；城市居民血清视黄醇水平的中位数为 1.97μmol/L，农村居民为 1.95μmol/L；东部地区居民血清视黄醇水平的中位数为 2.00μmol/L，中部地区居民为 2.01μmol/L，西部地区居民为 1.87μmol/L（表 3-82）。

表 3-82　2015 年中国城乡不同地区 18 岁及以上成人血清视黄醇水平（中位数）

单位：μmol/L

	全国	城市	农村	东部	中部	西部
合计	1.96	1.97	1.95	2.00	2.01	1.87
男性	2.11	2.12	2.10	2.17	2.18	2.00
女性	1.83	1.86	1.81	1.87	1.87	1.76
18~44 岁						
小计	1.91	1.93	1.90	1.93	1.98	1.85
男性	2.18	2.18	2.18	2.21	2.23	2.07
女性	1.70	1.71	1.69	1.67	1.72	1.67
45~59 岁						
小计	2.04	2.03	2.04	2.10	2.10	1.89
男性	2.24	2.19	2.26	2.35	2.32	2.05
女性	1.88	1.92	1.87	1.93	1.96	1.80
60 岁 ~						
小计	1.94	1.96	1.92	1.99	1.97	1.87
男性	2.00	2.02	1.98	2.04	2.05	1.93
女性	1.89	1.90	1.87	1.96	1.90	1.83

2. 18 岁及以上成人血清维生素 A 缺乏情况

2015 年中国 18 岁及以上成人血清维生素 A 缺乏率为 0.5%；男性血清维生素 A 缺乏率为 0.4%，女性为 0.6%；城市居民血清维生素 A 缺乏率为 0.4%，农村居民为 0.7%；东部地区居民血清维生素 A 缺乏率为 0.4%，中部地区居民为 0.3%，西部地区居民为 0.8%（表 3-83）。2015 年中国 18 岁及以上成人血清维生素 A 边缘缺乏率为 4.1%；城市居民血清维生素 A 边缘缺乏率为 4.3%，农村居民为 4.0%；东部地区居民血清维生素 A 边缘缺乏率为 3.4%，中部地区居民为 4.1%，西部地区居民为 5.0%（表 3-84）。

表3-83 2015年中国城乡不同地区18岁及以上成人血清维生素A缺乏率

单位:%

	全国		城市		农村		东部		中部		西部	
	率	95%CI	率	95%CI	率	95%CI	率	95%CI	率	95%CI	率	95%CI
合计	0.5	0.4~0.7	0.4	0.2~0.5	0.7	0.5~0.9	0.4	0.2~0.6	0.3	0.1~0.6	0.8	0.5~1.1
男性	0.4	0.3~0.6	0.2	0.1~0.3	0.7	0.3~1.0	0.2	0~0.4	0.2	0~0.4	0.8	0.4~1.2
女性	0.6	0.4~0.9	0.5	0.1~0.9	0.7	0.4~1.1	0.6	0.2~1.0	0.5	0.1~0.9	0.8	0.3~1.2
18~44岁												
小计	0.5	0.3~0.7	0.3	0~0.5	0.7	0.4~1.1	0.5	0.1~0.8	0.2	0~0.6	0.7	0.3~1.2
男性	0.3	0.1~0.5	0	0~0	0.6	0.1~1.1	0.1	0~0.3	0.2	0~0.5	0.5	0~1.1
女性	0.7	0.3~1.1	0.6	0~1.1	0.9	0.3~1.4	0.8	0.1~1.5	0.3	0~0.8	0.9	0.2~1.7
45~59岁												
小计	0.3	0.1~0.5	0.2	0~0.5	0.4	0.1~0.6	0	0~0	0.4	0~0.8	0.5	0.1~0.9
男性	0.3	0~0.5	0.2	0~0.5	0.4	0~0.8	0	0~0	0	0~0	0.8	0~1.7
女性	0.3	0~0.6	0.2	0~0.7	0.4	0~0.8	0	0~0	0.8	0~1.7	0.2	0~0.5
60岁~												
小计	1.0	0.7~1.3	1.0	0.5~1.4	1.0	0.6~1.3	0.8	0.4~1.2	0.7	0.3~1.0	1.5	0.8~2.0
男性	1.2	0.8~1.6	1.3	0.5~2.0	1.2	0.6~1.7	1.0	0.3~1.6	0.7	0.2~1.1	1.9	0.9~2.9
女性	0.8	0.4~1.1	0.7	0.2~1.2	0.8	0.4~1.3	0.6	0.1~1.1	0.6	0.1~1.2	1.0	0.3~1.7

表 3-84 2015 年中国城乡不同地区 18 岁及以上成人血清维生素 A 边缘缺乏率

单位：%

	全国		城市		农村		东部		中部		西部	
	率	95%CI	率	95%CI	率	95%CI	率	95%CI	率	95%CI	率	95%CI
合计	4.1	3.7~4.6	4.3	3.5~5.0	4.0	3.5~4.5	3.4	2.6~4.1	4.1	3.2~5.0	5.0	4.2~5.8
男性	2.4	1.9~2.9	2.6	1.8~3.4	2.3	1.7~2.8	2.2	1.3~3.0	1.9	1.1~2.7	3.2	2.3~4.1
女性	5.9	5.1~6.7	6.0	4.7~7.3	5.8	4.8~6.7	4.6	3.4~5.8	6.4	4.8~8.1	6.8	5.4~8.2
18~44 岁												
小计	4.7	3.9~5.4	5.0	3.9~6.2	4.2	3.4~5.1	4.2	3.1~5.4	4.8	3.4~6.3	4.9	3.7~6.2
男性	2.1	1.4~2.9	2.5	1.3~3.7	1.7	0.9~2.5	2.7	1.3~4.1	1.7	0.4~2.9	2.0	0.8~3.1
女性	7.3	6.0~8.6	7.6	5.6~9.6	6.8	5.3~8.4	5.8	3.9~7.8	8.2	5.5~10.9	7.9	5.7~10.1
45~59 岁												
小计	3.2	2.5~3.8	3.0	2.0~4.1	3.3	2.4~4.1	1.4	0.7~2.1	3.0	1.8~4.2	5.3	3.8~6.7
男性	2.2	1.4~3.0	2.4	1.1~3.8	1.9	1.0~2.8	0.5	0.0~1.0	1.6	0.3~2.9	4.6	2.6~6.7
女性	4.2	3.1~5.2	3.7	2.1~5.3	4.7	3.3~6.1	2.4	1.1~3.7	4.4	2.5~6.4	5.9	3.8~8.1
60 岁 ~												
小计	3.8	3.3~4.3	3.1	2.3~3.9	4.4	3.7~5.1	3.4	2.5~4.3	3.2	2.3~4.1	4.7	3.8~5.8
男性	3.8	3.1~4.6	3.2	2.1~4.3	4.3	3.3~5.4	3.1	1.9~4.2	3.0	1.8~4.3	5.2	3.8~6.7
女性	3.8	3.1~4.6	3.0	1.9~4.1	4.4	3.4~5.5	3.7	2.4~5.0	3.4	2.0~4.6	4.3	3.1~5.8

八、维生素 D 营养状况

(一) 6~17 岁儿童青少年血清维生素 D 营养状况

2016—2017 年中国儿童与乳母营养健康监测 6~17 岁儿童青少年纳入分析血清维生素 D 营养状况的样本数为 64 819 人；男童 32 407 人，占 50.0%，女童 32 412 人，占 50.0%；城市 30 846 人，占 47.6%，农村 33 973 人，占 52.4%；东部地区 23 491 人，占 36.2%，中部地区 20 087 人，占 31.0%，西部地区 21 241 人，占 32.8%。

1. 6~17 岁儿童青少年血清 25- 羟基维生素 D 含量

2016—2017 年中国 6~17 岁儿童青少年血清 25- 羟基维生素 D 中位数为 17.7ng/mL；男童血清 25- 羟基维生素 D 中位数为 18.7ng/mL，女童为 16.6ng/mL；城市儿童青少年血清 25- 羟基维生素 D 中位数为 17.4ng/mL，农村儿童青少年为 17.9ng/mL；东部、中部、西部地区儿童青少年血清 25- 羟基维生素 D 中位数分别为 18.9ng/mL、15.7ng/mL、18.3ng/mL（表 3-85）。

表 3-85　2016—2017 年中国城乡不同地区 6~17 岁儿童青少年血清 25- 羟基维生素 D 含量（中位数）

单位：ng/mL

	全国	城市	农村	东部	中部	西部
合计	17.7	17.4	17.9	18.9	15.7	18.3
男童	18.7	18.3	19.1	20.0	16.5	19.7
女童	16.6	16.5	16.8	17.9	15.0	17.0
6~11 岁						
小计	19.2	18.9	19.5	20.6	17.3	19.6
男童	20.2	19.8	20.5	21.7	18.0	20.7
女童	18.3	18.1	18.5	19.6	16.7	18.5
12~17 岁						
小计	15.7	15.5	16.0	16.8	13.8	16.9
男童	17.0	16.6	17.3	17.9	14.6	18.4
女童	14.7	14.5	14.8	15.7	12.9	15.5

2. 6~17 岁儿童青少年血清维生素 D 缺乏情况

2016—2017 年中国 6~17 岁儿童青少年血清维生素 D 缺乏率为 18.6%；男童血清维生素 D 缺乏率为 15.0%，女童为 22.7%；城市儿童青少年血清维生素 D 缺乏率为 18.7%，农村儿童青少年为 18.5%；东部、中部、西部地区儿童青少年血清维生素 D 缺乏率分别为 14.9%、28.5%、15.4%（表 3-86）。2016—2017 年中国 6~17 岁儿童青少年血清维生素 D 不足率为 43.3%；男童血清维生素 D 不足率为 41.5%，女童为 45.5%；城市儿童青少年血清维生素 D 不足率为 43.0%，农村儿童青少年为 43.7%；东部、中部、西部地区儿童青少年血清维生素 D 不足率分别为 39.6%、48.0%、44.6%（表 3-87）。

表 3-86 2016—2017 年中国城乡不同地区 6~17 岁儿童青少年血清维生素 D 缺乏率

单位:%

	全国		城市		农村		东部		中部		西部	
	率	95%CI	率	95%CI	率	95%CI	率	95%CI	率	95%CI	率	95%CI
合计	18.6	18.1~19.1	18.7	18.0~19.5	18.5	17.8~19.3	14.9	14.1~15.6	28.5	27.4~29.5	15.4	14.5~16.4
男童	15.0	14.3~15.7	14.9	13.9~15.9	15.1	14.2~16.1	11.4	10.4~12.4	24.6	23.1~26.0	11.8	10.6~13.1
女童	22.7	21.9~23.5	23.0	21.8~24.2	22.5	21.4~23.6	18.8	17.6~20.0	33.0	31.5~34.5	19.6	18.1~21.0
6~11 岁												
小计	11.5	10.9~12.1	11.0	10.1~11.8	11.8	11.0~12.7	8.5	7.58~9.34	18.7	17.5~20.0	9.3	8.3~10.3
男童	8.8	8.11~9.6	8.9	7.8~10.0	8.8	7.83~9.8	6.2	5.1~7.2	15.6	13.9~17.3	6.6	5.5~7.8
女童	14.6	13.6~15.5	13.4	12.1~14.7	15.4	14.1~16.8	11.1	9.67~12.6	22.5	20.6~24.3	12.4	10.8~14.1
12~17 岁												
小计	25.2	24.3~26.0	24.6	23.4~25.7	25.8	24.6~27.0	20.5	19.3~21.7	37.8	36.2~39.4	21.3	19.8~22.9
男童	20.8	19.7~21.9	19.6	18.1~21.1	22.1	20.5~23.7	16.1	14.5~17.6	33.3	31.1~35.5	17.0	14.9~19.1
女童	30.0	28.8~31.3	30.0	28.3~31.8	30.1	28.3~31.8	25.4	23.5~27.2	42.9	40.6~45.2	26.1	23.8~28.4

表3-87　2016—2017年中国城乡不同地区6~17岁儿童青少年血清维生素D不足率

单位:%

	全国		城市		农村		东部		中部		西部	
	率	95%CI	率	95%CI	率	95%CI	率	95%CI	率	95%CI	率	95%CI
合计	43.3	42.7~44.0	43.0	42.0~43.9	43.7	42.8~44.7	39.6	38.5~40.8	48.0	46.9~49.2	44.6	43.4~45.8
男童	41.5	40.5~42.4	41.3	39.9~42.6	41.7	40.3~43.0	37.8	36.2~39.4	48.5	46.9~50.0	40.6	38.9~42.3
女童	45.5	44.5~46.5	44.9	43.4~46.3	46.1	44.7~47.4	41.7	40.1~43.3	47.5	45.9~49.1	49.2	47.5~50.9
6~11岁												
小计	40.6	39.7~41.6	38.3	36.9~39.7	42.4	41.1~43.7	34.6	33.0~36.2	48.9	47.4~50.4	41.7	40.0~43.5
男童	38.7	37.4~40.1	35.8	33.9~37.7	40.9	39.0~42.8	33.0	30.7~35.3	49.1	47.0~51.3	37.5	35.1~39.9
女童	42.9	41.6~44.3	41.2	39.2~43.2	44.2	42.3~46.1	36.4	34.2~38.7	48.7	46.6~50.8	46.8	44.4~49.2
12~17岁												
小计	45.8	44.9~46.8	46.5	45.1~47.9	45.1	43.8~46.5	44.0	42.5~45.6	47.2	45.5~48.8	47.4	45.6~49.1
男童	44.1	42.7~45.4	45.5	43.6~47.5	42.5	40.7~44.4	42.1	40.0~44.3	47.8	45.5~50.1	43.7	41.3~46.2
女童	47.8	46.4~49.2	47.6	45.6~49.5	48.0	46.1~50.0	46.1	43.9~48.4	46.4	44.1~48.8	51.4	48.9~53.9

（二）18 岁及以上成人血清维生素 D 营养状况

2015 年中国成人慢性病与营养监测 18 岁及以上成人纳入分析血清维生素 D 营养状况的样本数为 15 120 人；男性 7 552 人，占 49.9%，女性 7 568 人，占 50.1%；城市 5 961 人，占 39.4%，农村 9 159 人，占 60.6%；东部地区 5 106 人，占 33.8%，中部地区 4 564 人，占 30.2%，西部地区 5 450 人，占 36.0%。

1. 18 岁及以上成人血清 25- 羟基维生素 D 含量

2015 年中国 18 岁及以上成人血清 25- 羟基维生素 D 的中位数为 18.4ng/mL；男性血清 25- 羟基维生素 D 的中位数为 20.0ng/mL，女性为 17.0ng/mL；城市居民血清 25- 羟基维生素 D 的中位数为 17.0ng/mL，农村居民为 19.4ng/mL；东部、中部、西部地区居民血清 25- 羟基维生素 D 的中位数分别为 20.0ng/mL、18.2ng/mL、17.0ng/mL（表 3-88）。

表 3-88 2015 年中国城乡不同地区 18 岁及以上成人血清 25- 羟基维生素 D 含量（中位数）

单位：ng/mL

	全国	城市	农村	东部	中部	西部
合计	18.4	17.0	19.4	20.0	18.2	17.0
男性	20.0	18.3	21.0	21.6	19.8	18.6
女性	17.0	15.9	17.8	18.7	17.1	15.6
18~44 岁						
小计	18.1	16.6	19.2	19.1	17.5	17.5
男性	19.3	17.5	20.5	20.3	18.8	19.1
女性	16.8	15.6	17.8	18.1	16.4	16.2
45~59 岁						
小计	18.9	17.4	20.0	20.3	18.6	17.4
男性	20.4	18.8	21.2	21.8	20.1	19.1
女性	17.5	16.2	18.5	19.1	17.7	16.0
60 岁 ~						
小计	18.5	17.2	19.3	20.8	18.8	16.2
男性	20.3	18.5	21.4	22.5	20.6	18.0
女性	16.8	15.9	17.5	18.9	17.3	14.8

2. 18 岁及以上成人血清维生素 D 缺乏情况

2015 年中国 18 岁及以上成人血清维生素 D 缺乏率为 21.4%；男性血清维生素 D 缺乏率为 16.1%，女性为 26.8%；城市居民血清维生素 D 缺乏率为 24.7%，农村居民为 17.8%；东部、中部、西部地区居民血清维生素 D 缺乏率分别为 16.8%、20.7% 和 26.7%（表 3-89）。

2015 年中国 18 岁及以上成人血清维生素 D 不足率为 38.8%；男性血清维生素 D 不足率为 36.9%，女性为 40.6%；城市居民血清维生素 D 不足率为 41.5%，农村居民为 35.8%；东部、中部、西部地区居民血清维生素 D 不足率分别为 37.5%、40.9% 和 38.2%（表 3-90）。

表3-89　2015年中国城乡不同地区18岁及以上成人血清维生素D缺乏率

单位：%

	全国		城市		农村		东部		中部		西部	
	率	95%CI	率	95%CI	率	95%CI	率	95%CI	率	95%CI	率	95%CI
合计	21.4	20.6~22.2	24.7	23.4~26.1	17.8	17.0~18.7	16.8	15.5~18.1	20.7	19.2~22.2	26.7	25.3~28.1
男性	16.1	15.1~17.1	18.9	17.2~20.6	13.1	12.0~14.2	11.9	10.3~13.5	16.5	14.6~18.4	20.1	18.2~21.9
女性	26.8	25.5~28.0	30.7	28.7~32.7	22.6	21.2~24.0	21.8	19.8~23.9	24.9	22.7~27.1	33.2	31.1~35.3
18~44岁												
小计	22.4	21.2~23.6	26.1	24.2~28.0	17.8	16.5~19.2	18.9	16.9~20.9	22.4	20.2~24.7	25.9	23.8~28.1
男性	17.2	15.6~18.7	20.3	17.8~22.7	13.3	11.6~15.0	13.6	11.2~16.1	18.1	15.2~21.0	20.0	17.3~22.8
女性	27.7	25.8~29.6	32.0	29.1~35.0	22.4	20.3~24.5	24.3	21.2~27.5	26.9	23.5~30.3	31.8	28.6~34.9
45~59岁												
小计	18.7	17.3~20.0	21.4	19.2~23.6	16.0	14.4~17.5	14.0	12.0~16.0	16.9	14.5~19.2	25.0	22.5~27.5
男性	13.6	11.9~15.2	15.3	12.6~18.0	11.9	9.9~13.8	9.5	7.1~11.9	12.9	9.9~16.0	18.3	15.1~21.5
女性	23.9	21.8~25.9	27.8	24.4~31.2	20.1	17.7~22.5	18.7	15.5~22.0	20.7	17.2~24.3	31.9	28.1~35.7
60岁~												
小计	22.2	21.1~23.3	24.4	22.6~26.2	20.4	19.1~21.7	14.0	12.4~15.6	20.3	18.4~22.2	31.5	29.5~33.5
男性	16.2	14.8~17.5	18.9	16.6~21.2	14.0	12.4~15.6	9.6	7.7~11.5	15.8	13.4~18.3	22.7	20.1~25.3
女性	27.8	26.1~29.4	29.6	26.9~32.3	26.3	24.3~28.4	18.0	15.6~20.5	24.6	21.7~27.4	39.7	36.8~42.7

表 3-90 2015 年中国城乡不同地区 18 岁及以上成人血清维生素 D 不足率

单位：%

	全国		城市		农村		东部		中部		西部	
	率	95%CI	率	95%CI	率	95%CI	率	95%CI	率	95%CI	率	95%CI
合计	38.8	37.8~39.7	41.5	40.0~43.0	35.8	34.7~36.9	37.5	35.8~39.1	40.9	39.2~42.6	38.2	36.7~39.8
男性	36.9	35.6~38.3	41.1	39.0~43.3	32.4	30.8~33.9	35.2	32.9~37.5	38.8	36.3~41.3	37.1	34.9~39.3
女性	40.6	39.3~41.9	42.0	39.8~44.1	39.2	37.6~40.8	39.8	37.5~42.1	43.0	40.5~45.5	39.4	37.2~41.6
18~44 岁												
小计	39.8	38.4~41.2	42.2	40.0~44.3	36.8	35.1~38.6	38.6	36.1~41.0	42.5	39.8~45.1	38.7	36.3~41.0
男性	38.3	36.3~40.3	42.4	39.4~45.4	33.3	30.9~35.6	37.3	33.9~40.7	41.3	37.7~45.0	36.6	33.4~39.8
女性	41.3	39.3~43.3	42.0	38.9~45.0	40.4	38.0~42.9	39.8	36.4~43.3	43.6	39.9~47.4	40.7	37.4~44.0
45~59 岁												
小计	38.3	36.6~39.9	41.7	39.1~44.3	34.9	32.9~36.9	36.4	33.7~39.2	40.3	37.3~43.4	38.3	35.5~41.1
男性	36.2	33.9~38.5	40.4	36.7~44.2	32.1	29.3~34.9	33.1	29.3~37.0	37.7	33.4~42.0	38.2	34.2~42.2
女性	40.3	38.0~42.7	43.1	39.4~46.7	37.8	34.9~40.7	39.9	36.0~43.9	43.0	38.7~47.2	38.4	34.5~42.3
60 岁~												
小计	36.1	34.8~37.4	38.6	36.6~40.7	34.1	32.5~35.7	35.2	33.0~37.4	36.4	34.1~38.7	36.7	34.6~38.8
男性	33.2	31.4~34.9	37.0	34.0~39.9	30.2	28.0~32.3	30.6	27.5~33.6	31.6	28.4~34.7	37.0	34.0~40.0
女性	38.8	37.1~40.6	40.2	37.3~43.1	37.8	35.5~40.0	39.5	36.4~42.6	40.9	37.6~44.2	36.5	33.6~39.4

九、锌营养状况

(一) 6~17 岁儿童青少年血清锌营养状况

2016—2017 年中国儿童与乳母营养健康监测 6~17 岁儿童青少年纳入分析血清锌营养状况的样本数为 65 733 人;男性 32 825 人,占 49.9%,女性 32 908 人,占 50.1%;城市 31 597 人,占 48.1%,农村 34 136 人,占 51.9%;东部地区 23 760 人,占 36.1%,中部地区 19 761 人,占 30.1%,西部地区 22 212 人,占 33.8%。

1. 6~17 岁儿童青少年血清锌含量

2016—2017 年中国 6~17 岁儿童青少年血清锌浓度的中位数为 88.0μg/dL;男童血清锌浓度的中位数为 89.0μg/dL,女童为 87.4μg/dL;城市儿童青少年血清锌浓度的中位数为 89.1μg/dL,农村儿童青少年为 87.0μg/dL;东部、中部和西部地区儿童青少年血清锌浓度的中位数分别为 90.5μg/dL、88.0μg/dL 和 86.0μg/dL(表 3-91)。

表 3-91   2016—2017 年中国城乡不同地区 6~17 岁儿童青少年血清锌营养状况(中位数)

单位:μg/dL

	全国	城市	农村	东部	中部	西部
合计	88.0	89.1	87.0	90.5	88.0	86.0
男童	89.0	90.1	88.0	91.2	89.0	87.0
女童	87.4	88.3	86.7	89.9	87.6	85.0
6~11 岁						
小计	88.0	89.2	87.0	90.9	88.0	86.0
男童	88.2	90.0	87.0	91.0	88.5	86.0
女童	88.0	89.0	86.9	90.0	88.0	86.0
12~17 岁						
小计	88.0	89.0	87.7	90.1	88.6	86.0
男童	90.0	91.0	89.0	91.6	90.0	87.7
女童	87.0	88.0	86.3	89.0	87.0	85.0

2. 6~17 岁儿童青少年血清锌缺乏情况

2016—2017 年中国 6~17 岁儿童青少年锌缺乏率为 10.59%;男童锌缺乏率为 12.13%,女童为 8.84%;城市儿童青少年锌缺乏率为 9.14%,农村儿童青少年为 11.95%;东部、中部和西部地区儿童青少年锌缺乏率分别为 6.14%、16.33% 和 12.02%(表 3-92)。

表 3-92 2016—2017 年中国城乡不同地区 6~17 岁儿童青少年血清锌缺乏率

单位：%

	全国		城市		农村		东部		中部		西部	
	率	95%CI	率	95%CI	率	95%CI	率	95%CI	率	95%CI	率	95%CI
合计	10.59	10.20~10.99	9.14	8.62~9.65	11.95	11.36~12.54	6.14	5.60~6.68	16.33	15.53~17.13	12.02	11.25~12.78
男童	12.13	11.54~12.72	10.11	9.36~10.86	13.98	13.10~14.87	7.09	6.31~7.87	17.13	16.00~18.25	14.92	13.73~16.11
女童	8.84	8.32~9.36	8.03	7.32~8.75	9.59	8.85~10.34	5.06	4.31~5.80	15.41	14.29~16.53	8.70	7.80~9.61
6~11 岁												
小计	11.74	11.13~12.34	9.96	9.17~10.74	13.05	12.18~13.93	6.32	5.49~7.15	17.91	16.76~19.06	13.31	12.13~14.48
男童	13.69	12.79~14.58	11.36	10.22~12.49	15.41	14.10~16.72	7.40	6.23~8.56	19.23	17.57~20.90	16.81	15.01~18.61
女童	9.43	8.65~10.22	8.32	7.24~9.39	10.27	9.15~11.39	5.05	3.87~6.24	16.35	14.80~17.90	9.14	7.75~10.53
12~17 岁												
小计	9.60	9.08~10.12	8.56	7.87~9.25	10.77	9.99~11.56	6.00	5.28~6.71	14.81	13.71~15.91	10.80	9.81~11.79
男童	10.74	9.97~11.51	9.21	8.22~10.21	12.44	11.25~13.62	6.85	5.80~7.91	15.06	13.55~16.58	13.07	11.51~14.63
女童	8.34	7.65~9.02	7.85	6.89~8.80	8.90	7.92~9.88	5.06	4.10~6.01	14.53	12.93~16.13	8.32	7.15~9.48

（二）18 岁及以上成人血清锌营养状况

2015 年中国成人慢性病与营养监测 18 岁及以上成人纳入分析血清锌营养状况的样本数为 8 963 人；男性 4 492 人，占 50.1%，女性 4 471 人，占 49.9%；城市 3 539 人，占 39.5%，农村 5 424 人，占 60.5%；东部地区 3 117 人，占 34.8%，中部地区 2 713 人，占 30.3%，西部地区 3 133 人，占 34.9%。

1. 18 岁及以上成人血清锌含量

2015 年中国 18 岁及以上成人血清锌水平的中位数为 102.7μg/dL；男性血清锌水平的中位数为 103.7μg/dL，女性为 101.9μg/dL；18~44 岁居民血清锌水平的中位数为 129.2μg/dL，45~59 岁居民为 103.4μg/dL，60 岁及以上居民为 99.2μg/dL；城市居民为 103.4μg/dL，农村居民为 102.2μg/dL；东部地区居民血清锌水平的中位数为 102.8μg/dL，中部地区居民为 103.6μg/dL，西部地区居民为 101.8μg/dL（表 3-93）。

表 3-93　2015 年中国城乡不同地区 18 岁及以上成人血清锌水平（中位数）

单位：μg/dL

	全国	城市	农村	东部	中部	西部
合计	102.7	103.4	102.2	102.8	103.6	101.8
男性	103.7	105.8	102.5	103.6	104.8	102.8
女性	101.9	101.6	102.0	102.4	102.4	100.8
18~44 岁						
小计	129.2	130.9	106.5	105.6	109.3	105.9
男性	109.7	111.5	108.2	108.1	112.6	108.4
女性	103.2	102.8	104.5	103.2	105.3	102.6
45~59 岁						
小计	103.4	104.4	103.0	103.1	104.2	102.4
男性	105.4	106.8	104.2	106.0	104.2	105.2
女性	102.4	102.2	102.5	102.4	104.2	101.1
60 岁~						
小计	99.2	100.3	98.8	100.2	99.4	98.6
男性	98.7	100.3	97.7	98.6	99.9	98.1
女性	100.0	100.0	100.0	101.5	98.9	98.9

2. 18 岁及以上成人血清锌缺乏情况

2015 年中国 18 岁及以上成人血清锌缺乏率为 6.0%；男性血清锌缺乏率为 6.8%，女性为 5.2%；城市居民血清锌缺乏率为 5.1%，农村居民为 7.0%；东部地区居民血清锌缺乏率为 5.8%、中部地区居民为 5.3%，西部地区居民为 6.9%（表 3-94）。

表 3-94 2015 年中国城乡不同地区 18 岁及以上成人血清锌缺乏率

单位：%

	全国		城市		农村		东部		中部		西部	
	率	95%CI	率	95%CI	率	95%CI	率	95%CI	率	95%CI	率	95%CI
合计	6.0	5.4~6.6	5.1	4.2~5.9	7.0	6.3~7.8	5.8	4.8~6.7	5.3	4.3~6.2	6.9	5.9~8.0
男性	6.8	6.0~7.7	6.4	5.1~7.8	7.3	6.2~8.3	6.5	5.0~8.0	6.0	4.5~7.4	8.0	6.5~9.5
女性	5.2	4.4~5.9	3.7	2.7~4.7	6.7	5.7~7.8	5.0	3.9~6.1	4.6	3.4~5.8	5.8	4.4~7.2
18~44 岁												
小计	5.4	4.6~6.2	4.5	3.3~5.7	6.6	5.4~7.7	5.3	4.0~6.7	4.6	3.2~6.0	6.3	4.7~7.8
男性	5.6	4.3~6.8	5.5	3.6~7.3	5.7	4.1~7.2	5.9	3.7~8.0	4.6	2.5~6.7	6.2	4.0~8.3
女性	5.3	4.2~6.4	3.4	2.0~4.8	7.5	5.8~9.2	4.8	3.1~6.5	4.6	2.8~6.5	6.4	4.2~8.5
45~59 岁												
小计	5.6	4.6~6.6	5.2	3.7~6.8	5.9	4.6~7.2	5.3	3.7~6.9	4.8	3.1~6.5	6.6	4.7~8.5
男性	6.9	5.3~8.5	7.0	4.5~9.5	6.8	4.9~8.8	5.7	3.3~8.1	6.3	3.5~9.2	8.8	5.8~11.8
女性	4.2	3.0~5.4	3.3	1.6~5.1	4.9	3.3~6.6	4.8	2.7~6.8	3.3	1.3~5.2	4.4	2.2~6.6
60 岁~												
小计	8.7	7.7~9.6	7.3	5.9~8.7	9.7	8.5~11.0	8.0	6.5~9.5	8.4	6.7~10.0	9.6	7.9~11.3
男性	11.2	9.7~12.7	9.6	7.3~12.0	12.5	10.5~14.4	10.3	7.9~12.8	10.2	7.6~12.8	13.0	10.3~15.7
女性	6.2	5.1~7.3	5.1	3.5~6.8	7.1	5.8~8.6	6.0	4.1~7.9	6.5	4.4~8.6	6.2	4.4~8.1

十、饮水状况

(一) 7~17 岁儿童青少年饮水状况

2016—2017 年中国儿童与乳母营养健康监测 7~17 岁儿童青少年纳入分析饮水状况包括饮纯水和冲调水) 的样本数为 66 651 人；男童 33 357 人，占 50.1%，女童 33 294 人，占 49.9%；城市 31 281 人，占 46.9%，农村 35 370 人，占 53.1%；东部地区 22 189 人，占 33.3%，中部地区 20 757 人，占 31.1%，西部地区 23 705 人，占 35.6%。

2016—2017 年中国 7~17 岁儿童青少年平均饮水量为 991.5mL/d，男童平均饮水量为 1 041.4mL/d，女童为 934.6mL/d；7~13 岁平均饮水量儿童为 857.2mL/d，14~17 岁儿童青少年为 1 225.6mL/d；城乡儿童青少年平均饮水量分别为 1 117.1mL/d 和 880.8mL/d；东部、中部和西部地区儿童青少年平均饮水量分别为 1 123.2mL/d、947.5mL/d 和 873.3mL/d。

2016—2017 年中国 7~17 岁儿童青少年饮水不足率为 57.8%，男童饮水不足率为 54.3%，女童为 61.8%；城乡儿童青少年饮水不足率分别为 49.2% 和 65.4%；东部、中部和西部地区儿童青少年饮水不足率分别为 47.5%、61.6% 和 66.8%（表 3-95 和图 3-22）。

表 3-95　2016—2017 年中国城乡不同地区 7~17 岁儿童青少年饮水量

单位：mL/d

	全国		城市		农村		东部		中部		西部	
	$\bar{x}$	$S_{\bar{x}}$	$\bar{x}$	$S_{\bar{x}}$	$\bar{x}$	$S_{\bar{x}}$	$\bar{x}$	$S_{\bar{x}}$	$\bar{x}$	$S_{\bar{x}}$	$\bar{x}$	$S_{\bar{x}}$
合计	991.5	22.9	1 117.1	31.6	880.8	30.9	1 123.2	41.0	947.5	32.6	873.3	27.2
男童	1 041.4	25.1	1 177.0	35.1	922.5	34.0	1 191.2	45.2	985.8	35.9	912.2	29.4
女童	934.6	21.2	1 049.2	29.2	833.0	28.4	1 046.1	37.8	903.1	30.7	828.9	26.2
7~13 岁												
小计	857.2	21.0	969.9	25.9	769.9	29.9	981.3	36.2	807.6	30.7	757.5	23.7
男童	883.3	23.1	1 000.9	28.3	792.0	33.4	1 023.5	39.9	826.5	32.0	771.6	25.5
女童	826.6	19.5	933.4	24.6	744.1	26.8	932.1	33.4	785.1	31.0	741.0	23.3
14~17 岁												
小计	1 225.6	29.5	1 330.6	38.0	1 109.9	39.9	1 359.7	47.3	1 178.3	39.7	1 096.0	41.6
男童	1 325.5	32.1	1 442.0	41.7	1 198.5	43.6	1 480.9	51.3	1 256.3	45.1	1 190.3	45.5
女童	1 116.3	29.5	1 210.0	39.0	1 011.5	38.9	1 228.8	48.9	1 091.4	39.3	992.6	40.5

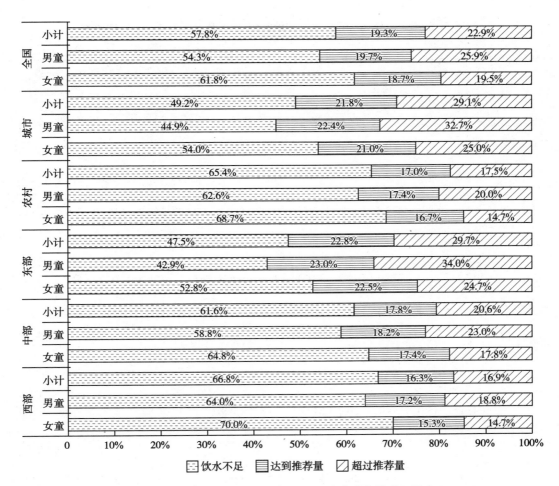

图 3-22 2016—2017 年中国 7~17 岁儿童青少年饮水不足率 /%

（二）18 岁及以上成人饮水状况

2015 年中国成人慢性病与营养监测 18 岁及以上成人纳入分析饮水状况（包括饮纯水、茶水和咖啡）的样本数为 79 027 人；男性 37 484 人，占 47.4%，女性 41 543 人，占 52.6%；城市 32 115 人，占 40.6%，农村 46 912 人，占 59.4%；东部地区 29 810 人，占 37.7%，中部地区 22 243 人，占 28.2%，西部地区 26 974 人，占 34.1%。

2015 年中国 18 岁以上成人平均饮水量为 896.3mL/d，男性平均饮水量为 996.0mL/d，女性为 791.1mL/d；城市居民平均饮水量为 976.1mL/d，农村居民为 810.9mL/d；东部、中部和西部地区居民平均饮水量分别为 983.7mL/d、823.6mL/d 和 838.9mL/d。

2015 年中国 18 岁以上成人饮水不足率为 85.7%，男性饮水不足率为 81.5%，女性为 90.2%；城市居民饮水不足率为 82.7%，农村居民为 88.9%；东部地区居民饮水不足率为 81.9%，中部地区居民为 88.7%，西部地区居民为 88.3%（表 3-96 和图 3-23）。

表 3-96 2015 年中国城乡不同地区 18 岁以及上成人饮水摄入量

单位:mL/d

	全国		城市		农村		东部		中部		西部	
	$\bar{x}$	$S_{\bar{x}}$	$\bar{x}$	$S_{\bar{x}}$	$\bar{x}$	$S_{\bar{x}}$	$\bar{x}$	$S_{\bar{x}}$	$\bar{x}$	$S_{\bar{x}}$	$\bar{x}$	$S_{\bar{x}}$
合计	896.3	11.6	976.1	18.4	810.9	10.0	983.7	19.9	823.6	17.2	838.9	11.1
男性	996.0	13.2	1 063.5	20.7	920.5	12.6	1 094.6	20.9	911.9	21.6	931.5	14.1
女性	791.1	11.1	879.8	17.6	700.3	9. 9	864.8	20.0	732.2	16.3	741.8	11.8
18~44 岁												
小计	912.4	13.8	978.4	21.2	831.3	11.8	998.4	23.6	838.6	20.5	859.4	13.2
男性	990.5	16.4	1 043.7	24.8	920.6	15.8	1 086.1	23.8	910.3	29.7	924.1	17.5
女性	828.4	13.7	903.7	21.3	742.1	13.4	900.3	26.1	763.2	18.8	792.0	15.7
45~59 岁												
小计	913.2	13.0	1 001.1	20.9	829.6	11.6	1 006.6	22.8	828.6	17.2	856.9	13.6
男性	1 049.3	15.3	1 118.2	25.2	982.6	15.0	1 150.3	27.8	946.9	18.9	1 001.3	18.1
女性	770.6	12.9	876.0	20.1	672.6	11.4	856.1	21.3	706.8	20.4	702.2	13.9
60 岁 ~												
小计	823.3	11.4	929.1	17.8	734.3	12.5	905.2	20.4	772.0	17.6	752.0	12.8
男性	935.1	13.8	1 053.8	22.0	835.0	14.8	1 037.3	25.8	866.2	19.2	855.5	16.3
女性	711.2	11.6	803.9	17.4	633.3	14.0	776.2	20.4	677.0	18.9	644.3	13.3

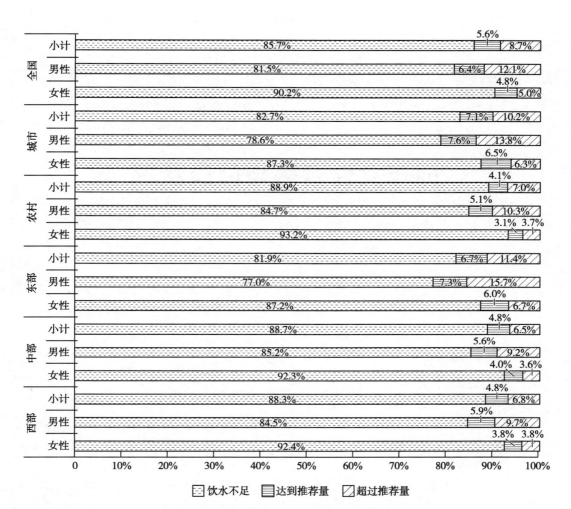

图 3-23 2015 年中国 18 岁以及上成人饮水不足率 /%

第四章

成年女性营养与健康状况

一、育龄妇女营养与健康状况

(一) 膳食营养状况

本报告数据来源于 2015 年中国成人慢性病与营养监测。2015 年 18~49 岁育龄妇女纳入分析膳食的样本数为 15 839 人;城市 6 476 人,农村 9 363 人;东部地区 5 993 人,中部地区 4 366 人,西部地区 5 480 人。

1. 食物摄入量

(1) 粮谷类食物摄入量:2015 年中国 18~49 岁育龄妇女粮谷类食物平均每人日摄入量为 269.5g;米及其制品 144.5g、面及其制品 111.3g、其他谷类 13.7g;城市育龄妇女粮谷类食物平均每人日摄入量为 221.7g,低于农村育龄妇女的 302.0g;西部地区育龄妇女粮谷类食物平均每人日摄入量为 286.2g,高于东部和中部地区居民的 257.5g 和 264.6g(表 4-1)。

(2) 新鲜蔬菜和水果摄入量:2015 年中国 18~49 岁育龄妇女平均每人日蔬菜摄入量为 241.7g;城市育龄妇女平均每人日蔬菜摄入量为 253.5g,高于农村育龄妇女的 233.7g;东部地区育龄妇女平均每人日蔬菜摄入量为 263.1g,高于中部和西部地区育龄妇女的 252.9g 和 209.9g(表 4-1)。

2015 年中国 18~49 岁育龄妇女平均每人日水果摄入量为 41.4g;城市育龄妇女平均每人日水果摄入量为 56.3g,高于农村育龄妇女的 31.2g;东部地区育龄妇女平均每人日水果摄入量为 49.2g,高于中部和西部地区育龄妇女的 38.4g、35.3g(表 4-1)。

(3) 畜禽肉蛋类和鱼虾类摄入量:2015 年中国 18~49 岁育龄妇女平均每人日畜禽肉摄入量为 82.1g,其中畜肉摄入量为 66.3g,内脏 2.9g,禽肉 13.0g。城市育龄妇女平均每人日畜禽肉摄入量为 89.7g,其中畜肉摄入量 71.6g,内脏 2.8g,禽肉 15.4g。农村育龄妇女平均每人日畜禽肉摄入量为 77.0g,其中畜肉摄入量 62.7g,内脏 3.0g,禽肉 11.3g。东部地区育龄妇女平均每人日畜禽肉摄入量为 87.8g,高于中部和西部地区育龄妇女的畜禽肉摄入量 71.3g 和 84.7g(表 4-1)。

表 4-1　2015 年中国城乡不同地区 18~49 岁育龄妇女食物摄入量

单位:g/ 人日

食物名称	全国	城市	农村	东部	中部	西部
米及其制品	144.5	112.2	166.5	141.8	148.0	144.6
面及其制品	111.3	98.1	120.3	101.2	103.4	128.4
其他谷类	13.7	11.4	15.2	14.5	13.2	13.2
糕点	5.7	9.2	3.4	8.1	4.8	4.0
薯类	37.9	30.6	42.9	24.8	44.0	47.1
杂豆类	3.5	3.5	3.4	3.6	3.2	3.6
大豆及其制品	8.9	9.6	8.4	9.6	12.1	5.6
新鲜蔬菜	241.7	253.5	233.7	263.1	252.9	209.9
新鲜水果	41.4	56.3	31.2	49.2	38.4	35.3
坚果	3.2	3.6	2.9	3.6	3.6	2.4
畜类	66.3	71.6	62.7	68.4	56.7	71.6
禽类	13.0	15.4	11.3	16.3	11.7	10.4
动物内脏	2.9	2.8	3.0	3.1	3.0	2.8
鱼虾类	21.6	25.8	18.7	35.6	20.0	7.8
蛋类	21.3	26.2	17.9	27.5	23.0	13.2
奶类	18.1	28.4	11.0	19.5	10.9	22.2
烹调油	39.0	36.8	40.5	35.7	41.1	40.8
烹调盐	8.2	7.6	8.6	7.5	8.4	8.8
糖及糖果	2.1	2.1	2.1	1.9	1.3	3.0

2015 年中国 18~49 岁育龄妇女平均每人日蛋类摄入量为 21.3g;城市高于农村,城市和农村育龄妇女平均每人日蛋类摄入量分别为 26.2g 和 17.9g;东部地区育龄妇女平均每人日蛋类摄入量为 27.5g,高于中部和西部地区育龄妇女的蛋类摄入量 23.0g 和 13.2g(表 4-1)。

2015 年中国 18~49 岁育龄妇女鱼虾类平均每人日鱼虾类摄入量 21.6g;城市和农村育龄妇女平均每人日鱼虾类摄入量分别为 25.8g 和 18.7g;东部地区育龄妇女平均每人日鱼虾类摄入量鱼虾类为 35.6g,高于中部和西部地区育龄妇女鱼虾类摄入量的 20.0g 和 7.8g(表 4-1)。

(4) 奶类和大豆类摄入量:2015 年中国 18~49 岁育龄妇女平均每人日奶类及其制品摄入量为 18.1g;城市和农村育龄妇女平均每人日奶类及其制品摄入量分别为 28.4g 和 11.0g,城乡育龄妇女奶类及其制品摄入量差距较大,城市育龄妇女是农村育龄妇女的近 2.5 倍;西部地区育龄妇女平均每人日奶类及其制品摄入量为 22.2g,高于东部和中部地区育龄妇女的 19.5g 和 10.9g(表 4-1)。

2015 年中国 18~49 岁育龄妇女平均每人日大豆及其制品摄入量为 8.9g;城市育龄妇女平均每人日大豆及其制品摄入量为 9.6g,农村育龄妇女为 8.4g;中部地区育龄妇女平均每人日大豆及其制品摄入量为 12.1g,高于东部和西部地区育龄妇女的 9.6g 和 5.6g(表 4-1)。

(5)烹调油摄入量:2015 年中国 18~49 岁育龄妇女平均每人日烹调油摄入量为 39.0;城市和农村育龄妇女平均每人日烹调油摄入量分别为 36.8g 和 40.5g;东部地区育龄妇女平均每人日烹调油摄入量为 35.7g,低于中部和西部地区育龄妇女的 41.1g 和 40.8g(表 4-1)。

(6)烹调盐摄入量:2015 年中国 18~49 岁育龄妇女平均每人日烹调盐摄入量为 8.2g;城市育龄妇女平均每人日烹调盐摄入量为 7.6g,农村育龄妇女为 8.6g;东部地区育龄妇女平均每人日烹调盐摄入量为 7.5g,低于中部和西部地区育龄妇女的 8.4g 和 8.8g(表 4-1)。

(7)糖及糖果摄入量:2015 年中国 18~49 岁育龄妇女平均每人日糖及糖果摄入量为 2.1g;城乡育龄妇女平均每人日糖及糖果摄入量均为 2.1g;中部地区育龄妇女平均每人日糖及糖果摄入量为 1.3g,低于东部和西部地区育龄妇女的 1.9g 和 3.0g(表 4-1)。

2. 能量及三大营养素摄入量

2015 年中国 18~49 岁育龄妇女平均每人日能量摄入量为 1 769.2kcal(7 344.8kJ);城市育龄妇女平均每人日能量摄入量为 1 655.6kcal(6 873.0kJ),农村育龄妇女为 1 847.8kcal(7 671.1kJ);东部、中部和西部地区育龄妇女平均每人日能量摄入量分别为 1 755.9kcal(7 288.3kJ)、1 725.5kcal(7 164.2kJ)和 1 818.7kcal(7 550.4kJ)(表 4-2)。

表 4-2   2015 年中国城乡不同地区 18~49 岁育龄妇女能量及三大营养素摄入量

单位:每人日

	全国	城市	农村	东部	中部	西部
能量 /kcal	1 769.2	1 655.6	1 847.8	1 755.9	1 725.5	1 818.7
能量 /kJ	7 344.8	6 873.0	7 671.1	7 288.3	7 164.2	7 550.4
蛋白质 /g	53.7	53.9	53.6	57.9	51.4	51.0
脂肪 /g	71.0	70.3	71.5	69.7	69.6	73.5
碳水化合物 /g	234.5	207.7	253.0	230.2	228.8	243.6

2015 年中国 18~49 岁育龄妇女平均每人日蛋白质摄入量为 53.7g;城市育龄妇女平均每人日蛋白质摄入量为 53.9g,农村育龄妇女为 53.6g;东部、中部和西部地区育龄妇女平均每人日蛋白质摄入量分别为 57.9g、51.4g 和 51.0g。2015 年中国 18~49 岁育龄妇女平均每人日脂肪摄入量为 71.0g;城市育龄妇女平均每人日脂肪摄入量为 70.3g,农村育龄妇女为 71.5g;东部、中部和西部地区育龄妇女平均每人日脂肪摄入量分别为 69.7g、69.6g 和 73.5g。2015 年中国 18~49 岁育龄妇女平均每人日碳水化合物摄入量为 234.5g;城市育龄妇女每人日碳水化合物摄入量为 207.7g,农村育龄妇女为 253.0g;东部、中部和西部地区育龄妇女每人日碳水化合物摄入量分别为 230.2g、228.8g 和 243.6g(表 4-2)。

3. 主要维生素与矿物质摄入量

2015 年中国 18~49 岁育龄妇女平均每人日摄入视黄醇当量为 392.2μg;城市育龄妇女平均每人日摄入视黄醇当量为 428.1μg,农村育龄妇女为 367.3μg;东部、中部和西部地区育龄妇女平均每人日摄入视黄醇当量分别为 438.7μg、368.3μg 和 360.2μg。2015 年中国 18~49 岁育龄妇女平均每人日维生素 B_1(硫胺素)摄入量为 0.7mg;城市和农村育龄妇女平均每人日维生素 B_1(硫胺素)分别为 0.7mg 和 0.8mg;东部、中部和西部地区育龄妇女平均每人

日维生素 B_1(硫胺素)分别为 0.8mg、0.7mg 和 0.8mg。2015 年中国 18~49 岁育龄妇女平均每人日维生素 B_2(核黄素)摄入量为 0.7mg；城市和农村育龄妇女平均每人日维生素 B_2(核黄素)摄入量分别为 0.7mg 和 0.6mg；东部、中部和西部地区育龄妇女平均每人日维生素 B_2(核黄素)摄入量分别为 0.7mg、0.6mg 和 0.6mg。2015 年中国 18~49 岁育龄妇女平均每人日维生素 C(抗坏血酸)摄入量为 73.2mg；城市育龄妇女平均每人日维生素 C(抗坏血酸)摄入量为 76.9mg，农村育龄妇女为 70.7mg；东部、中部和西部地区育龄妇女平均每人日维生素 C(抗坏血酸)摄入量分别为 79.8mg、74.2mg 和 65.3mg(表 4-3)。

表 4-3 2015 年中国城乡不同地区 18~49 岁育龄妇女主要维生素与矿物质摄入量

单位：每人日

	全国	城市	农村	东部	中部	西部
视黄醇当量 /μg	392.2	428.1	367.3	438.7	368.3	360.2
硫胺素 /mg	0.7	0.7	0.8	0.8	0.7	0.8
核黄素 /mg	0.7	0.7	0.6	0.7	0.6	0.6
烟酸 /mg	12.9	12.4	13.3	13.2	12.4	13.1
抗坏血酸 /mg	73.2	76.9	70.7	79.8	74.2	65.3
维生素 E/mg	33.5	31.0	35.2	28.2	33.6	39.2
钙 /mg	307.4	328.5	292.8	347.8	304.4	265.6
铁 /mg	18.8	18.1	19.3	18.8	18.3	19.3
锌 /mg	9.2	8.7	9.6	9.2	8.7	9.7
钾 /mg	1 390.3	1 432.4	1 361.1	1 465.4	1 360.1	1 332.1
硒 /μg	37.3	38.7	36.4	43.0	32.9	34.5
钠 /mg	5 383.0	5 248.2	5 476.3	5 425.5	5 461.6	5 273.9
膳食纤维 /g	9.4	9.4	9.4	9.9	9.3	8.9

2015 年中国 18~49 岁育龄妇女平均每人日钙摄入量为 307.4mg；城市育龄妇女平均每人日钙摄入量为 328.5mg，农村育龄妇女为 292.8mg；东部、中部和西部地区育龄妇女平均每人日钙摄入量分别为 347.8mg、304.4mg 和 265.6mg。2015 年中国 18~49 岁育龄妇女平均每人日铁摄入量为 18.8mg；城市育龄妇女平均每人日铁摄入量为 18.1mg，农村育龄妇女为 19.3mg；东部、中部和西部地区育龄妇女平均每人日铁摄入量分别为 18.8mg、18.3mg 和 19.3mg。2015 年中国 18~49 岁育龄妇女平均每人日锌摄入量为 9.2mg；城市育龄妇女平均每人日锌摄入量为 8.7mg，农村育龄妇女为 9.6mg；东部、中部和西部地区育龄妇女平均每人日锌摄入量分别为 9.2mg、8.7mg 和 9.7mg。2015 年中国 18~49 岁育龄妇女平均每人日钠摄入量为 5 383.0mg；城市育龄妇女平均每人日钠摄入量为 5 248.2mg，农村育龄妇女为 5 476.3；东部、中部和西部地区育龄妇女平均每人日钠摄入量分别为 5 425.5mg、5 461.6mg 和 5 273.9mg(表 4-3)。

4. 膳食结构

(1) 能量的食物来源：2015 年中国 18~49 岁育龄妇女能量的主要食物来源中，粮谷类、食用油、动物性食物的比例分别为51.0%、18.6%、17.6%,薯类杂豆类和大豆类分别占比2.4%和1.9%。城市育龄妇女能量来源于粮谷类、食用油和动物性食物的比例分别为46.0%、18.6%和21.0%,农村育龄妇女能量来源于粮谷类、食用油和动物性食物的比例分别为54.4%、18.6%和15.2%。城市和农村育龄妇女的膳食结构差异明显,城市育龄妇女能量来源于动物性食物的比例较高(表4-4)。

表 4-4   2015 年中国城乡 18~49 岁育龄妇女膳食结构

单位:%

	全国	城市	农村
能量的食物来源			
粮谷类	51.0	46.0	54.4
薯类杂豆类	2.4	2.2	2.5
大豆类	1.9	2.2	1.7
动物性食物	17.6	21.0	15.2
食用油	18.6	18.6	18.6
糖	0.5	0.6	0.5
酒	0.1	0.1	0.1
其他	8.0	9.5	7.0
能量的营养素来源			
碳水化合物供能比	52.9	50.0	55.0
脂肪供能比	34.9	37.1	33.4
蛋白质供能比	12.2	13.0	11.6
蛋白质的食物来源			
粮谷类	46.1	38.9	51.1
大豆类	5.8	6.3	5.4
动物性食物	36.0	41.9	31.9
其他	12.1	12.9	11.6
脂肪的食物来源			
动物性食物	39.1	39.5	38.8
植物性食物	60.9	60.5	61.2

(2) 能量的营养素来源:2015 年中国 18~49 岁育龄妇女蛋白质提供的能量比例为12.2%,城市育龄妇女蛋白质提供的能量比例为 13.0%,农村育龄妇女为 11.6%;2015 年中国 18~49 岁育龄妇女脂肪提供的能量比例为 34.9%,城市育龄妇女脂肪提供的能量比例为37.1%,农村育龄妇女为 33.4%。城乡 18~49 岁育龄妇女平均膳食脂肪供能比均已超过合理范围的高限(30.0%)(表4-4)。

(3) 蛋白质的食物来源:2015 年中国 18~49 岁育龄妇女蛋白质的食物来源主要为粮谷

类和动物性食物,分别占46.1%和36.0%,大豆类占5.8%。城市育龄妇女蛋白质来源于粮谷类、大豆类、动物性食物的比例分别为38.9%、6.3%、41.9%,农村育龄妇女蛋白质来源于粮谷类、大豆类、动物性食物的比例分别为51.1%、5.4%、31.9%(表4-4)。

(4)脂肪的食物来源:2015年中国18~49岁育龄妇女来源于动物性食物或植物性食物的脂肪占膳食脂肪总量的比例分别为39.1%、60.9%,城市育龄妇女来源于动物性食物或植物性食物的脂肪占膳食脂肪总量的比例分别为39.5%和60.5%,农村育龄妇女分别为38.8%和61.2%(表4-4)。

(二)营养不良及超重肥胖状况

本报告数据来源于2015年中国成人慢性病与营养监测。2015年18~49岁育龄妇女纳入分析营养不良及超重肥胖状况的样本数为43 116人;城市17 800人,农村25 316人;东部地区15 501人,中部地区11 633人,西部地区15 982人。

1. 身高和体重

2015年中国18~49岁育龄妇女身高平均值为157.0cm,体重平均值为58.9kg。城市育龄妇女身高平均值为158.0cm,体重平均值为59.4kg;农村育龄妇女身高平均值为156.3cm,体重平均值为58.5kg。东部、中部和西部地区育龄妇女身高平均值分别为157.9cm、157.0cm和156.0cm;体重平均值分别为59.9kg、59.0kg和57.9kg。

2. 营养不良患病状况

2015年中国18~49岁育龄妇女营养不良率为4.3%;城市和农村育龄妇女营养不良率分别为4.4%和4.3%;东部、中部和西部地区育龄妇女营养不良率分别为4.5%、3.8%和4.6%(表4-5)。与2012年15~49岁育龄妇女营养不良率(6.9%)相比,2015年中国18~49岁育龄妇女营养不良率呈下降趋势。

表4-5 2015年中国城乡不同地区18~49岁育龄妇女营养不良和超重肥胖率

单位:%

	全国	城市	农村	东部	中部	西部
营养不良	4.3	4.4	4.3	4.5	3.8	4.6
超重	31.2	30.0	32.0	30.4	32.5	31.0
肥胖	12.9	12.5	13.2	14.2	12.6	12.0

3. 超重和肥胖状况

2015年中国18~49岁育龄妇女超重率和肥胖率分别为31.2%和12.9%;城市育龄妇女超重率和肥胖率分别为30.0%和12.5%,农村育龄妇女超重率和肥胖率分别为32.0%和13.2%;东部、中部和西部地区育龄妇女超重率分别为30.4%、32.5%和31.0%,肥胖率分别为14.2%、12.6%和12.0%(表4-5)。与2012年15~49岁育龄妇女超重率(25.4%)和肥胖率(9.2%)相比,2015年中国18~49岁育龄妇女超重率和肥胖率呈增长趋势。

(三)贫血患病状况

本报告数据来源于2015年中国成人慢性病与营养监测。2015年18~49岁育龄妇女纳入分析贫血状况的样本数为42 729人;城市17 687人,农村25 042人;东部地区15 518人,中部地区11 592人,西部地区15 619人。

2015 年中国 18~49 岁育龄妇女贫血率为 11.7%；城市和农村育龄妇女贫血率分别为 11.1% 和 12.3%；东部、中部和西部地区育龄妇女贫血率分别为 12.0%、12.5% 和 10.1%。与 2012 年育龄妇女贫血率（15.0%）相比，2015 年中国 18~49 岁农村育龄妇女贫血率呈下降趋势。

二、孕妇营养与健康状况

2015 年中国成人慢性病与营养监测孕妇纳入分析体格状况的样本数为 8 512 人；城市 4 970 人，农村 3 542 人；东部地区 3 223 人，中部 2 498 人，西部 2 791 人。2015 年孕妇的基本特征详见表 4-6。

表 4-6   2015 年中国城乡不同地区孕妇的基本特征

指标	全国	城市	农村	东部	中部	西部	新疆建设兵团
年龄（$\bar{x} \pm SD$）/ 岁	28.0 ± 4.6	28.3 ± 4.4	27.6 ± 4.7	28.5 ± 4.4	27.8 ± 4.4	27.4 ± 4.8	28.7 ± 4.7
孕周（$\bar{x} \pm SD$）/ 周	21.4 ± 9.9	21.3 ± 9.9	21.5 ± 10.0	21.1 ± 9.8	21.3 ± 10.0	21.7 ± 10.0	23.4 ± 9.1
文化程度 /%							
文盲	0.6	0.4	0.9	0.16	0.2	1.5	0.0
小学未毕业	1.0	0.4	1.7	0.53	0.6	1.83	0.9
小学毕业	4.8	3.2	7.0	3.75	3.68	6.92	4.4
初中毕业	29.0	23.4	36.7	25.38	28.98	33.03	29.0
高中 / 中专	22.3	22.3	22.2	21.19	22.9	22.86	22.8
大专毕业	23.1	26.2	18.8	23.49	25.26	20.71	24.6
本科毕业	18.0	22.0	12.3	22.99	17.53	12.58	17.5
研究生及以上	1.4	2.2	0.3	2.51	0.84	0.57	0.9

孕早期孕妇占 32.0%，孕中期占 33.7%，孕晚期占 34.2%。孕妇平均年龄为 28.0 岁，城市孕妇为 28.3 岁，农村孕妇为 27.6 岁。与 2010—2013 年报告相比，孕妇平均年龄增加 1.2 岁。年龄超过 35 岁的高龄孕妇比例为 7.9%，东部、中部、西部地区高龄产妇占比例分别为 8.7%、7.5%、7.1%。

孕妇为首次怀孕的占 46.2%，第二次怀孕的占 37.4%，第三次及以上怀孕的占 16.4%。本次生育为第一胎的占 56.0%，第二胎的占 39.8%，第三胎及以上的占 4.3%。城市孕妇生育第一胎的占 60.5%，第二胎占 36.9%，第三胎及以上的占 2.6%；农村孕妇生育第一胎的占 49.6%，第二胎占 43.8%，第三胎及以上的占 6.6%。

（一）体格状况

1. 身高、体重、BMI

2015 年中国孕妇平均身高 159.1cm，城市孕妇比农村孕妇高 1.4cm，不同地区及不同孕期孕妇的身高结果见表 4-7。

2015 年中国孕妇平均体重为 61.9kg，城市孕妇比农村孕妇重 0.8kg。与 2010—2013 年调查结果相比（61.2kg），孕妇平均体重增加了 0.7kg。不同地区和不同孕期的孕妇体重详见表 4-8。

2015 年中国孕妇平均 BMI 为 24.4kg/m²，与 2010—2013 年调查结果相比（24.1kg/m²），孕妇平均 BMI 增加了 0.3kg/m²。不同地区和不同孕妇的 BMI 详见表 4-9。

表 4-7 2015 年中国城乡不同地区和不同孕期孕妇的平均身高

单位:cm

孕期	全国		城市		农村		东部		中部		西部	
	$\bar{x}$	SD	$\bar{x}$	SD	$\bar{x}$	SD	$\bar{x}$	SD	$\bar{x}$	SD	$\bar{x}$	SD
合计	159.1	5.6	159.7	5.5	158.3	5.6	160.0	5.5	159.4	5.4	157.9	5.6
孕早期	159.2	5.6	159.9	5.5	158.3	5.6	160.1	5.5	159.5	5.4	157.8	5.7
孕中期	159.1	5.6	159.5	5.6	158.5	5.6	159.8	5.6	159.5	5.4	157.9	5.6
孕晚期	159.1	5.6	159.7	5.5	158.2	5.6	160.0	5.5	159.2	5.5	157.8	5.5

表 4-8 2015 年中国城乡不同地区和不同孕期孕妇的平均体重

单位:kg

孕期	全国		城市		农村		东部		中部		西部	
	$\bar{x}$	SD	$\bar{x}$	SD	$\bar{x}$	SD	$\bar{x}$	SD	$\bar{x}$	SD	$\bar{x}$	SD
合计	61.9	10.5	62.1	10.6	61.3	10.3	62.5	10.9	61.8	10.0	61.0	10.3
孕早期	56.7	8.8	57.1	8.9	56.3	8.8	57.6	9.2	56.8	8.4	55.7	8.7
孕中期	61.2	9.9	61.5	10.0	60.6	9.6	61.4	10.0	61.1	9.3	60.8	10.1
孕晚期	67.3	9.9	67.5	10.0	66.8	9.6	68.4	10.4	67.3	9.4	65.9	9.4

表 4-9 2015 年中国城乡不同地区和不同孕期孕妇的平均 BMI

单位:kg/m²

孕期	全国		城市		农村		东部		中部		西部	
	$\bar{x}$	SD	$\bar{x}$	SD	$\bar{x}$	SD	$\bar{x}$	SD	$\bar{x}$	SD	$\bar{x}$	SD
合计	24.4	3.8	24.4	3.8	24.5	3.8	24.4	3.9	24.3	3.7	24.5	3.8
孕早期	22.4	3.2	22.3	3.2	22.4	3.2	22.4	3.2	22.3	3.1	22.3	3.2
孕中期	24.2	3.5	24.1	3.6	24.1	3.5	24.0	3.6	24.0	3.3	24.4	3.6
孕晚期	26.6	3.5	26.5	3.5	26.7	3.4	26.7	3.6	26.6	3.4	26.4	3.4

2. 孕前体重和孕期体重增长

2015 年中国孕妇怀孕前半年平均体重为 (54.2 ± 8.5) kg；城市孕妇怀孕前半年平均体重为 (54.5 ± 8.6) kg，农村孕妇怀孕前半年平均体重为 (53.6 ± 8.3) kg。按照中国 BMI 分类标准，孕妇怀孕前低体重、适宜体重、超重和肥胖的比例分别为 16.0%、66.0%、14.9%、3.1%；城市孕妇分别为 16.4%、65.7%、14.8%、3.1%，农村孕妇分别为 15.4%、66.4%、15.0%、3.2%。

2015 年中国孕早期、孕中期和孕晚期孕妇平均体重增长分别为 2.6kg、7.3kg 和 12.8kg，不同孕期和不同地区孕妇孕期增重情况详见表 4-10。

（二）血红蛋白水平和贫血患病率

2015 年中国成人慢性病与营养监测孕妇纳入分析血红蛋白水平和贫血状况的样本数为 8 810 人；城市 5 149 人，农村 3 661 人；东部 3 335 人，中部 2 572 人，西部 2 903 人。

2015 年中国孕妇的平均血红蛋白水平为 125.6g/L；城乡孕妇的血红蛋白水平分别为 125.7g/L 和 125.4g/L、东部、中部和西部地区孕妇的血红蛋白水平分别为 126.4g/L、124.7g/L 和 125.5g/L（表 4-11）。

2015 年中国孕妇的贫血患病率为 13.6%；城市和农村孕妇的贫血患病率均为 13.6%；东部、中部和西部地区孕妇的贫血患病率分别为 11.6%、14.6%、15.0%（表 4-12）。与 2010—2013 年调查结果相比（17.2%），孕妇贫血患病率降低了 3.6 个百分点，其中城市降低了 3.3 个百分点，农村降低了 3.9 个百分点。

（三）微量营养素营养状况

1. 叶酸

2015 年中国成人慢性病与营养监测孕妇纳入分析叶酸水平的样本数为 7 896 人；城市 4 450 人，农村 3 446 人。东部地区 2 696 人、中部地区 2 445 人、西部地区 2 742 人。

2015 年中国孕妇的平均叶酸水平为 9.0ng/mL，城市和农村地区孕妇的平均叶酸水平分别为 9.4ng/mL 和 8.4ng/mL，东部、中部和西部地区孕妇的平均叶酸水平分别为 9.6ng/mL、9.3ng/mL 和 8.0ng/mL（表 4-13）。

2015 年中国孕妇的叶酸缺乏率为 5.7%，城市和农村孕妇的叶酸缺乏率分别为 4.5% 和 7.3%。东部、中部和西部地区孕妇的叶酸缺乏率分别为 3.5%、5.2% 和 8.4%（表 4-14）。

2. 维生素 A

2015 年中国成人慢性病与营养监测孕妇纳入分析血清维生素 A 水平的样本数为 8 135 人，孕妇平均年龄为 (27.9 ± 4.6) 岁。城市 4 862 人，占 59.8%，农村 3 273 人，占 40.2%；东部地区 2 819 人，占 34.7%，中部地区 2 512 人，占 30.9%，西部地区 2 804 人，占 34.5%。

2015 年中国孕妇血清维生素 A 中位数为 1.68μmol/L；城市孕妇血清维生素 A 中位数为 1.72μmol/L，农村孕妇为 1.65μmol/L；东部、中部、西部地区孕妇血清维生素 A 中位数分别为 1.65μmol/L、1.72μmol/L、1.65μmol/L。

3. 维生素 D

2015 年中国成人慢性病与营养监测孕妇纳入分析血清维生素 D 水平的样本数为 8 200 人，在数据合并及清理后统计，孕妇平均年龄为 (28.0 ± 4.5) 岁。城市 4 909 人，占 59.9%，农村 3 291 人，占 40.1%；东部地区 2 869 人，占 35.0%，中部地区 2 557 人，占 31.2%，西部地区 2 774 人，占 33.8%。

表 4-10 2015 年中国城乡不同地区和不同孕期孕妇的体重增长状况

单位:kg

孕期	全国		城市		农村		东部		中部		西部	
	$\bar{x}$	SD	$\bar{x}$	SD	$\bar{x}$	SD	$\bar{x}$	SD	$\bar{x}$	SD	$\bar{x}$	SD
孕早期	2.6	3.9	2.7	3.9	2.6	4.0	2.4	3.6	2.8	3.9	2.8	4.2
孕中期	7.3	4.9	7.2	4.8	7.4	4.9	6.9	4.6	7.6	5.2	7.3	4.8
孕晚期	12.8	5.6	12.9	5.7	12.7	5.4	12.7	5.3	13.3	5.6	12.6	5.8

表 4-11 2015 年中国城乡不同地区和不同孕期孕妇的血红蛋白水平

单位:g/L

孕期	全国		城市		农村		东部		中部		西部	
	$\bar{x}$	SD	$\bar{x}$	SD	$\bar{x}$	SD	$\bar{x}$	SD	$\bar{x}$	SD	$\bar{x}$	SD
合计	125.6	15.3	125.7	15.3	125.4	15.4	126.4	14.0	124.7	16.8	125.5	15.4
孕早期	131.7	14.6	132.4	14.2	130.7	15.0	131.9	13.7	131.3	15.1	131.9	15.2
孕中期	123.7	14.6	123.5	14.7	124.1	14.3	124.6	12.8	122.6	16.6	123.7	14.4
孕晚期	121.8	15.4	121.8	14.7	121.8	15.5	122.8	13.9	120.5	16.8	121.7	14.7

表 4-12 2015 年中国城乡不同地区和不同孕期孕妇的贫血率

单位:%

孕期	全国		城市		农村		东部		中部		西部	
	率	95%CI	率	95%CI	率	95%CI	率	95%CI	率	95%CI	率	95%CI
合计	13.6	12.9~14.3	13.6	12.7~14.6	13.6	12.4~14.7	11.6	10.5~12.7	14.6	13.3~16.0	15.0	13.7~16.3
孕早期	7.2	6.3~8.2	6.6	5.4~7.8	8.2	6.6~9.8	6.3	4.9~7.8	7.2	5.5~9.0	8.4	6.5~10.2
孕中期	14.3	13.1~15.6	15.4	13.8~17.1	12.7	10.9~14.6	11.5	9.7~13.4	15.5	13.1~17.8	16.5	14.2~18.7
孕晚期	18.8	17.4~20.2	18.4	16.6~20.2	19.4	17.2~21.6	16.8	14.6~19.0	22.8	18.1~23.6	19.3	16.9~21.7

表 4-13　2015 年中国城乡不同地区和不同孕期孕妇的叶酸水平

单位:ng/mL

孕期	全国		城市		农村		东部		中部		西部	
	$\bar{x}$	SD	$\bar{x}$	SD	$\bar{x}$	SD	$\bar{x}$	SD	$\bar{x}$	SD	$\bar{x}$	SD
合计	9.0	5.1	9.4	5.0	8.4	5.2	9.6	5.0	9.3	5.2	8.0	5.0
孕早期	10.4	5.2	10.9	5.0	9.9	5.4	10.9	5.0	11.0	5.2	10.0	5.3
孕中期	8.9	4.9	9.4	4.9	8.2	4.9	9.6	4.8	9.2	5.1	8.0	4.8
孕晚期	7.8	4.9	8.1	4.8	7.3	4.9	8.4	5.0	8.0	4.8	6.9	4.7

表 4-14　2015 年中国城乡不同地区和不同孕期孕妇的叶酸缺乏率

单位:%

孕期	合计		城市		农村		东部		中部		西部	
	率	95%CI	率	95%CI	率	95%CI	率	95%CI	率	95%CI	率	95%CI
合计	5.7	5.2~6.3	4.5	3.9~5.2	7.3	6.5~8.2	3.5	2.8~4.3	5.2	4.4~6.2	8.4	7.4~9.5
孕早期	3.7	3.0~4.6	3.0	2.1~4.1	4.6	3.4~6.1	1.6	0.9~2.8	4.1	2.8~5.9	5.4	3.9~7.2
孕中期	5.2	4.4~6.1	3.6	2.7~4.6	7.3	6.0~8.9	3.4	2.3~4.7	4.9	3.6~6.5	7.3	5.8~9.1
孕晚期	8.1	7.1~9.2	6.9	5.7~8.3	9.8	8.1~11.6	5.3	4.0~7.0	6.6	5.0~8.6	12.1	10.0~14.3

2015 年中国孕妇血清维生素 D 中位数为 13.0ng/mL;城市孕妇血清维生素 D 中位数为 12.9ng/mL,农村孕妇为 13.2ng/mL;东部、中部、西部地区孕妇血清维生素 D 中位数分别为 14.2ng/mL、12.4ng/mL、12.7ng/mL。

4. 锌

2015 年中国成人慢性病与营养监测孕妇纳入分析血清锌水平的样本数为 7 147 人,在数据合并及清理后统计,孕妇平均年龄为(28.1 ± 5.3)岁。城市 4 185 人,占 61.5%,农村 2 623 人,占 38.5%;东部地区 2 350 人,占 34.5%,中部地区 2 022 人,占 29.7%,西部地区 2 436 人,占 35.8%。

2015 年中国孕妇血清锌中位数为 85.9μg/dL;城市孕妇血清锌中位数为 85.6μg/dL,农村孕妇为 86.1μg/dL;东部、中部和西部地区孕妇血清锌中位数分别为 87.4μg/dL、82.9μg/dL 和 86.0μg/dL(表 4-15)。

表 4-15 2015 年中国城乡不同地区孕妇维生素 A、维生素 D 和锌水平(中位数)

	全国	城市	农村	东部	中部	西部
维生素 A/($\mu mol \cdot L^{-1}$)	1.68	1.72	1.65	1.65	1.72	1.65
维生素 D/($ng \cdot mL^{-1}$)	13.0	12.9	13.2	14.2	12.4	12.7
锌/($\mu g \cdot /dL^{-1}$)	85.9	85.6	86.1	87.4	82.9	86.0

2015 年中国孕妇维生素 A 缺乏率为 0.9%;城市孕妇维生素 A 缺乏率为 0.8%,农村孕妇为 1.2%;东部、中部、西部地区孕妇维生素 A 缺乏率分别为 1.0%、1.0%、0.9%。2015 年中国孕妇维生素 A 边缘缺乏率为 8.7%;城市孕妇边缘缺乏率为 7.5%,农村孕妇为 10.5%;东部、中部、西部地区孕妇维生素 A 边缘缺乏率分别为 9.5%、8.4%、8.2%。

2015 年中国孕妇维生素 D 缺乏率为 42.0%;城市孕妇维生素 D 缺乏率为 43.0%,农村孕妇为 40.4%;东部、中部、西部地区孕妇维生素 D 缺乏率分别为 34.4%、45.0%、46.9%。2015 年中国孕妇维生素 D 不足率为 45.5%;城市孕妇维生素 D 不足率为 44.6%,农村孕妇为 46.8%;东部、中部、西部地区孕妇维生素 D 不足率分别为 46.4%、46.3%、43.8%。

2015 年中国孕妇锌缺乏率为 3.5%;城市孕妇锌缺乏率为 4.0%,农村孕妇为 2.9%;东部、中部、西部地区孕妇锌缺乏率分别为 3.5%、3.9%、3.4%(表 4-16)。

表 4-16 2015 年中国城乡不同地区孕妇维生素 A、维生素 D 和锌缺乏率

单位:%

	状态	全国	城市	农村	东部	中部	西部
维生素 A	缺乏	0.9	0.8	1.2	1.0	1.0	0.9
	边缘缺乏	8.7	7.5	10.5	9.5	8.4	8.2
维生素 D	缺乏	42.0	43.0	40.4	34.4	45.0	46.9
	不足	45.5	44.6	46.8	46.4	46.3	43.8
锌	缺乏	3.5	4.0	2.9	3.5	3.9	3.4

5. 血清铁蛋白

2015 年中国成人慢性病与营养监测孕妇纳入分析血清铁蛋白的样本数为 6 852 人；城市 4 126 人，农村 2 726 人；东部地区 2 374 人，中部地区 2 150 人，西部地区 2 328 人。

2015 年中国孕妇血清铁蛋白含量为 23.0ng/mL；城市孕妇血清铁蛋白含量为 23.8ng/mL，农村孕妇为 21.8ng/mL；东部地区孕妇血清铁蛋白含量为 24.9ng/mL，中部地区孕妇为 23.1ng/mL，西部地区孕妇为 21.1ng/mL。

2015 年中国孕妇低血清铁蛋白率为 54.4%；城市孕妇低血清铁蛋白率为 53.3%，农村孕妇 56.0%；东部、中部、西部地区孕妇低血清铁蛋白率分别为 51.3%、53.8%、57.9%。

6. 尿碘

2015 年中国成人慢性病与营养监测孕妇纳入分析尿碘水平的样本数为 6 078 人；城市 3 714 人，占 61.1%，农村 2 364 人，占 38.9%；东部 2 553 人，占 42.0%，中部 1 637 人，占 26.9%，西部 1 888 人，占 31.1%。

2015 年中国孕妇尿碘中位数为 146.0μg/L，城市和农村孕妇尿碘中位数分别为 147.0μg/L 和 143.9μg/L。中国有 51.8% 孕妇尿碘水平低于 150.0μg/L，城市和农村都有 50.0% 以上的孕妇尿碘含量低于 150μg/L，14.6% 孕妇尿碘水平介于 250~499μg/L 之间，2.3% 孕妇尿碘含量大于 500μg/L，只有 31.3% 的孕妇尿碘含量为 150~249μg/L，碘营养状况处于适宜水平（表 4-17）。

表 4-17　2015 年中国城乡孕妇的尿碘水平及尿碘中位数

单位：μg/L

地区		尿碘水平				尿碘中位数（P_{25}~P_{75}）
		<150	150~249	250~499	>500	
城市	N/人	1 903	1 171	547	93	147.0
	比例/%	51.2	31.5	14.7	2.5	(95.7~214.4)
农村	N/人	1 242	735	338	49	143.9
	比例/%	52.5	31.1	14.3	2.1	(94.0~211.9)
全国	N/人	3 145	1 906	885	142	146.0
	比例/%	51.8	31.3	14.6	2.3	(95.0~213.4)

2015 年中国东部、中部和西部地区孕妇尿碘低于 <150μg/L 比例分别为 55.4%、44.6% 和 53.0%；东部、中部和西部地区孕妇尿碘处于适宜水平（150~249μg/L）的比例分别为 29.5%、34.7% 和 31.0%；东部、中部和西部地区孕妇尿碘中位数分别为 139.0μg/L、163.0μg/L 和 143.1μg/L（表 4-18）。

三、乳母营养与健康状况

2016—2017 年中国儿童与乳母营养健康监测调查 22 362 名产后 2 年内的儿童母亲（本文简称乳母，包括正在哺乳和非哺乳的母亲）。乳母的平均年龄为 29.6 岁，其中城市乳母为 30.6 岁，农村乳母为 28.7 岁；东部、中部和西部地区乳母的平均年龄分别为 30.3 岁、29.2 岁和 29.3 岁。参与调查乳母的基本特征见表 4-19。

表 4-18　2015 年中国不同地区孕妇的尿碘水平及尿碘中位数

单位：μg/L

地区		尿碘水平				尿碘中位数（P_{25}~P_{75}）
		<150	150~249	250~499	>500	
东部	N/ 人	1 415	753	331	54	139.0 (92.1~204.5)
	比例 /%	55.4	29.5	13.0	2.1	
中部	N/ 人	730	568	298	41	163.0 (104.6~234.9)
	比例 /%	44.6	34.7	18.2	2.5	
西部	N/ 人	1 000	585	256	47	143.1 (92.4~207.8)
	比例 /%	53.0	31.0	13.6	2.5	
全国	N/ 人	3 145	1 906	885	142	146.0 (95.0~213.4)
	比例 /%	51.8	31.3	14.6	2.3	

表 4-19　2016—2017 年中国城乡不同地区乳母的基本特征

单位：%

指标	全国	城市	农村	东部	中部	西部
正在哺乳比例	64.6	63.9	65.2	64.7	65.9	63.3
剖宫产比例	41.4	43.2	39.8	42.6	44.4	37.9
产次						
1	45.9	54.5	37.7	47.0	44.9	45.6
2	48.9	43.4	54.0	48.7	50.2	47.9
≥3	5.2	2.0	8.3	4.3	4.9	6.5
产后时间 / 月						
0~<6	31.2	31.8	30.7	30.8	31.7	31.3
6~<12	36.1	36.1	36.1	36.6	36.4	35.4
12~<24	32.7	32.1	33.1	32.6	31.9	33.3
文化程度						
文盲	0.5	0.2	0.7	0.3	0.2	0.7
小学未毕业	1.0	0.3	1.7	0.5	0.7	1.8
小学毕业	5.1	1.5	8.5	3.2	4.4	7.6
初中毕业	37.9	19.0	55.7	31.4	41.5	41.4
高中 / 中专	21.7	23.5	20.0	21.9	24.8	19.0
大专毕业	16.9	25.5	8.9	19.1	15.7	15.8
本科毕业	15.2	26.9	4.3	21.1	11.4	12.5
研究生及以上	1.6	3.1	0.2	2.5	1.2	1.2

（一）体格状况

2016—2017 年中国儿童与乳母营养健康监测乳母纳入分析体格状况的样本数为 21 496 人；产后 0~<6 个月者 6 713 人，6~<12 个月者 7 763 人，12~<24 个月者 7 020 人；城市 10 382 人，农村 11 114 人；东部 7 583 人，中部 6 195 人，西部 7 718 人；正在哺乳者 13 876 人，非哺乳者 7 620 人。结果根据抽样权重进行加权处理。

1. 身高

2016—2017 年中国乳母的平均身高为 158.4cm；城市乳母的平均身高为 159.5cm，农村乳母为 157.6cm；东部、中部和西部地区乳母的平均身高分别为 159.4cm、157.7cm 和 157.1cm；正在哺乳和非哺乳的母亲平均身高分别为 158.5cm 和 158.2cm；产后 0~<6 个月、6~<12 个月和 12~<24 个月乳母的平均身高分别为 158.3cm、158.3cm 和 158.4cm（表 4-20）。与 2010—2013 年调查结果相比（158.1cm），乳母的平均身高增加了 0.3cm。

表 4-20　2016—2017 年中国城乡不同地区、不同哺乳状态和不同产后时间乳母的身高水平

单位：cm

哺乳状态	产后时间/月	全国 $\overline{x}$	全国 $S_{\overline{x}}$	城市 $\overline{x}$	城市 $S_{\overline{x}}$	农村 $\overline{x}$	农村 $S_{\overline{x}}$	东部 $\overline{x}$	东部 $S_{\overline{x}}$	中部 $\overline{x}$	中部 $S_{\overline{x}}$	西部 $\overline{x}$	西部 $S_{\overline{x}}$
合计		158.4	0.1	159.5	0.1	157.6	0.1	159.4	0.1	157.7	0.1	157.1	0.1
	0~<6	158.3	0.1	159.4	0.2	157.5	0.1	159.3	0.2	157.7	0.2	156.9	0.2
	6~<12	158.3	0.1	159.5	0.2	157.63	0.1	159.4	0.2	157.5	0.2	157.1	0.2
	12~<24	158.4	0.1	159.6	0.2	157.6	0.1	159.4	0.2	157.8	0.2	157.2	0.2
哺乳	小计	158.5	0.1	159.9	0.1	157.7	0.1	159.6	0.1	157.9	0.1	157.0	0.1
	0~<6	158.3	0.1	159.5	0.2	157.5	0.1	159.5	0.2	157.6	0.2	157.0	0.2
	6~<12	158.5	0.1	159.8	0.2	157.7	0.1	159.6	0.2	157.7	0.2	157.2	0.2
	12~<24	158.8	0.2	160.4	0.3	157.9	0.2	159.8	0.3	158.3	0.3	156.9	0.3
非哺乳	小计	158.2	0.1	159.1	0.2	157.4	0.1	159.1	0.2	157.5	0.2	157.2	0.2
	0~<6	157.9	0.4	158.5	0.8	157.6	0.4	158.5	0.7	158.4	0.6	156.6	0.6
	6~<12	157.9	0.3	158.8	0.5	157.3	0.4	159.0	0.4	157.0	0.4	156.9	0.4
	12~<24	158.2	0.1	159.2	0.3	157.4	0.2	159.1	0.2	157.5	0.2	157.3	0.2

2. 体重

2016—2017 年中国乳母的平均体重为 58.5kg；城市乳母的平均体重为 59.0kg，农村乳母的平均体重为 58.1kg；东部、中部和西部地区的乳母的平均体重分别为 59.5kg、58.1kg 和 57.0kg；正在哺乳和非哺乳的母亲平均体重分别为 59.2kg 和 57.6kg；产后 0~<6 个月、6~<12 个月和 12~<24 个月乳母的平均体重分别为 59.0kg、58.4kg 和 58.3kg（表 4-21）。与 2010—2013 年调查结果相比（57.1kg），乳母的平均体重增加了 1.4kg。

表 4-21　2016—2017 年中国城乡不同地区、不同哺乳状态和不同产后时间乳母的体重水平

单位:kg

哺乳状态	产后时间/月	全国		城市		农村		东部		中部		西部	
		$\bar{x}$	$S_{\bar{x}}$	$\bar{x}$	$S_{\bar{x}}$	$\bar{x}$	$S_{\bar{x}}$	$\bar{x}$	$S_{\bar{x}}$	$\bar{x}$	$S_{\bar{x}}$	$\bar{x}$	$S_{\bar{x}}$
合计		58.5	0.1	59.0	0.2	58.1	0.1	59.5	0.2	58.1	0.2	57.0	0.2
	0~<6	59.0	0.2	59.5	0.4	58.7	0.2	60.4	0.3	58.4	0.3	57.3	0.3
	6~<12	58.4	0.2	59.0	0.3	58.0	0.2	59.5	0.3	58.0	0.3	56.7	0.3
	12~<24	58.3	0.2	58.8	0.4	58.0	0.2	59.1	0.4	58.1	0.4	56.9	0.3
哺乳	小计	59.2	0.2	60.0	0.3	58.7	0.2	60.6	0.3	58.4	0.2	57.2	0.3
	0~<6	59.1	0.2	59.7	0.4	58.7	0.3	60.6	0.4	58.3	0.3	57.3	0.3
	6~<12	58.7	0.2	59.4	0.4	58.3	0.3	60.0	0.4	58.2	0.4	57.0	0.3
	12~<24	59.9	0.4	61.2	0.8	59.0	0.4	61.4	0.6	58.8	0.6	57.2	0.4
非哺乳	小计	57.6	0.2	57.8	0.4	57.4	0.2	58.1	0.4	57.8	0.3	56.7	0.3
	0~<6	58.4	0.6	58.2	1.2	58.5	0.7	59.0	1.1	59.0	0.9	56.6	0.8
	6~<12	57.5	0.3	58.2	0.6	57.1	0.4	58.5	0.6	57.4	0.5	56.1	0.6
	12~<24	57.5	0.3	57.7	0.5	57.4	0.3	57.9	0.4	57.8	0.4	56.8	0.4

3. BMI

2016—2017 年中国乳母的 BMI 平均值为 23.3kg/m^2;城市乳母的 BMI 平均值为 23.2kg/m^2,农村乳母为 23.4kg/m^2;东部、中部和西部地区乳母的平均 BMI 分别为 23.4kg/m^2、23.4kg/m^2 和 23.1kg/m^2;正在哺乳和非哺乳的母亲平均 BMI 分别为 23.5kg/m^2 和 23.0kg/m^2;产后 0~<6 个月、6~<12 个月和 12~<24 个月乳母的平均 BMI 分别为 23.5kg/m^2、23.2kg/m^2 和 23.2kg/m^2(表 4-22)。与 2010—2013 年调查结果相比(22.8kg/m^2),乳母的平均 BMI 增加了 0.5kg/m^2。

表 4-22　2016—2017 年中国城乡不同地区、不同哺乳状态和不同产后时间乳母的 BMI

单位:kg/m^2

哺乳状态	产后时间/月	全国		城市		农村		东部		中部		西部	
		$\bar{x}$	$S_{\bar{x}}$	$\bar{x}$	$S_{\bar{x}}$	$\bar{x}$	$S_{\bar{x}}$	$\bar{x}$	$S_{\bar{x}}$	$\bar{x}$	$S_{\bar{x}}$	$\bar{x}$	$S_{\bar{x}}$
合计		23.3	0.0	23.2	0.1	23.4	0.1	23.4	0.1	23.4	0.1	23.1	0.1
	0~<6	23.5	0.1	23.4	0.1	23.6	0.1	23.8	0.1	23.5	0.1	23.0	0.1
	6~<12	23.2	0.1	23.2	0.1	23.3	0.1	23.4	0.1	23.3	0.1	23.0	0.1
	12~<24	23.2	0.1	23.1	0.2	23.3	0.1	23.3	0.1	23.3	0.1	23.0	0.1
哺乳	小计	23.5	0.1	23.5	0.1	23.6	0.1	23.8	0.1	23.4	0.1	23.2	0.1
	0~<6	23.6	0.1	23.4	0.1	23.6	0.1	23.8	0.1	23.4	0.1	23.3	0.1
	6~<12	23.3	0.1	23.2	0.2	23.4	0.1	23.5	0.1	23.4	0.1	23.0	0.1
	12~<24	23.7	0.1	23.8	0.3	23.7	0.1	24.0	0.2	23.4	0.2	23.2	0.2
非哺乳	小计	23.0	0.1	22.8	0.1	23.1	0.1	22.9	0.1	23.3	0.1	22.9	0.1
	0~<6	23.4	0.2	23.1	0.3	23.6	0.2	23.5	0.3	23.5	0.1	23.1	0.3
	6~<12	23.0	0.1	23.0	0.2	23.1	0.1	23.1	0.2	23.5	0.2	22.8	0.2
	12~<24	23.0	0.1	22.8	0.2	23.1	0.1	22.8	0.2	23.2	0.2	22.9	0.1

4. 腰围

2016—2017 年中国乳母的腰围平均值为 79.5cm；城市乳母的腰围平均值为 80.0cm，农村乳母为 79.1cm；东部、中部和西部地区乳母的平均腰围分别为 80.1cm、78.7cm 和 78.9cm；正在哺乳和非哺乳的母亲平均腰围分别为 79.9cm 和 79.0cm；产后 0~<6 个月、6~<12 个月和 12~<24 个月乳母的平均腰围分别为 80.0cm、79.5cm 和 79.2cm（表 4-23）。与 2010—2013 年调查结果相比（77.3cm），乳母的平均腰围增加了 2.2cm。

表 4-23　2016—2017 年中国城乡不同地区、不同哺乳状态和不同产后时间乳母的腰围

单位：cm

哺乳状态	产后时间/月	全国		城市		农村		东部		中部		西部	
		$\bar{x}$	$S_{\bar{x}}$	$\bar{x}$	$S_{\bar{x}}$	$\bar{x}$	$S_{\bar{x}}$	$\bar{x}$	$S_{\bar{x}}$	$\bar{x}$	$S_{\bar{x}}$	$\bar{x}$	$S_{\bar{x}}$
合计		79.5	0.1	80.0	0.2	79.1	0.1	80.1	0.2	78.7	0.2	78.9	0.2
	0~<6	80.0	0.2	80.3	0.4	80.0	02	80.8	0.3	79.5	0.3	79.3	0.3
	6~<12	79.5	0.2	80.1	0.3	79.1	0.2	80.1	0.3	78.8	0.3	79.0	0.3
	12~<24	79.2	0.2	79.9	0.4	78.7	0.2	79.9	0.4	78.4	0.3	78.7	0.3
哺乳	小计	79.9	0.2	80.0	0.3	79.6	0.2	80.5	0.3	79.1	0.2	79.4	0.2
	0~<6	80.0	0.2	80.1	0.4	79.9	0.2	80.6	0.3	79.6	0.3	79.3	0.3
	6~<12	79.5	0.2	80.0	0.4	79.3	0.2	80.0	0.4	78.9	0.3	79.3	0.3
	12~<24	80.1	0.4	81.1	0.9	79.5	0.4	81.0	0.7	78.7	0.6	79.5	0.5
非哺乳	小计	79.0	0.2	79.7	0.4	78.4	0.2	79.6	0.4	78.3	0.3	78.4	0.3
	0~<6	80.3	0.7	81.1	1.3	79.8	0.7	81.6	1.1	79.0	0.9	78.9	0.7
	6~<12	79.3	0.3	80.3	0.6	78.6	0.3	80.3	0.5	78.6	0.5	78.3	0.6
	12~<24	78.8	0.3	79.4	0.5	78.2	0.3	79.3	0.5	78.2	0.4	78.4	0.4

（二）血红蛋白和贫血患病率

2016—2017 年中国儿童与乳母营养健康监测乳母纳入分析血红蛋白水平和贫血状况的样本数为 22 343 人；产后 0~<6 个月者 6 975 人，6~<12 个月者 8 073 人，12~<24 个月者 7 295 人；哺乳者 14 498 人，非哺乳者 7 845 人；城市 10 592 人，农村 11 751 人；东部 7 967 人，中部 6 389 人，西部 7 987 人。结果根据抽样权重进行加权处理。

2016—2017 年中国乳母平均血红蛋白水平为 130.2g/L；产后 0~<6 个月、6~<12 个月和 12~<24 个月乳母平均血红蛋白水平分别为 130.0g/L、131.3g/L 和 129.7g/L；哺乳和非哺乳乳母分别为 130.9g/L 和 129.4g/L；城市和农村乳母平均血红蛋白水平分别为 131.1g/L 和 129.6g/L；东部、中部和西部地区乳母平均血红蛋白水平分别为 130.8g/L、128.2g/L 和 131.0g/L（表 4-24）。

表 4-24 2016—2017 年中国城乡不同地区、不同哺乳状态和不同产后时间乳母血红蛋白水平

单位：g/L

哺乳状态	产后时间/月	全国		城市		农村		东部		中部		西部	
		$\bar{x}$	SE	$\bar{x}$	SE	$\bar{x}$	SE	$\bar{x}$	SE	$\bar{x}$	SE	$\bar{x}$	SE
合计		130.2	0.2	131.1	0.3	129.6	0.2	130.8	0.3	128.2	0.3	131.0	0.2
	0~<6	130.0	0.2	130.8	0.4	129.5	0.3	130.5	0.4	128.6	0.3	130.5	0.4
	6~<12	131.3	0.2	132.1	0.4	130.9	0.3	131.9	0.4	129.5	0.3	132.1	0.3
	12~<24	129.7	0.3	130.8	0.5	129.0	0.3	130.4	0.4	127.3	0.5	130.8	0.4
哺乳	小计	130.9	0.2	132.1	0.3	130.1	0.2	131.3	0.3	129.4	0.3	131.6	0.3
	0~<6	130.2	0.2	131.2	0.4	129.6	0.3	130.8	0.4	128.7	0.4	130.6	0.4
	6~<12	131.9	0.2	133.2	0.4	131.1	0.3	132.4	0.4	130.0	0.3	132.7	0.4
	12~<24	130.5	0.4	132.0	0.7	129.7	0.5	130.5	0.6	129.6	0.8	131.7	0.6
非哺乳	小计	129.4	0.3	129.9	0.5	128.9	0.3	130.1	0.5	126.5	0.4	130.4	0.4
	0~<6	128.3	0.8	128.0	1.4	128.5	0.9	127.8	1.3	127.8	1.3	129.6	1.4
	6~<12	129.9	0.4	129.2	0.8	130.3	0.5	130.3	0.8	128.2	0.8	130.7	0.6
	12~<24	129.3	0.3	130.2	0.6	128.6	0.4	130.3	0.6	126.0	0.5	130.4	0.4

　　2016—2017 年中国乳母的贫血率为 17.2%；产后 0~<6 个月、6~<12 个月和 12~<24 个月乳母的贫血率分别为 16.4%，14.5% 和 19.1%；哺乳和未哺乳乳母的贫血率分别为 15.7% 和 19.2%；城市和农村乳母的贫血率分别为 14.0% 和 19.4%；东部、中部和西部地区乳母的贫血率分别为 15.4%、19.1% 和 19.0%（表 4-25）。与 2010—2013 年调查结果相比（10.5%），乳母的贫血率升高了 6.7 个百分点，其中城市升高了 4.8 个百分点，农村升高了 7.9 个百分点。

表 4-25　2016—2017 年中国城乡不同地区、不同哺乳状态和不同产后时间乳母的贫血率

单位：%

哺乳状态	产后时间 / 月	全国		城市		农村		东部		中部		西部	
		率	95%CI	率	95%CI	率	95%CI	率	95%CI	率	95%CI	率	95%CI
合计		17.2	16.3~18.1	14.0	12.3~15.6	19.4	18.3~20.5	15.3	13.8~16.8	19.1	17.6~20.6	19.0	17.5~20.4
	0~<6	16.4	14.9~17.8	13.2	10.8~15.6	18.3	16.5~20.2	14.6	12.2~17.0	15.8	13.6~18.0	19.9	17.1~22.6
	6~<12	14.5	13.2~15.9	12.7	9.9~15.4	15.7	14.2~17.2	13.3	10.8~15.7	16.6	14.4~18.8	14.8	12.8~16.8
	12~<24	19.1	17.5~20.6	15.0	12.3~17.6	22.0	20.2~23.8	16.7	14.2~19.2	22.1	19.6~24.7	20.8	18.4~23.2
哺乳	小计	15.7	14.7~16.7	11.9	10.3~13.6	18.0	16.7~19.3	14.1	12.5~15.7	16.1	14.5~17.7	18.5	16.7~20.3
	0~<6	15.5	14.0~17.0	12.4	10.1~14.7	17.4	15.5~19.3	13.4	11.1~15.6	14.8	12.6~17.0	19.7	16.8~22.6
	6~<12	13.4	11.9~14.8	10.2	7.6~12.8	15.3	13.6~17.1	12.1	9.6~14.5	15.5	13.1~17.9	14.0	11.7~16.2
	12~<24	18.6	16.2~21.0	13.4	9.5~17.3	21.8	18.8~24.7	17.1	13.4~20.8	18.3	14.4~22.3	23.0	18.7~27.3
非哺乳	小计	19.2	17.5~20.8	16.3	13.4~19.2	21.4	19.5~23.2	17.0	14.1~19.8	23.2	20.5~25.9	19.4	17.1~21.8
	0~<6	22.8	16.9~28.8	18.6	8.0~29.1	25.8	19.0~32.6	23.1	12.9~33.4	24.0	15.8~32.1	21.2	13.0~29.5
	6~<12	17.4	14.1~20.7	18.8	12.0~25.7	16.5	13.4~19.5	16.8	10.4~23.1	19.1	14.5~23.8	16.7	12.8~20.7
	12~<24	19.3	17.3~21.3	15.6	12.3~19.0	22.2	19.9~24.5	16.5	13.1~19.8	24.2	20.8~27.5	19.9	17.1~22.8

第五章

行为和生活方式

一、就餐行为

2015—2017 年 6 岁及以上居民纳入分析就餐行为的样本数 150 682 人;男性 73 296 人, 占 48.6%,女性 77 386 人,占 51.4%;6~11 岁儿童 39 191 人,占 26.0%,12~17 岁儿童青少年 30 788 人,占 20.4%,18~44 岁居民 24 417 人,占 16.2%,45~59 岁居民 29 470 人,占 19.6%, 60 岁及以上居民 26 816 人,占 17.8%;城市 65 930 人,占 43.8%,农村 84 752 人,占 56.3%; 东部地区 54 563 人,占 36.2%,中部地区 44 367 人,占 29.4%,西部地区 51 752 人,占 34.3%。

(一) 每日三餐率

2015—2017 年中国 6 岁及以上居民中,有 83.5% 的居民在过去一周达到每日三 餐 (21 次 / 周);男性 (83.8%) 和女性 (83.2%) 相当;18~44 岁居民达到每日三餐的比例最低 (78.3%),其次是 12~17 岁儿童青少年(80.0%)、45~59 岁居民(81.3%),60 岁及以上居民(85.6%) 和 6~11 岁儿童(89.6%)相对较高;城市居民达到每日三餐的比例(85.4%)高于农村(81.9%); 西部地区居民达到每日三餐的比例(77.5%)低于东部地区(87.6%)和中部地区(85.3%) (表 5-1)。与 2010—2012 年相比,2015—2017 年无论城市还是农村居民,每日三餐率均有所 下降;6 岁及以上各不同年龄段人群的每日三餐率也均有所下降(表 5-2)。

表 5-1 2015—2017 年中国城乡不同地区 6 岁及以上居民每日三餐率

单位:%

	全国	城市	农村	东部	中部	西部
合计	83.5	85.4	81.9	87.6	85.3	77.5
6~11 岁	89.6	91.2	88.2	92.1	91.3	85.6
12~17 岁	80.0	80.6	79.5	81.7	82.9	76.0
18~44 岁	78.3	79.6	77.4	82.5	79.6	73.5
45~59 岁	81.3	83.8	79.8	88.0	82.3	73.1
60 岁 ~	85.6	89.0	83.0	91.9	86.5	76.7

续表

	全国	城市	农村	东部	中部	西部
男性						
小计	83.8	85.8	82.3	87.6	85.7	78.3
6~11 岁	89.4	90.9	88.1	91.6	91.3	85.4
12~17 岁	81.6	82.4	80.8	83.3	84.3	77.5
18~44 岁	77.4	78.3	76.9	80.2	78.9	73.9
45~59 岁	81.5	83.5	80.2	87.7	82.6	73.5
60 岁 ~	86.0	89.6	83.5	92.2	86.5	77.7
女性						
小计	83.2	85.2	81.6	87.7	85.0	76.8
6~11 岁	89.8	91.5	88.3	92.5	91.2	85.7
12~17 岁	78.4	78.7	78.1	80.0	81.5	74.4
18~44 岁	79.1	80.6	77.9	84.5	80.2	73.0
45~59 岁	81.3	84.0	79.5	88.2	82.0	72.7
60 岁 ~	85.1	88.4	82.5	91.5	86.5	75.7

注：每日三餐率，指过去一周早餐、午餐、晚餐均达到 7 次的人数占总人数的百分比。

表 5-2　2015—2017 年与 2010—2012 年中国城乡 6 岁及以上居民每日三餐率比较

单位：%

	2015—2017 年			2010—2012 年		
	全国	城市	农村	全国	城市	农村
合计	83.5	85.4	81.9	88.6	90.2	87.0
6~11 岁	89.6	91.2	88.2	94.0	95.2	92.9
12~17 岁	80.0	80.6	79.5	86.6	85.8	87.3
18~44 岁	78.3	79.6	77.4	85.5	87.4	83.8
45~59 岁	81.3	83.8	79.8	91.4	92.6	89.9
60 岁 ~	85.6	89.0	83.0	93.1	95.3	90.8

（二）三餐就餐行为

1. 早餐

（1）早餐就餐频率：2015—2017 年中国 6 岁及以上居民中，过去一周内每天吃早餐（早餐频率：7 次／周）的比例为 89.7%；男性每天吃早餐的比例与女性相当均为 89.7%；12~17 岁儿童青少年和 18~44 岁居民每天吃早餐的比例较低，分别为 85.6% 和 85.0%，其中 18~44 岁城市男性最低，为 82.7%；城市居民每天吃早餐的比例（90.7%）高于农村居民（88.9%）；西部地区居民每天吃早餐的比例(84.6%)低于东部地区居民(91.9%)和中部地区居民(92.9%)(表5-3)。与2010—2012年相比,城乡居民每天吃早餐的比例均略有下降(表5-9)。

表5-3　2015—2017年中国城乡不同地区6岁及以上居民早餐就餐频率

单位:%

	就餐频率	全国	城市	农村	东部	中部	西部
合计	从不吃	3.5	2.6	4.1	2.0	1.9	6.4
	偶尔吃	6.9	6.7	7.0	6.2	5.2	9.0
	天天吃	89.7	90.7	88.9	91.9	92.9	84.6
6~11岁	从不吃	1.1	0.8	1.3	0.9	0.8	1.5
	偶尔吃	5.2	3.7	6.5	3.4	3.0	9.0
	天天吃	93.8	95.5	92.2	95.7	96.2	89.6
12~17岁	从不吃	1.7	1.5	1.8	1.5	1.4	2.1
	偶尔吃	12.8	12.3	13.2	11.4	9.1	17.2
	天天吃	85.6	86.2	85.0	87.2	89.5	80.7
18~44岁	从不吃	6.6	5.4	7.5	4.2	3.9	10.8
	偶尔吃	8.4	9.6	7.5	9.3	8.5	7.4
	天天吃	85.0	85.0	85.0	86.5	87.6	81.8
45~59岁	从不吃	5.4	4.4	6.1	2.5	2.8	11.1
	偶尔吃	4.8	5.3	4.5	5.0	3.9	5.4
	天天吃	89.8	90.3	89.4	92.6	93.3	83.5
60岁~	从不吃	4.0	2.7	4.9	1.3	1.5	9.7
	偶尔吃	3.4	3.2	3.4	2.9	3.1	4.1
	天天吃	92.7	94.1	91.7	95.8	95.4	86.2
男性							
小计	从不吃	3.5	2.7	4.1	2.2	1.9	6.3
	偶尔吃	6.9	6.7	7.0	6.3	5.2	8.9
	天天吃	89.7	90.6	88.9	91.5	92.9	84.9
6~11岁	从不吃	1.1	0.8	1.3	1.0	0.7	1.5
	偶尔吃	5.3	3.7	6.7	3.7	3.0	9.1
	天天吃	93.6	95.4	92.0	95.3	96.3	89.5
12~17岁	从不吃	1.7	1.7	1.8	1.6	1.4	2.2
	偶尔吃	11.9	11.1	12.6	10.5	8.5	16.2
	天天吃	86.4	87.3	85.6	87.9	90.2	81.7
18~44岁	从不吃	7.3	6.6	7.7	5.4	4.6	10.7
	偶尔吃	9.1	10.7	8.1	10.9	9.0	7.6
	天天吃	83.6	82.7	84.2	83.7	86.4	81.7

续表

	就餐频率	全国	城市	农村	东部	中部	西部
45~59 岁	从不吃	5.5	4.6	6.1	2.5	2.8	11.2
	偶尔吃	5.2	6.0	4.7	5.6	4.1	5.7
	天天吃	89.3	89.4	89.3	91.9	93.1	83.2
60 岁 ~	从不吃	3.8	2.6	4.7	1.3	1.7	9.1
	偶尔吃	3.2	3.2	3.2	2.8	3.1	3.9
	天天吃	93.0	94.2	92.1	95.9	95.3	87.0
女性							
小计	从不吃	3.4	2.4	4.2	1.8	1.8	6.6
	偶尔吃	6.8	6.7	7.0	6.0	5.3	9.1
	天天吃	89.7	90.9	88.8	92.3	92.9	84.4
6~11 岁	从不吃	1.0	0.7	1.3	0.8	0.9	1.4
	偶尔吃	5.1	3.6	6.4	3.2	3.1	8.8
	天天吃	93.9	95.6	92.4	96.0	96.1	89.8
12~17 岁	从不吃	1.6	1.4	1.8	1.3	1.4	2.1
	偶尔吃	13.7	13.5	13.8	12.3	9.9	18.2
	天天吃	84.7	85.1	84.4	86.4	88.8	79.7
18~44 岁	从不吃	6.1	4.4	7.4	3.2	3.3	10.8
	偶尔吃	7.8	8.8	7.1	8.0	8.1	7.3
	天天吃	86.1	86.8	85.6	88.8	88.6	81.9
45~59 岁	从不吃	5.3	4.2	6.1	2.5	2.7	11.0
	偶尔吃	4.5	4.6	4.4	4.4	3.8	5.2
	天天吃	90.2	91.1	89.5	93.1	93.5	83.8
60 岁 ~	从不吃	4.1	2.7	5.1	1.2	1.3	10.3
	偶尔吃	3.5	3.2	3.7	3.0	3.2	4.3
	天天吃	92.5	94.1	91.2	95.8	95.5	85.5

注:从不吃,就餐频率为 0 次 / 周;偶尔吃,就餐频率为 1~6 次 / 周;天天吃,就餐频率为 7 次 / 周。

2015—2017 年中国 6 岁及以上居民中,过去一周内从不吃早餐(早餐频率:0 次 / 周)的比例为 3.5%;男性从不吃早餐的比例(3.5%)与女性(3.4%)相当;6~11 岁儿童和 12~17 岁儿童青少年从不吃早餐的比例分别为 1.1% 和 1.7%,18~44 岁居民比例最高为 6.6%,其中 18~44 岁农村男性从不吃早餐比例最高为 7.7%,以后随年龄增加而下降;农村居民从不吃早餐的比例(4.1%)高于城市居民(2.6%)(表 5-3)。与 2010—2012 年相比,2015—2017 年中国城乡居民从不吃早餐的比例略有上升(表 5-9)。

（2）早餐不同就餐地点就餐比例：2015—2017 年中国 6 岁及以上居民中过去 1 周早餐在家制作、买回家吃、中式餐馆、西式餐馆、食堂、面包店 / 蛋糕店 / 咖啡馆和其他地点的就餐比例分别为 85.5%、6.7%、4.5%、0.3%、17.3%、2.2% 和 3.6%，中国居民早餐主要吃在家制作的食物，其次在食堂和买回家吃较多。男性早餐在家制作、买回家吃、食堂的就餐比例分别为 84.5%、7.0%、17.9%，女性分别为 86.4%、6.4%、16.7%；6~11 岁儿童和 12~17 岁儿童青少年早餐吃在家制作的食物的比例分别为 89.6% 和 71.9%，18 岁及以上成人早餐吃在家制作的食物的比例随年龄的增长而增长，6~11 岁儿童和 12~17 岁儿童青少年在食堂吃早餐的比例分别达到 22.3% 和 51.5%；城市居民早餐在家制作、买回家吃、食堂的就餐比例分别为 85.4%、10.8%、12.4%，农村居民分别为 85.5%、3.5%、21.0%；东部地区居民早餐在家制作、买回家吃、食堂的就餐比例分别为 87.7%、8.9%、13.2%，中部地区居民分别为 86.6%、6.0%、16.9%，西部地区居民分别为 82.2%、5.0%、21.9%（表 5-4）。

表 5-4　2015—2017 年中国城乡不同地区 6 岁及以上居民早餐不同就餐地点就餐比例

单位：%

就餐地点	全国	城市	农村	东部	中部	西部
合计						
在家制作						
小计	85.5	85.4	85.5	87.7	86.6	82.2
6~11 岁	89.6	90.7	88.6	92.1	90.4	86.4
12~17 岁	71.9	78.0	66.4	74.2	70.7	70.7
18~44 岁	82.5	76.4	86.6	82.9	83.3	81.5
45~59 岁	89.3	86.3	91.2	91.5	91.6	85.0
60 岁 ~	93.6	93.1	93.9	95.7	96.3	88.3
买回家吃						
小计	6.7	10.8	3.5	8.9	6.0	5.0
6~11 岁	10.1	14.8	5.8	13.8	9.0	7.5
12~17 岁	8.7	12.5	5.3	11.8	7.8	6.5
18~44 岁	6.4	11.4	3.1	8.6	6.6	4.2
45~59 岁	3.6	6.7	1.6	4.8	2.9	2.7
60 岁 ~	3.0	5.7	1.0	4.1	1.9	2.7
中式餐馆						
小计	4.5	6.8	2.7	5.1	4.8	3.6
6~11 岁	5.5	8.1	3.1	6.4	5.1	4.8
12~17 岁	5.0	6.7	3.4	5.4	5.8	3.9
18~44 岁	6.9	11.0	4.1	7.8	8.3	5.1
45~59 岁	3.6	5.7	2.2	4.0	4.1	2.6
60 岁 ~	1.5	2.3	0.9	2.1	1.2	0.9

续表

就餐地点	全国	城市	农村	东部	中部	西部
西式餐馆						
小计	0.3	0.6	0.1	0.5	0.3	0.2
6~11 岁	0.6	1.0	0.2	0.9	0.4	0.4
12~17 岁	0.5	0.9	0.2	0.8	0.4	0.4
18~44 岁	0.3	0.5	0.1	0.4	0.2	0.2
45~59 岁	0.1	0.2	0.1	0.2	0.1	0.1
60 岁 ~	0.1	0.1	0.0	0.1	0.1	0.0
食堂						
小计	17.3	12.4	21.0	13.2	16.9	21.9
6~11 岁	22.3	10.8	32.7	12.1	20.4	34.2
12~17 岁	51.5	35.9	65.6	45.3	50.4	58.6
18~44 岁	3.4	5.5	1.9	4.7	3.0	2.4
45~59 岁	1.7	3.0	0.9	2.3	1.6	1.1
60 岁 ~	0.3	0.4	0.3	0.4	0.4	0.3
面包店 / 蛋糕店 / 咖啡馆						
小计	2.2	3.8	0.9	3.3	1.1	1.9
6~11 岁	4.1	6.9	1.6	6.8	1.8	3.7
12~17 岁	4.0	6.5	1.9	5.7	2.3	3.9
18~44 岁	1.0	1.8	0.4	1.8	0.3	0.6
45~59 岁	0.3	0.7	0.1	0.6	0.2	0.2
60 岁 ~	0.2	0.4	0.1	0.4	0.1	0.1
其他						
小计	3.6	4.5	2.8	3.2	3.1	4.3
6~11 岁	5.1	5.8	4.4	4.2	3.7	7.2
12~17 岁	5.5	6.6	4.4	4.7	4.9	6.7
18~44 岁	3.3	4.5	2.5	3.6	3.6	2.8
45~59 岁	2.1	2.7	1.7	2.2	2.0	2.0
60 岁 ~	1.0	1.2	0.8	1.0	1.1	1.0
男性						
在家制作						
小计	84.5	84.1	84.8	86.3	85.5	81.8
6~11 岁	89.2	90.2	88.4	91.7	89.9	86.2
12~17 岁	72.1	78.1	66.7	74.5	70.9	70.6

续表

就餐地点	全国	城市	农村	东部	中部	西部
18~44 岁	79.4	71.7	84.4	78.3	79.8	80.1
45~59 岁	87.5	83.5	89.9	89.1	89.6	84.1
60 岁 ~	93.0	92.2	93.6	94.7	95.3	88.6
买回家吃						
小计	7.0	11.3	3.7	9.5	6.1	5.1
6~11 岁	10.2	15.2	5.7	14.3	8.9	7.4
12~17 岁	8.9	13.1	5.1	12.3	7.9	6.4
18~44 岁	6.6	11.0	3.8	8.8	6.7	4.5
45~59 岁	4.0	7.3	2.1	5.6	3.3	2.8
60 岁 ~	3.3	6.2	1.2	4.7	2.1	2.8
中式餐馆						
小计	5.4	7.9	3.6	6.4	5.6	4.3
6~11 岁	5.9	8.5	3.4	6.8	5.6	5.2
12~17 岁	5.4	7.2	3.8	6.2	5.8	4.4
18~44 岁	9.1	14.1	5.9	10.5	10.7	6.9
45~59 岁	5.2	7.9	3.7	6.3	6.0	3.5
60 岁 ~	2.0	2.9	1.3	2.9	1.6	1.1
西式餐馆						
小计	0.4	0.7	0.1	0.6	0.3	0.2
6~11 岁	0.6	1.1	0.2	1.1	0.5	0.4
12~17 岁	0.6	1.0	0.2	0.9	0.4	0.4
18~44 岁	0.3	0.5	0.2	0.5	0.2	0.2
45~59 岁	0.1	0.2	0.1	0.2	0.2	0.1
60 岁 ~	0.0	0.1	0.0	0.1	0.0	0.0
食堂						
小计	17.9	13.2	21.4	13.7	17.5	22.5
6~11 岁	22.3	11.0	32.6	11.8	20.6	34.4
12~17 岁	51.0	35.4	65.2	44.7	50.1	58.1
18~44 岁	4.2	7.3	2.2	5.6	3.7	3.2
45~59 岁	2.4	4.1	1.3	3.3	2.2	1.5
60 岁 ~	0.5	0.5	0.4	0.5	0.5	0.3

续表

就餐地点	全国	城市	农村	东部	中部	西部
面包店/蛋糕店/咖啡馆						
小计	2.0	3.6	0.8	3.1	0.9	1.7
6~11 岁	3.8	6.5	1.4	6.5	1.6	3.3
12~17 岁	3.4	5.7	1.4	4.9	1.7	3.4
18~44 岁	0.8	1.5	0.4	1.7	0.3	0.4
45~59 岁	0.3	0.5	0.2	0.6	0.1	0.1
60 岁 ~	0.3	0.4	0.2	0.5	0.1	0.2
其他						
小计	3.9	4.8	3.2	3.6	3.4	4.7
6~11 岁	5.4	6.3	4.5	4.4	3.9	7.7
12~17 岁	5.3	6.4	4.2	4.5	4.5	6.6
18~44 岁	3.9	5.0	3.2	4.6	4.0	3.1
45~59 岁	2.8	3.4	2.5	3.0	2.9	2.6
60 岁 ~	1.2	1.5	1.0	1.3	1.4	1.1
女性						
在家制作						
小计	86.4	86.7	86.2	89.0	87.7	82.7
6~11 岁	90.0	91.3	88.9	92.6	90.8	86.7
12~17 岁	71.8	78.0	66.2	73.9	70.5	70.8
18~44 岁	85.1	80.2	88.5	86.7	86.2	82.7
45~59 岁	90.9	88.7	92.3	93.6	93.3	85.8
60 岁 ~	94.1	94.0	94.2	96.6	97.3	88.0
买回家吃						
小计	6.4	10.3	3.3	8.3	5.8	4.9
6~11 岁	10.0	14.3	6.0	13.3	9.0	7.5
12~17 岁	8.5	11.9	5.5	11.3	7.7	6.6
18~44 岁	6.3	11.6	2.5	8.5	6.6	4.0
45~59 岁	3.2	6.2	1.2	4.1	2.5	2.7
60 岁 ~	2.7	5.1	0.8	3.6	1.6	2.5
中式餐馆						
小计	3.6	5.7	1.9	3.9	4.1	2.9
6~11 岁	5.0	7.6	2.7	6.0	4.6	4.5
12~17 岁	4.5	6.1	3.0	4.5	5.8	3.3

续表

就餐地点	全国	城市	农村	东部	中部	西部
18~44 岁	5.0	8.6	2.5	5.6	6.3	3.6
45~59 岁	2.1	3.8	1.0	2.0	2.6	1.7
60 岁 ~	0.9	1.6	0.4	1.2	0.8	0.7
西式餐馆						
小计	0.3	0.5	0.1	0.4	0.3	0.2
6~11 岁	0.5	0.8	0.2	0.7	0.4	0.4
12~17 岁	0.5	0.8	0.2	0.7	0.4	0.3
18~44 岁	0.3	0.5	0.1	0.3	0.3	0.2
45~59 岁	0.1	0.2	0.1	0.2	0.0	0.1
60 岁 ~	0.1	0.1	0.0	0.0	0.1	0.1
食堂						
小计	16.7	11.8	20.6	12.7	16.3	21.3
6~11 岁	22.3	10.7	32.8	12.4	20.2	34.1
12~17 岁	52.0	36.5	66.0	46.0	50.6	59.1
18~44 岁	2.7	4.1	1.7	3.9	2.3	1.7
45~59 岁	1.1	2.1	0.5	1.4	1.1	0.8
60 岁 ~	0.2	0.3	0.1	0.2	0.2	0.2
面包店 / 蛋糕店 / 咖啡馆						
小计	2.3	4.1	1.0	3.5	1.3	2.1
6~11 岁	4.4	7.3	1.9	7.1	2.1	4.0
12~17 岁	4.7	7.2	2.4	6.6	2.8	4.3
18~44 岁	1.1	2.1	0.3	2.0	0.3	0.7
45~59 岁	0.4	0.7	0.1	0.6	0.2	0.2
60 岁 ~	0.2	0.4	0.0	0.4	0.0	0.0
其他						
小计	3.2	4.1	2.5	2.8	2.9	4.0
6~11 岁	4.8	5.4	4.2	4.0	3.5	6.7
12~17 岁	5.7	6.9	4.6	5.0	5.3	6.7
18~44 岁	2.8	4.1	1.9	2.8	3.2	2.5
45~59 岁	1.4	2.0	1.0	1.5	1.3	1.5
60 岁 ~	0.8	0.9	0.6	0.7	0.8	0.0

2. 午餐

（1）午餐频率：2015—2017 年中国 6 岁及以上居民中，过去一周内每天吃午餐（午餐频率：7 次 / 周）的比例为 93.6%；男性每天吃午餐的比例（93.7%）与女性（93.6%）相当；城市居民每天吃午餐的比例（95.1%）高于农村居民（92.4%）；中部地区居民每天吃午餐的比例（91.9%）低于东部地区居民（95.4%）和西部地区居民（93.2%）。中国 6 岁及以上不同性别、不同年龄段居民中，45~59 岁农村女性每天吃午餐的比例最低为 89.5%（表 5-5）。与 2010—2012 年相比，2015—2017 年中国城乡居民每天吃午餐的比例均略有下降（表 5-9）。

表 5-5   2015—2017 年中国城乡不同地区 6 岁及以上居民午餐就餐频率

单位：%

	就餐频率	全国	城市	农村	东部	中部	西部
合计	从不吃	3.2	1.8	4.2	1.7	4.9	3.3
	偶尔吃	3.2	3.0	3.4	3.0	3.2	3.6
	天天吃	93.6	95.1	92.4	95.4	91.9	93.2
6~11 岁	从不吃	1.1	1.0	1.3	0.6	2.0	0.9
	偶尔吃	2.6	2.4	2.8	2.4	2.5	2.9
	天天吃	96.3	96.6	95.9	97.1	95.4	96.2
12~17 岁	从不吃	0.9	0.8	1.0	0.5	1.6	0.7
	偶尔吃	4.7	4.4	5.0	4.0	4.9	5.2
	天天吃	94.4	94.8	94.1	95.6	93.5	94.1
18~44 岁	从不吃	4.0	2.3	5.2	2.0	6.2	4.5
	偶尔吃	3.5	3.1	3.7	3.5	3.4	3.5
	天天吃	92.5	94.6	91.1	94.5	90.4	92.0
45~59 岁	从不吃	5.8	3.0	7.5	2.8	9.4	6.0
	偶尔吃	3.0	3.0	2.9	3.1	2.5	3.2
	天天吃	91.3	94.0	89.6	94.1	88.1	90.8
60 岁 ~	从不吃	5.1	3.1	6.6	2.9	7.4	5.7
	偶尔吃	2.6	2.2	2.8	2.2	2.7	2.9
	天天吃	92.3	94.7	90.6	95.0	89.9	91.4
男性							
小计	从不吃	3.1	1.8	4.1	1.6	4.8	3.1
	偶尔吃	3.3	3.0	3.4	2.9	3.3	3.6
	天天吃	93.7	95.2	92.5	95.5	91.9	93.3
6~11 岁	从不吃	1.2	1.1	1.3	0.7	2.1	0.9
	偶尔吃	2.7	2.4	3.0	2.3	2.9	3.0
	天天吃	96.1	96.5	95.7	97.0	95.1	96.1

续表

就餐频率		全国	城市	农村	东部	中部	西部
12~17 岁	从不吃	0.9	0.8	1.1	0.6	1.6	0.7
	偶尔吃	4.2	4.1	4.4	3.5	4.6	4.6
	天天吃	94.9	95.2	94.6	96.0	93.8	94.7
18~44 岁	从不吃	4.1	2.3	5.2	2.0	6.3	4.5
	偶尔吃	3.8	3.2	4.1	3.8	3.6	3.8
	天天吃	92.2	94.6	90.7	94.2	90.1	91.7
45~59 岁	从不吃	5.6	2.9	7.1	2.7	9.2	5.7
	偶尔吃	3.2	3.3	3.1	3.3	2.7	3.5
	天天吃	91.2	93.8	89.7	94.0	88.1	90.8
60 岁 ~	从不吃	5.0	2.8	6.5	2.5	7.4	5.7
	偶尔吃	2.5	2.1	2.8	2.1	2.7	2.8
	天天吃	92.5	95.1	90.7	95.3	89.9	91.5
女性							
小计	从不吃	3.2	1.9	4.3	1.7	5.0	3.4
	偶尔吃	3.2	3.1	3.3	3.0	3.1	3.5
	天天吃	93.6	95.1	92.4	95.3	92.0	93.1
6~11 岁	从不吃	1.1	0.9	1.3	0.4	2.0	0.9
	偶尔吃	2.5	2.4	2.6	2.4	2.2	2.8
	天天吃	96.4	96.8	96.1	97.2	95.8	96.3
12~17 岁	从不吃	0.8	0.7	0.9	0.3	1.6	0.7
	偶尔吃	5.2	4.8	5.6	4.5	5.2	5.8
	天天吃	94.0	94.5	93.6	95.2	93.2	93.6
18~44 岁	从不吃	4.0	2.3	5.3	2.0	6.1	4.6
	偶尔吃	3.2	3.1	3.3	3.2	3.3	3.2
	天天吃	92.8	94.7	91.5	94.8	90.6	92.3
45~59 岁	从不吃	6.0	3.0	7.8	2.9	9.5	6.3
	偶尔吃	2.7	2.8	2.7	2.9	2.4	2.9
	天天吃	91.3	94.2	89.5	94.2	88.1	90.8
60 岁 ~	从不吃	5.2	3.4	6.6	3.2	7.4	5.8
	偶尔吃	2.6	2.3	2.8	2.3	2.7	3.0
	天天吃	92.2	94.3	90.5	94.6	90.0	91.2

注:从不吃,就餐频率为 0 次 / 周;偶尔吃,就餐频率为 1~6 次 / 周;天天吃,就餐频率为 7 次 / 周。

　　2015—2017 年中国 6 岁及以上居民中,过去一周内从不吃午餐(午餐频率:0 次 / 周)的比例为 3.2%;男性从不吃午餐的比例(3.1%)与女性(3.2%)相当;6~11 岁儿童和 12~17 岁儿童青少年从不吃午餐的比例分别为 1.1% 和 0.9%,18~44 岁、45~59 岁和 60 岁及以上居民从不吃午餐的比例分别为 4.0%、5.8% 和 5.1%,其中 45~59 岁农村女性从不吃午餐比例最高为 7.8%;农村居民从不吃午餐的比例(4.2%)高于城市居民(1.8%)(表 5-5)。与 2010—2012 年相比,2015—2017 年中国城乡居民从不吃午餐的比例有所上升(表 5-9)。

　　(2) 午餐不同就餐地点就餐比例:2015—2017 年中国 6 岁及以上居民中过去 1 周午餐在家制作、买回家吃、中式餐馆、西式餐馆、食堂、面包店 / 蛋糕店 / 咖啡馆和其他地点的就餐比例分别为 87.1%、2.5%、4.3%、0.5%、29.1%、0.3% 和 3.2%,中国 6 岁及以上居民午餐主要吃在家制作的食物,其次在食堂和中式餐馆较多。男性午餐在家制作、中式餐馆、食堂的就餐比例分别为 86.0%、5.3%、30.0%,女性分别为 88.1%、3.2%、28.1%;6~11 岁儿童和 12~17 岁儿童青少年午餐吃在家制作的食物的比例分别为 91.5% 和 78.1%,18 岁及以上成人午餐吃在家制作的食物的比例随年龄增长而增长,6~11 岁儿童和 12~17 岁儿童青少年在食堂吃午餐的比例分别为 47.9% 和 65.7%;城市居民午餐在家制作、中式餐馆、食堂的就餐比例分别为 87.6%、6.3%、29.3%,农村居民分别为 86.7%、2.7%、28.8%;东部地区居民午餐在家制作、中式餐馆、食堂的就餐比例分别为 87.4%、5.4%、30.7%,中部地区居民分别为 84.7%、3.8%、27.3%,西部地区居民分别为 88.8%、3.5%、28.8%(表 5-6)。

表 5-6　2015—2017 年中国城乡不同地区 6 岁及以上居民午餐不同就餐地点就餐比例

单位:%

就餐地点	全国	城市	农村	东部	中部	西部
合计						
在家制作						
小计	87.1	87.6	86.7	87.4	84.7	88.8
6~11 岁	91.5	91.4	91.5	92.9	90.0	91.5
12~17 岁	78.1	82.5	74.1	78.1	74.3	81.1
18~44 岁	84.1	79.6	87.1	80.9	82.0	88.5
45~59 岁	87.7	87.4	87.8	87.9	84.6	90.1
60 岁 ~	93.1	94.7	91.8	94.8	90.7	93.2
买回家吃						
小计	2.5	4.0	1.4	3.0	2.4	2.3
6~11 岁	2.6	4.3	1.0	3.1	2.6	2.0
12~17 岁	4.4	6.5	2.6	5.6	4.5	3.2
18~44 岁	3.5	5.2	2.3	3.9	2.9	3.4
45~59 岁	1.4	2.2	1.0	1.4	1.3	1.6
60 岁 ~	0.7	1.0	0.5	0.8	0.4	0.8
中式餐馆						
小计	4.3	6.3	2.7	5.4	3.8	3.5

续表

就餐地点	全国	城市	农村	东部	中部	西部
6~11 岁	3.0	5.1	1.1	4.4	2.1	2.5
12~17 岁	5.6	8.1	3.4	6.4	5.8	4.7
18~44 岁	7.5	11.3	5.0	9.8	7.0	5.6
45~59 岁	4.3	5.8	3.4	5.3	4.2	3.3
60 岁 ~	1.4	1.9	1.1	1.8	1.4	1.1
西式餐馆						
小计	0.5	0.9	0.2	0.8	0.3	0.2
6~11 岁	0.8	1.5	0.1	1.4	0.5	0.4
12~17 岁	0.8	1.4	0.3	1.5	0.6	0.3
18~44 岁	0.4	0.6	0.2	0.6	0.2	0.2
45~59 岁	0.1	0.1	0.1	0.2	0.1	0.1
60 岁 ~	0.1	0.1	0.0	0.1	0.1	0.0
食堂						
小计	29.1	29.3	28.8	30.7	27.3	28.8
6~11 岁	47.9	40.8	54.4	47.5	44.0	52.0
12~17 岁	65.7	57.8	72.8	70.6	59.7	65.9
18~44 岁	11.4	19.7	5.7	18.6	10.7	5.0
45~59 岁	5.7	10.1	3.0	9.2	4.6	2.8
60 岁 ~	1.2	1.6	0.9	1.8	0.9	0.7
面包店 / 蛋糕店 / 咖啡馆						
小计	0.3	0.4	0.2	0.3	0.2	0.2
6~11 岁	0.4	0.5	0.2	0.4	0.4	0.3
12~17 岁	0.6	0.7	0.4	0.6	0.6	0.6
18~44 岁	0.1	0.2	0.1	0.2	0.1	0.1
45~59 岁	0.1	0.1	0.0	0.1	0.1	0.0
60 岁 ~	0.0	0.0	0.0	0.1	0.0	0.0
其他						
小计	3.2	4.1	2.5	3.5	3.0	3.0
6~11 岁	5.1	7.8	2.7	6.5	4.1	4.7
12~17 岁	3.0	3.9	2.1	2.7	3.1	3.1
18~44 岁	3.2	2.9	3.3	3.5	3.0	2.9
45~59 岁	2.8	2.5	3.0	3.0	2.9	2.5
60 岁 ~	1.2	1.0	1.4	1.2	1.4	1.2

续表

就餐地点	全国	城市	农村	东部	中部	西部
男性						
在家制作						
小计	86.0	86.3	85.8	85.9	83.8	88.1
6~11 岁	91.3	91.0	91.6	92.6	89.6	91.5
12~17 岁	78.3	82.8	74.2	78.1	74.9	81.3
18~44 岁	81.1	75.6	84.7	76.9	78.8	86.5
45~59 岁	84.9	83.3	85.8	83.8	82.1	88.4
60 岁 ~	92.4	94.3	91.1	94.2	89.9	92.7
买回家吃						
小计	2.8	4.2	1.7	3.2	2.6	2.5
6~11 岁	2.7	4.5	1.1	3.4	2.7	2.1
12~17 岁	4.3	6.2	2.6	5.5	4.3	3.1
18~44 岁	4.0	5.3	3.1	4.2	3.8	3.9
45~59 岁	2.0	3.0	1.4	2.0	2.0	2.1
60 岁 ~	0.9	1.2	0.6	1.0	0.5	1.1
中式餐馆						
小计	5.3	7.3	3.8	6.8	4.8	4.2
6~11 岁	3.0	5.0	1.1	4.1	2.3	2.5
12~17 岁	5.8	8.1	3.6	6.7	5.7	4.9
18~44 岁	10.6	14.6	7.9	13.9	9.8	8.0
45~59 岁	7.0	9.0	5.9	9.0	7.0	4.9
60 岁 ~	2.1	2.6	1.7	2.6	2.1	1.4
西式餐馆						
小计	0.5	0.9	0.2	0.8	0.3	0.2
6~11 岁	0.7	1.5	0.1	1.3	0.5	0.4
12~17 岁	0.8	1.5	0.3	1.6	0.6	0.3
18~44 岁	0.3	0.4	0.3	0.6	0.2	0.2
45~59 岁	0.2	0.2	0.2	0.3	0.3	0.1
60 岁 ~	0.1	0.1	0.0	0.1	0.1	0.0
食堂						
小计	30.0	30.8	29.4	32.1	27.8	29.7
6~11 岁	47.5	40.5	53.9	47.4	43.3	51.6
12~17 岁	64.9	57.1	71.9	69.6	58.8	65.3

续表

就餐地点	全国	城市	农村	东部	中部	西部
18~44 岁	12.9	22.8	6.4	20.6	11.7	6.5
45~59 岁	7.7	13.7	4.2	12.4	6.1	3.9
60 岁 ~	1.6	2.0	1.4	2.5	1.3	0.9
面包店 / 蛋糕店 / 咖啡馆						
小计	0.2	0.3	0.1	0.2	0.2	0.2
6~11 岁	0.3	0.5	0.2	0.3	0.3	0.3
12~17 岁	0.4	0.5	0.3	0.4	0.4	0.4
18~44 岁	0.1	0.1	0.1	0.2	0	0.1
45~59 岁	0.1	0.1	0.0	0.1	0.1	0.0
60 岁 ~	0.0	0.1	0.0	0.1	0.0	0.0
其他						
小计	3.7	4.5	3.1	4.1	3.5	3.5
6~11 岁	5.4	8.2	2.8	6.8	4.4	4.9
12~17 岁	2.9	3.7	2.1	2.5	2.8	3.3
18~44 岁	4.0	3.5	4.3	4.5	3.8	3.7
45~59 岁	4.0	3.2	4.5	4.3	4.2	3.5
60 岁 ~	1.6	1.3	1.9	1.6	1.9	1.5
女性						
在家制作						
小计	88.1	88.7	87.6	88.8	85.7	89.4
6~11 岁	91.7	91.9	91.5	93.1	90.3	91.5
12~17 岁	77.8	82.2	73.9	78.0	73.7	81.0
18~44 岁	86.6	82.7	89.3	84.2	84.7	90.2
45~59 岁	90.1	90.8	89.7	91.5	86.7	91.5
60 岁 ~	93.7	95.2	92.6	95.3	91.6	93.6
买回家吃						
小计	2.3	3.8	1.2	2.7	2.2	2.1
6~11 岁	2.4	4.1	1.0	2.9	2.4	2.0
12~17 岁	4.6	6.8	2.6	5.7	4.8	3.3
18~44 岁	3.0	5.2	1.5	3.6	2.2	3.0
45~59 岁	0.9	1.6	0.5	0.9	0.8	1.1
60 岁 ~	0.5	0.8	0.3	0.6	0.3	0.6

续表

就餐地点	全国	城市	农村	东部	中部	西部
中式餐馆						
小计	3.2	5.3	1.6	4.0	2.9	2.7
6~11 岁	3.1	5.2	1.1	4.7	2.0	2.4
12~17 岁	5.5	8.0	3.2	6.2	5.8	4.5
18~44 岁	5.0	8.6	2.4	6.5	4.7	3.7
45~59 岁	1.9	3.2	1.1	2.0	1.8	2.0
60 岁 ~	0.8	1.2	0.5	1.0	0.6	0.7
西式餐馆						
小计	0.4	0.8	0.1	0.7	0.3	0.2
6~11 岁	0.8	1.5	0.2	1.5	0.5	0.4
12~17 岁	0.8	1.2	0.4	1.4	0.6	0.4
18~44 岁	0.4	0.8	0.1	0.6	0.2	0.3
45~59 岁	0.0	0.1	0.0	0.1	0.0	0.0
60 岁 ~	0.1	0.1	0.0	0.0	0.1	0.0
食堂						
小计	28.1	28.0	28.3	29.4	26.8	28.0
6~11 岁	48.3	41.0	55.0	47.7	44.8	52.4
12~17 岁	66.5	58.5	73.6	71.5	60.6	66.5
18~44 岁	10.1	17.2	5.1	16.9	9.8	3.7
45~59 岁	4.0	7.1	1.9	6.3	3.3	1.8
60 岁 ~	0.8	1.2	0.4	1.2	0.5	0.4
面包店 / 蛋糕店 / 咖啡馆						
小计	0.3	0.4	0.2	0.3	0.3	0.3
6~11 岁	0.4	0.5	0.3	0.5	0.4	0.3
12~17 岁	0.7	0.9	0.6	0.8	0.7	0.7
18~44 岁	0.1	0.2	0.1	0.2	0.1	0.1
45~59 岁	0.0	0.1	0.0	0.1	0.1	0.0
60 岁 ~	0.0	0.0	0.0	0.1	0.0	0.0
其他						
小计	2.8	3.8	2.0	3.1	2.6	2.6
6~11 岁	4.8	7.4	2.5	6.1	3.8	4.5
12~17 岁	3.0	4.0	2.1	3.0	3.4	2.8
18~44 岁	2.5	2.4	2.5	2.7	2.4	2.3
45~59 岁	1.8	1.9	1.8	2.0	1.8	1.7
60 岁 ~	0.8	0.8	0.8	0.8	0.8	0.0

3. 晚餐

(1) 晚餐就餐频率:2015—2017 年中国 6 岁及以上居民中,过去一周内每天吃晚餐(晚餐频率:7 次/周)的比例为 95.0%;男性每天吃晚餐的比例(95.4%)与女性(94.6%)相当;城市居民每天吃晚餐的比例为 94.7%,农村居民为 95.2%;西部地区居民(93.8%)低于东部地区(95.8%)和中部地区(95.3%)。中国 6 岁及以上居民中,12~17 岁城市儿童青少年女性每天吃晚餐的比例最低为 90.7%(表 5-7)。与 2010—2012 年相比,2015—2017 年中国城乡居民每天吃晚餐的比例均略有下降(表 5-9)。

表 5-7 2015—2017 年中国城乡不同地区 6 岁及以上居民晚餐就餐频率

单位:%

	就餐频率	全国	城市	农村	东部	中部	西部
合计	从不吃	1.8	2.0	1.6	1.4	1.5	2.5
	偶尔吃	3.2	3.2	3.2	2.8	3.2	3.6
	天天吃	95.0	94.7	95.2	95.8	95.3	93.8
6~11 岁	从不吃	2.0	2.0	2.0	1.7	2.1	2.3
	偶尔吃	1.8	1.8	1.8	1.4	1.6	2.5
	天天吃	96.2	96.2	96.2	96.9	96.3	95.3
12~17 岁	从不吃	1.8	1.9	1.7	1.9	2.0	1.6
	偶尔吃	6.1	5.9	6.3	5.4	6.1	6.8
	天天吃	92.1	92.2	92.0	92.7	92.0	91.6
18~44 岁	从不吃	1.6	2.0	1.4	1.3	0.8	2.5
	偶尔吃	3.3	3.7	3.1	3.1	3.7	3.3
	天天吃	95.0	94.4	95.5	95.6	95.5	94.2
45~59 岁	从不吃	1.8	2.5	1.5	1.2	1.0	3.3
	偶尔吃	2.7	3.0	2.5	2.7	2.5	2.9
	天天吃	95.5	94.6	96.1	96.1	96.5	93.9
60 岁 ~	从不吃	1.6	1.7	1.5	0.8	0.9	3.3
	偶尔吃	2.4	2.1	2.6	1.9	2.8	2.6
	天天吃	96.0	96.2	95.9	97.3	96.3	94.1
男性							
小计	从不吃	1.7	1.8	1.5	1.3	1.3	2.3
	偶尔吃	2.9	2.9	3.0	2.5	2.9	3.4
	天天吃	95.4	95.3	95.5	96.2	95.8	94.3
6~11 岁	从不吃	2.1	2.2	2.0	1.9	2.1	2.3
	偶尔吃	1.9	1.9	1.9	1.5	1.8	2.4
	天天吃	96.0	95.9	96.1	96.5	96.2	95.3

续表

	就餐频率	全国	城市	农村	东部	中部	西部
12~17 岁	从不吃	1.7	1.9	1.6	1.9	1.8	1.5
	偶尔吃	4.8	4.5	5.2	3.9	4.8	5.9
	天天吃	93.4	93.7	93.2	94.3	93.5	92.6
18~44 岁	从不吃	1.3	1.3	1.3	1.0	0.4	2.1
	偶尔吃	3.2	3.2	3.2	3.0	3.2	3.4
	天天吃	95.6	95.6	95.5	96.1	96.3	94.6
45~59 岁	从不吃	1.5	1.8	1.3	0.9	0.6	2.8
	偶尔吃	2.8	3.1	2.5	2.7	2.5	3.0
	天天吃	95.8	95.1	96.2	96.4	96.9	94.2
60 岁 ~	从不吃	1.4	1.5	1.4	0.7	0.7	3.1
	偶尔吃	2.2	2.1	2.4	1.8	2.7	2.4
	天天吃	96.3	96.5	96.2	97.5	96.6	94.6
女性							
小计	从不吃	2.0	2.2	1.7	1.5	1.6	2.7
	偶尔吃	3.5	3.6	3.4	3.1	3.5	3.8
	天天吃	94.6	94.2	94.9	95.4	94.9	93.4
6~11 岁	从不吃	2.0	1.9	2.0	1.4	2.1	2.3
	偶尔吃	1.8	1.7	1.8	1.3	1.4	2.5
	天天吃	96.3	96.4	96.2	97.2	96.5	95.2
12~17 岁	从不吃	1.9	2.0	1.8	2.0	2.1	1.6
	偶尔吃	7.4	7.3	7.5	6.9	7.5	7.8
	天天吃	90.7	90.7	90.8	91.1	90.4	90.6
18~44 岁	从不吃	1.9	2.6	1.5	1.6	1.1	2.8
	偶尔吃	3.5	4.0	3.1	3.2	4.1	3.3
	天天吃	94.6	93.4	95.5	95.2	94.8	93.9
45~59 岁	从不吃	2.2	3.1	1.6	1.5	1.3	3.7
	偶尔吃	2.6	2.9	2.5	2.6	2.5	2.7
	天天吃	95.2	94.1	95.9	95.9	96.2	93.5
60 岁 ~	从不吃	1.8	1.9	1.7	0.8	1.1	3.6
	偶尔吃	2.6	2.2	2.9	2.1	2.9	2.8
	天天吃	95.7	95.9	95.5	97.1	96.0	93.6

注:从不吃,就餐频率为 0 次 / 周;偶尔吃,就餐频率为 1~6 次 / 周;天天吃,就餐频率为 7 次 / 周。

2015—2017 年中国 6 岁及以上居民中,过去一周内从不吃晚餐(晚餐频率:0 次/周)的比例为 1.8%;男性从不吃晚餐的比例(1.7%)低于女性(2.0%);6~11 岁儿童和 12~17 岁儿童青少年从不吃晚餐的比例为 2.0% 和 1.8%,18~44 岁、45~59 岁和 60 岁及以上居民分别为 1.6%、1.8% 和 1.6%,其中 45~59 岁城市女性从不吃晚餐比例最高为 3.1%;农村居民从不吃晚餐的比例(1.6%)低于城市居民(2.0%)(表 5-7)。与 2010—2012 年相比,2015—2017 年中国城乡居民从不吃晚餐的比例有所上升(表 5-9)。

(2) 晚餐不同就餐地点就餐比例:2015—2017 年中国 6 岁及以上居民中过去 1 周晚餐在家制作、买回家吃、中式餐馆、西式餐馆、食堂、面包店/蛋糕店/咖啡馆和其他地点的就餐比例分别为 92.5%、1.9%、3.7%、0.6%、15.1%、0.3% 和 1.9%,中国居民晚餐主要吃在家制作的食物,其次在食堂和中式餐馆较多。男性晚餐在家制作、中式餐馆、食堂的就餐比例分别为 92.3%、4.3%、15.6%,女性分别为 92.6%、3.2%、14.6%;6~11 岁儿童和 12~17 岁儿童青少年晚餐吃在家制作的食物的比例分别为 94.5% 和 79.2%,18 岁及以上成人晚餐吃在家制作的食物的比例随年龄增长而增长,6~11 岁儿童和 12~17 岁儿童青少年在食堂吃晚餐的比例分别达 15.2% 和 50.6%;城市居民晚餐在家制作、中式餐馆、食堂的就餐比例分别为 93.2%、6.1%、11.2%,农村居民分别为 91.9%、1.9%、18.2%;东部地区居民晚餐在家制作、中式餐馆、食堂的就餐比例分别为 93.5%、5.1%、12.1%,中部地区居民分别为 91.7%、3.0%、15.3%,西部地区居民分别为 92.0%、2.9%、18.1%(表 5-8)。

表 5-8　2015—2017 年中国城乡不同地区 6 岁及以上居民晚餐在不同就餐地点就餐比例

单位:%

就餐地点	全国	城市	农村	东部	中部	西部
合计						
在家制作						
小计	92.5	93.2	91.9	93.5	91.7	92.0
6~11 岁	94.5	95.4	93.7	96.3	93.9	93.3
12~17 岁	79.2	85.0	73.9	80.3	74.9	81.6
18~44 岁	95.2	93.7	96.1	95.0	95.7	95.0
45~59 岁	96.5	95.4	97.2	96.8	97.3	95.5
60 岁~	97.7	97.6	97.8	98.5	98.3	96.3
买回家吃						
小计	1.9	3.1	1.0	2.4	1.7	1.6
6~11 岁	2.5	4.4	0.8	3.5	1.9	2.0
12~17 岁	4.0	5.8	2.4	5.3	3.6	3.0
18~44 岁	1.7	2.5	1.1	1.8	1.6	1.7
45~59 岁	0.6	1.0	0.4	0.6	0.6	0.7
60 岁~	0.3	0.4	0.2	0.3	0.3	0.4

续表

就餐地点	全国	城市	农村	东部	中部	西部
中式餐馆						
小计	3.7	6.1	1.9	5.1	3.0	2.9
6~11 岁	4.4	8.0	1.1	7.2	2.8	3.1
12~17 岁	5.9	8.0	3.9	7.3	5.2	5.0
18~44 岁	5.1	8.4	2.9	7.0	4.6	3.7
45~59 岁	2.3	3.8	1.4	3.0	2.2	1.8
60 岁 ~	0.6	1.0	0.3	0.7	0.5	0.4
西式餐馆						
小计	0.6	1.2	0.2	1.1	0.4	0.3
6~11 岁	1.2	2.3	0.2	2.3	0.6	0.6
12~17 岁	1.1	1.9	0.4	2.1	0.7	0.5
18~44 岁	0.4	0.7	0.2	0.7	0.3	0.2
45~59 岁	0.1	0.2	0.1	0.2	0.2	0.1
60 岁 ~	0.0	0.1	0.0	0.1	0.0	0.0
食堂						
小计	15.1	11.2	18.2	12.1	15.3	18.1
6~11 岁	15.2	6.6	22.9	7.5	15.4	22.6
12~17 岁	50.6	37.1	62.8	46.6	49.8	55.3
18~44 岁	2.9	4.2	1.9	3.7	3.0	2.0
45~59 岁	1.5	2.1	1.1	2.2	1.2	0.9
60 岁 ~	0.3	0.4	0.3	0.5	0.3	0.2
面包店 / 蛋糕店 / 咖啡馆						
小计	0.3	0.4	0.2	0.3	0.2	0.2
6~11 岁	0.3	0.5	0.2	0.4	0.3	0.3
12~17 岁	0.7	1.0	0.5	0.9	0.7	0.7
18~44 岁	0.1	0.1	0.1	0.1	0.0	0.1
45~59 岁	0.0	0.0	0.0	0.0	0.0	0.0
60 岁 ~	0.0	0.0	0.0	0.0	0.0	0.0
其他						
小计	1.9	2.4	1.6	1.7	1.8	2.2
6~11 岁	2.6	3.9	1.4	2.5	2.2	2.9
12~17 岁	2.8	3.0	2.6	1.9	3.1	3.4
18~44 岁	1.9	1.9	1.9	2.1	1.6	2.0
45~59 岁	1.4	1.2	1.5	1.4	1.2	1.5
60 岁 ~	0.7	0.6	0.7	0.6	0.6	0.8

续表

就餐地点	全国	城市	农村	东部	中部	西部
男性						
在家制作						
小计	92.3	93.1	91.6	93.1	91.6	92.0
6~11 岁	94.4	95.0	93.9	95.8	94.0	93.4
12~17 岁	79.5	85.3	74.2	80.6	75.4	81.8
18~44 岁	94.6	93.4	95.4	94.4	95.0	94.6
45~59 岁	96.4	95.5	96.9	96.5	97.2	95.5
60 岁 ~	97.7	97.7	97.7	98.2	98.3	96.4
买回家吃						
小计	2.0	3.2	1.0	2.4	1.7	1.7
6~11 岁	2.5	4.5	0.8	3.7	1.9	2.0
12~17 岁	3.6	5.5	2.0	4.6	3.4	2.9
18~44 岁	2.2	2.9	1.7	2.1	2.2	2.2
45~59 岁	0.8	1.2	0.6	0.8	0.7	0.8
60 岁 ~	0.3	0.4	0.3	0.3	0.3	0.4
中式餐馆						
小计	4.3	6.8	2.4	6.0	3.4	3.3
6~11 岁	4.4	8.0	1.0	7.3	2.7	3.0
12~17 岁	5.8	8.0	3.9	7.3	4.8	5.2
18~44 岁	7.2	10.9	4.8	9.8	6.5	5.3
45~59 岁	3.5	5.5	2.4	4.9	3.4	2.2
60 岁 ~	0.8	1.5	0.4	1.1	0.8	0.6
西式餐馆						
小计	0.6	1.2	0.2	1.1	0.4	0.3
6~11 岁	1.1	2.2	0.1	2.0	0.7	0.6
12~17 岁	1.1	2.0	0.4	2.1	0.8	0.5
18~44 岁	0.4	0.7	0.2	0.8	0.3	0.2
45~59 岁	0.2	0.3	0.1	0.2	0.2	0.1
60 岁 ~	0.0	0.1	0.0	0.0	0.0	0.0
食堂						
小计	15.6	11.8	18.5	12.8	15.8	18.6
6~11 岁	15.1	6.9	22.6	7.7	15.2	22.5

续表

就餐地点	全国	城市	农村	东部	中部	西部
12~17 岁	50.2	36.6	62.6	46.4	49.4	54.8
18~44 岁	3.7	5.9	2.2	4.5	3.9	2.8
45~59 岁	2.1	2.9	1.6	3.0	1.8	1.3
60 岁 ~	0.5	0.4	0.5	0.7	0.5	0.2
面包店 / 蛋糕店 / 咖啡馆						
小计	0.2	0.3	0.1	0.3	0.2	0.2
6~11 岁	0.3	0.5	0.1	0.4	0.2	0.2
12~17 岁	0.6	0.8	0.4	0.7	0.5	0.6
18~44 岁	0.0	0.1	0.0	0.1	0.0	0.0
45~59 岁	0.0	0.0	0.0	0.0	0.0	0.0
60 岁 ~	0.0	0.0	0.0	0.0	0.0	0.0
其他						
小计	2.1	2.6	1.8	2.0	1.9	2.5
6~11 岁	2.8	4.3	1.4	2.9	2.3	3.2
12~17 岁	2.4	2.6	2.2	1.5	2.5	3.1
18~44 岁	2.4	2.3	2.5	2.7	2.1	2.4
45~59 岁	1.9	1.5	2.2	2.0	1.6	2.1
60 岁 ~	0.8	0.7	0.9	0.8	0.7	1.0
女性						
在家制作						
小计	92.6	93.4	92.1	93.8	91.8	92.1
6~11 岁	94.6	95.7	93.6	96.7	93.8	93.2
12~17 岁	78.9	84.7	73.7	80.0	74.4	81.5
18~44 岁	95.6	94.0	96.8	95.5	96.4	95.3
45~59 岁	96.7	95.4	97.5	97.1	97.4	95.5
60 岁 ~	97.8	97.6	98.0	98.7	98.3	96.1
买回家吃						
小计	1.8	3.0	0.9	2.3	1.6	1.6
6~11 岁	2.4	4.2	0.8	3.4	1.9	2.1

续表

就餐地点	全国	城市	农村	东部	中部	西部
12~17 岁	4.3	6.1	2.8	6.0	3.8	3.2
18~44 岁	1.3	2.2	0.7	1.5	1.2	1.2
45~59 岁	0.4	0.8	0.2	0.4	0.5	0.5
60 岁 ~	0.3	0.5	0.2	0.3	0.3	0.4
中式餐馆						
小计	3.2	5.4	1.4	4.3	2.6	2.5
6~11 岁	4.4	7.9	1.2	7.1	2.8	3.1
12~17 岁	5.9	8.1	3.9	7.3	5.5	4.7
18~44 岁	3.4	6.4	1.3	4.7	3.1	2.3
45~59 岁	1.3	2.4	0.6	1.3	1.1	1.4
60 岁 ~	0.3	0.5	0.1	0.4	0.2	0.2
西式餐馆						
小计	0.6	1.2	0.2	1.1	0.4	0.3
6~11 岁	1.3	2.4	0.2	2.6	0.6	0.6
12~17 岁	1.1	1.8	0.4	2.0	0.7	0.5
18~44 岁	0.4	0.8	0.1	0.6	0.3	0.2
45~59 岁	0.1	0.2	0.0	0.1	0.1	0.0
60 岁 ~	0.0	0.1	0.0	0.1	0.0	0.0
食堂						
小计	14.6	10.5	17.8	11.6	14.9	17.6
6~11 岁	15.2	6.4	23.3	7.4	15.7	22.6
12~17 岁	51.1	37.7	63.1	46.8	50.2	55.9
18~44 岁	2.2	2.9	1.7	3.1	2.2	1.3
45~59 岁	1.0	1.5	0.7	1.6	0.8	0.6
60 岁 ~	0.2	0.3	0.2	0.3	0.2	0.2
面包店 / 蛋糕店 / 咖啡馆						
小计	0.3	0.4	0.2	0.3	0.3	0.3
6~11 岁	0.4	0.5	0.3	0.4	0.3	0.4
12~17 岁	0.9	1.2	0.6	1.1	0.9	0.8
18~44 岁	0.1	0.1	0.1	0.1	0.0	0.1
45~59 岁	0.0	0.0	0.0	0.0	0.0	0.0
60 岁 ~	0.0	0.0	0.0	0.0	0.0	0.0

续表

就餐地点	全国	城市	农村	东部	中部	西部
其他						
小计	1.7	2.2	1.4	1.5	1.8	2.0
6~11 岁	2.3	3.5	1.3	2.2	2.2	2.6
12~17 岁	3.2	3.4	3.0	2.2	3.8	3.6
18~44 岁	1.5	1.6	1.4	1.6	1.3	1.6
45~59 岁	0.9	0.8	0.9	0.9	0.8	1.0
60 岁 ~	0.5	0.5	0.5	0.5	0.4	0.6

表 5-9　2015—2017 年与 2010—2012 年中国城乡 6 岁及以上居民每日三餐进餐率比较

单位:%

	2015—2017 年			2010—2012 年		
	全国	城市	农村	全国	城市	农村
早餐	89.7	90.7	88.9	91.3	93.2	89.4
午餐	93.6	95.1	92.4	97.1	96.5	97.7
晚餐	95.0	94.7	95.2	98.1	98.0	98.3

注:每日三餐进餐率,指过去一周天天吃早餐、午餐、晚餐的人数占每餐总人数的百分比。

(三) 三餐在外就餐比例

2015—2017 年中国 6 岁及以上居民中,过去 1 周至少一餐曾在外就餐的比例为 46.3%;男性为 49.6%,女性为 43.1%;不同年龄段居民中,12~17 岁儿童青少年在外就餐的比例最高,达到 84.6%,其次是 6~11 岁儿童为 69.7%,18 岁及以上成人在外就餐率随年龄增加而逐渐降低,60 岁及以上居民仅为 9.1%;城市居民在外就餐的比例为 52.8%,农村居民为 41.2%;东部、中部和西部地区居民在外就餐的比例分别为 48.9%、43.5% 和 45.9%(表 5-10)。与 2010—2012 年相比,2015—2017 年中国城乡居民在外就餐比例呈增长趋势,增长了 10.8%,城市居民增长了 10.6%,农村居民增长了 12.7%(表 5-14)。

表 5-10　2015—2017 年中国城乡不同地区 6 岁及以上居民在外就餐频率

单位:%

	全国	城市	农村	东部	中部	西部
合计	46.3	52.8	41.2	48.9	43.5	45.9
6~11 岁	69.7	68.8	70.4	69.9	63.0	75.7
12~17 岁	84.6	81.8	87.1	87.5	79.6	86.0

续表

	全国	城市	农村	东部	中部	西部
18~44 岁	33.2	50.9	21.2	44.0	32.4	23.5
45~59 岁	19.8	30.0	13.5	25.8	17.9	14.7
60 岁 ~	9.1	13.5	5.8	11.6	7.3	7.5
男性						
小计	49.6	56.4	44.4	53.2	46.3	48.6
6~11 岁	70.0	69.5	70.5	70.2	63.3	76.2
12~17 岁	84.3	81.5	86.8	87.0	79.0	86.1
18~44 岁	39.5	57.6	27.7	51.7	38.5	28.9
45~59 岁	27.1	38.9	20.1	36.1	24.8	19.1
60 岁 ~	11.5	16.4	8.0	15.1	9.5	8.9
女性						
小计	43.1	49.4	38.2	44.9	40.8	43.3
6~11 岁	69.3	68.1	70.3	69.6	62.8	75.2
12~17 岁	85.0	82.2	87.5	88.1	80.2	85.9
18~44 岁	27.9	45.6	15.5	37.8	27.3	18.8
45~59 岁	13.5	22.6	7.7	16.9	12.1	10.8
60 岁 ~	6.6	10.7	3.4	8.2	4.9	6.1

注:在外就餐比例,指 6 岁及以上人群中过去 1 周至少有 1 次在家庭以外的地点就餐或将非在家制作的食物作为正餐在家食用的人数占总人数的百分比。

2015—2017 年中国 6 岁及以上居民中,早餐、午餐和晚餐过去一周内至少一餐曾在外就餐比例分别为 31.4%、37.2% 和 21.4%,均是男性高于女性。12~17 岁儿童青少年曾在外就餐的比例最高,其次是 6~11 岁儿童,18 岁及以上成人在外就餐率随年龄增加而逐渐降低。早餐和午餐城市居民曾在外就餐的比例高于农村,晚餐城市和农村居民曾在外就餐的比例相近(表 5-11~ 表 5-13)。与 2010—2012 年相比,2015—2017 年中国居民早餐、午餐和晚餐的在外就餐比例均呈增长趋势(表 5-14)。

表 5-11　2015—2017 年中国城乡不同地区 6 岁及以上居民调查期间早餐在外就餐频率

单位:%

	全国	城市	农村	东部	中部	西部
合计	31.4	34.2	29.2	30.4	29.8	33.9
6~11 岁	42.5	39.6	45.2	37.7	37.2	52.5
12~17 岁	67.9	59.7	75.2	65.2	65.2	72.8

续表

	全国	城市	农村	东部	中部	西部
18~44 岁	20.3	32.9	11.7	25.5	21.4	14.7
45~59 岁	11.0	18.2	6.5	13.5	10.6	8.4
60 岁 ~	5.9	9.7	3.0	7.7	4.5	4.9
男性						
小计	33.4	36.6	31.0	32.9	31.6	35.6
6~11 岁	43.3	40.8	45.6	38.3	38.0	53.4
12~17 岁	67.6	59.8	74.6	65.0	64.9	72.5
18~44 岁	23.9	37.4	15.2	30.0	24.9	17.7
45~59 岁	14.5	22.8	9.5	18.3	14.3	10.4
60 岁 ~	7.1	11.2	4.2	9.7	5.5	5.4
女性						
小计	29.5	32.0	27.6	28.1	28.0	32.3
6~11 岁	41.8	38.4	44.9	37.1	36.4	51.7
12~17 岁	68.2	59.6	75.8	65.4	65.4	73.1
18~44 岁	17.2	29.4	8.7	21.8	18.4	12.0
45~59 岁	7.9	14.4	3.7	9.3	7.5	6.6
60 岁 ~	4.7	8.3	1.9	5.8	3.4	4.4

表 5-12   2015—2017 年中国城乡不同地区 6 岁及以上居民调查期间午餐在外就餐频率

单位:%

	全国	城市	农村	东部	中部	西部
合计	37.2	40.8	34.4	40.1	35.0	36.1
6~11 岁	56.5	54.3	58.4	58.0	51.9	59.3
12~17 岁	73.3	69.4	76.9	78.9	67.9	72.4
18~44 岁	24.7	37.4	16.0	34.4	22.9	16.7
45~59 岁	14.0	20.2	10.3	18.5	12.8	10.1
60 岁 ~	4.5	5.4	3.8	5.6	4.0	3.6
男性						
小计	39.9	43.8	37.0	43.6	37.2	38.3
6~11 岁	56.4	54.6	58.1	58.0	51.6	59.3
12~17 岁	72.7	68.7	76.3	78.1	67.0	72.0
18~44 岁	30.4	44.0	21.5	41.5	28.1	21.6
45~59 岁	20.4	28.2	15.8	27.2	18.9	14.1
60 岁 ~	6.2	7.1	5.6	7.6	5.8	4.8

续表

	全国	城市	农村	东部	中部	西部
女性						
小计	34.7	38.1	32.0	36.9	32.9	33.9
6~11 岁	56.6	54.1	58.8	57.9	52.2	59.3
12~17 岁	74.0	70.2	77.5	79.7	68.8	72.8
18~44 岁	19.9	32.2	11.2	28.6	18.6	12.4
45~59 岁	8.5	13.5	5.3	11.0	7.5	6.5
60 岁 ~	2.8	3.9	2.0	3.6	2.2	2.5

表 5-13　2015—2017 年中国城乡不同地区 6 岁及以上居民调查期间晚餐在外就餐频率

单位:%

	全国	城市	农村	东部	中部	西部
合计	21.4	21.2	21.6	20.0	20.8	23.5
6~11 岁	23.5	21.2	25.7	19.4	21.9	29.3
12~17 岁	58.8	49.2	67.4	56.4	57.8	62.0
18~44 岁	11.3	16.5	7.8	14.2	10.6	9.1
45~59 岁	5.7	7.8	4.4	7.1	5.1	4.8
60 岁 ~	1.9	2.4	1.5	2.1	1.7	1.8
男性						
小计	22.8	22.8	22.9	21.8	21.9	24.7
6~11 岁	23.7	21.8	25.4	19.8	21.7	29.4
12~17 岁	58.1	48.3	67.0	55.8	56.8	61.5
18~44 岁	15.1	21.2	11.1	18.6	14.2	12.4
45~59 岁	8.2	10.7	6.7	10.5	7.5	6.3
60 岁 ~	2.5	3.1	2.1	2.9	2.3	2.2
女性						
小计	20.1	19.7	20.5	18.3	19.8	22.3
6~11 岁	23.4	20.7	26.0	19.1	22.1	29.1
12~17 岁	59.4	50.2	67.7	56.9	58.7	62.5
18~44 岁	8.2	12.7	5.0	10.6	7.5	6.3
45~59 岁	3.6	5.4	2.4	4.1	3.1	3.5
60 岁 ~	1.3	1.7	0.9	1.4	1.1	1.4

表 5-14　2015—2017 年与 2010—2012 年中国城乡 6 岁及以上居民每日在外就餐比例比较

单位:%

	2015—2017 年			2010—2012 年		
	全国	城市	农村	全国	城市	农村
合计	46.3	52.8	41.2	35.5	42.2	28.5
早餐	31.4	34.2	29.2	23.9	25.9	22.0
午餐	37.2	40.8	34.4	31.0	37.2	24.5
晚餐	21.4	21.2	21.6	20.1	21.8	18.4

　　2015—2017 年中国 6 岁及以上居民中,过去 1 周经常在外就餐比例为 22.3%;男性在外就餐比例为 23.8%,女性为 20.9%;12~17 岁儿童青少年在外就餐的比例最高,达到 59.0%,其次是 6~11 岁儿童为 26.6%,18 岁及以上成人经常在外就餐率随年龄增加而逐渐降低,60岁及以上居民仅为 1.4%;城市居民在外就餐比例为 22.1%,农村居民为 22.4%(表 5-15)。

表 5-15　2015—2017 年中国 6 岁及以上居民每日三餐在外就餐频率分布

单位:%

	经常在外就餐					其他			不吃
	小计	9~11 餐/周	12~14 餐/周	15~17 餐/周	18~21 餐/周	6~8 餐/周	3~5 餐/周	<3 餐/周	
合计	22.3	4.9	5.8	6.6	5.0	8.0	12.7	3.4	53.7
性别									
男性	23.8	5.3	6.3	6.8	5.4	9.0	13.2	3.6	50.4
女性	20.9	4.5	5.3	6.3	4.7	7.0	12.1	3.2	56.9
地区									
城市	22.1	6.6	6.3	5.3	3.8	11.3	14.9	4.5	47.2
农村	22.4	3.5	5.4	7.5	6.0	5.4	10.9	2.5	58.8
年龄/岁									
6~11	26.6	8.9	7.0	7.7	3.1	10.4	28.6	4.1	30.4
12~17	59.0	7.9	12.4	20.8	17.9	8.4	14.3	2.9	15.4
18~44	12.5	3.7	5.4	1.3	2.0	10.3	6.5	3.9	66.8
45~59	5.4	1.6	2.3	0.5	1.0	7.0	4.2	3.3	80.2
60~	1.4	0.4	0.6	0.1	0.4	2.9	2.2	2.5	91.0

二、身体活动状况

(一) 6~17 岁儿童青少年的身体活动情况

1. 6~17 岁儿童青少年身体活动不足情况

2016—2017 年中国 6~17 岁儿童青少年身体活动不足率为 86.0%;男童身体活动不足

率为 83.5%,女童为 88.6%;6~11 岁儿童和 12~17 岁儿童青少年的身体活动不足率分别为 85.0% 和 87.3%,其中男童分别为 83.4% 和 83.5%,女童分别为 86.6% 和 91.1%;城市儿童青少年身体活动不足率为 86.1%,农村儿童青少年为 86.0%(图 5-1)。

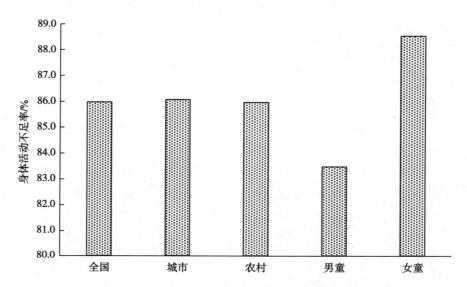

图 5-1 2016—2017 年中国 6~17 岁儿童青少年身体活动不足率

2. 6~17 岁儿童青少年业余静态行为时间

2016—2017 年中国 6~17 岁儿童青少年平均业余总静态时间为 127.0min/d,其中视屏时间为 97.7min/d,阅读书籍、杂志、报纸为 29.4min/d;男童和女童平均业余总静态时间分别为 131.0min/d、123.1min/d;6~11 岁儿童平均业余总静态时间为 108.4min/d,12~17 岁儿童青少年为 151.0min/d;城市和农村儿童青少年平均业余总静态时间分别为 135.8min/d、119.1min/d。2016—2017 年中国 6~17 岁儿童青少年中男童平均每天业余总静态时间、视屏时间略高于女童;城市儿童青少年业余总静态时间、视屏时间和阅读书籍、杂志、报纸时间均高于农村儿童青少年(表 5-16)。

(二)18 岁及以上成人的身体活动情况

2015 年中国成人慢性病与营养监测 18 岁及以上成人纳入分析身体活动情况的样本数为 168 257 人;男性 77 858 人,占 46.3%,女性 90 399 人,占 53.7%;城市 69 117 人,占 41.1%,农村 99 140 人,占 58.9%;东部地区 62 846 人,占 37.4%,中部地区 47 756 人,占 28.4%,西部地区 57 655 人,占 34.3%。

1. 18 岁及以上成人身体活动不足情况

2015 年中国 18 岁及以上成人身体活动不足率为 10.9%;男性身体活动不足率为 11.6%,女性为 10.2%;城市居民身体活动不足率为 12.1%,农村居民为 9.5%;东部、中部、西部地区居民身体活动不足率分别为 11.1%、12.1%、9.1%(图 5-2)。

表 5-16　2016—2017 年中国 6~17 岁儿童青少年平均每天业余静态行为时间

年龄 / 岁	总静态时间		视屏时间 /min						阅读书籍、杂志、报纸时间 /min
	min	h	小计	电视影碟	手机	电视游戏（xbox/playstation 等）	电脑（ipad/ipod/ 平板等）	其他电子屏幕产品	
合计	127.0	2.1	97.7	47.5	31.6	3.4	11.5	3.7	29.4
6~11	108.4	1.8	83.9	53.5	17.6	2.4	8.1	2.3	24.6
12~17	151.0	2.5	115.4	39.6	49.6	4.7	16.0	5.5	35.7
男童									
小计	131.0	2.2	103.2	48.7	33.2	4.1	13.4	3.8	27.8
6~11	111.2	1.9	88.1	55.2	19.0	2.8	8.7	2.4	23.2
12~17	156.3	2.6	122.6	40.3	51.5	5.9	19.3	5.6	33.8
女童									
小计	123.1	2.1	92.1	46.2	29.9	2.7	9.7	3.6	31.0
6~11	105.6	1.8	79.8	51.8	16.3	2.0	7.5	2.2	26.0
12~17	145.7	2.4	108.3	39.0	47.6	3.6	12.7	5.4	37.5
城市									
小计	135.8	2.3	100.5	43.4	34.2	4.3	14.0	4.6	35.4
6~11	114.9	1.9	83.4	47.2	19.5	3.2	10.6	2.9	31.7
12~17	163.0	2.7	122.8	38.5	53.3	5.7	18.4	6.9	40.2
农村									
小计	119.1	2.0	95	51.1	29.2	2.6	9.3	2.8	24.1
6~11	102.5	1.7	84.5	59.3	16.0	1.6	5.8	1.8	18.2
12~17	140.3	2.3	108.6	40.7	46.2	3.8	13.8	4.1	31.6

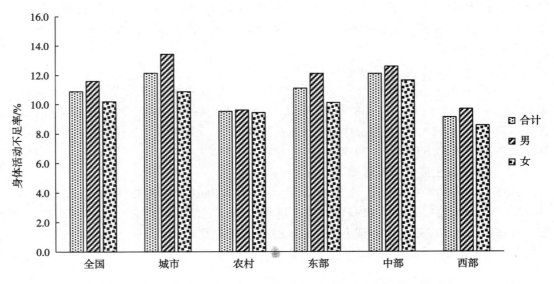

图 5-2　2015 年中国城乡不同地区 18 岁及以上成人身体活动不足率

2. 18 岁及以上成人业余静态行为时间

2015 年中国 18 岁及以上成人业余静态行为（包括看电视、手机、电脑，阅读书报等）时间平均为 4.5h/d，男性和女性均为 4.5h/d；18~44 岁、45~59 岁和 60 岁及以上男性业余静态行为时间分别为 4.9h/d、4.0h/d 和 4.0h/d，女性分别为 4.9h/d、3.8h/d 和 3.9h/d；城市和农村居民业余静态行为时间分别为 4.9h/d、4.0h/d；东部、中部和西部地区居民业余静态行为时间分别为 4.9h/d、4.3h/d 和 4.1h/d（图 5-3）。

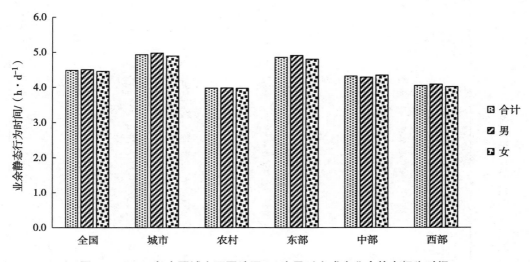

图 5-3　2015 年中国城乡不同地区 18 岁及以上成人业余静态行为时间

三、饮酒行为

本部分的数据采用食物频率法，通过"个人问卷"进行收集。

2015 年中国成人慢性病与营养监测 18 岁及以上成人纳入分析饮酒行为的样本数为 181 795 人；男性 84 180 人，占 46.3%，女性 97 615 人，占 53.7%；城市居民 73 692 人，占 40.5%，农村居民 108 103 人，占 59.5%；东部地区 67 580 人，占 37.2%，中部地区 51 612 人，占 28.4%，西部地区 62 603 人，占 34.4%。

（一）饮酒率

饮酒率为过去 12 个月内有饮酒行为的人占总人数的百分比。2015 年中国 18 岁及以上成人居民的饮酒率为 43.7%；男性饮酒率为 64.5%，女性为 23.1%；18~44 岁居民的饮酒率为 46.4%，45~59 岁居民为 44.9%，60 岁及以上居民为 33.2%，随年龄增长各年龄组饮酒率呈下降趋势；城市居民的饮酒率为 46.5%，农村居民为 40.8%，城市高于农村（表 5-17）。

（二）酒精摄入量

2015 年中国 18 岁及以上成人饮酒人群中平均酒精摄入量为 28.2g/ 次；男性酒精摄入量为 30.0g/ 次，女性为 12.6g/ 次，男性高于女性；18~44 岁居民的酒精摄入量为 22.6g/ 次，45~59 岁居民为 35.1g/ 次，60 岁及以上居民为 36.9g/ 次，随年龄增长各年龄组酒精摄入量呈上升趋势；在分性别年龄组中，各组人群的酒精摄入量均随着年龄组的升高而升高；城市居民酒精摄入量为 24.7g/ 次，农村居民为 31.9g/ 次，农村高于城市（表 5-18）。

表 5-17 2015 年中国城乡不同地区 18 岁及以上成人饮酒率

单位:%

	全国		城市		农村		东部		中部		西部	
	率	95%CI	率	95%CI	率	95%CI	率	95%CI	率	95%CI	率	95%CI
合计	43.7	41.4~46.1	46.5	42.7~50.3	40.8	38.7~42.9	45.0	40.4~49.6	43.5	40.9~46.2	42.0	38.9~45.0
男性	64.5	62.2~66.7	65.7	62.1~69.3	63.2	60.7~65.6	66.0	61.9~70.1	65.2	62.2~68.3	61.1	57.7~64.5
女性	23.1	20.5~25.7	27.3	23.0~31.6	18.8	16.8~20.7	24.1	18.7~29.4	22.2	19.3~25.2	22.7	19.7~25.6
18~44 岁												
小计	46.4	43.2~49.6	48.9	43.8~54.1	43.3	41.0~45.7	48.1	41.5~54.7	45.9	43.2~48.6	44.2	40.4~48.1
男性	66.9	64.0~69.9	67.4	62.6~72.1	66.4	63.4~69.4	68.3	62.6~73.9	68.2	64.6~71.7	63.3	59.0~67.7
女性	25.7	22.0~29.4	30.2	24.2~36.2	20.3	18.0~22.6	27.5	19.6~35.4	24.1	20.8~27.3	24.7	21.0~28.3
45~59 岁												
小计	44.9	43.3~46.5	47.4	45.0~49.7	42.5	40.4~44.6	45.0	42.5~47.6	45.3	42.2~48.4	44.1	41.4~46.8
男性	67.2	65.4~68.9	68.2	65.8~70.6	66.1	63.8~68.5	68.3	65.7~70.9	67.9	64.7~71.2	64.3	61.4~67.1
女性	22.3	20.6~24.0	26.0	23.3~28.6	18.9	16.7~21.0	21.5	18.7~24.2	22.5	19.2~25.8	23.4	20.4~26.5
60 岁~												
小计	33.2	31.6~34.7	35.0	33.1~37.0	31.7	29.5~34.0	34.3	32.1~36.5	33.1	29.8~36.3	31.6	29.0~34.2
男性	51.6	49.6~53.7	53.9	51.2~56.6	49.9	47.0~52.9	53.9	50.7~57.1	51.3	47.1~55.4	48.8	45.6~51.9
女性	16.0	14.6~17.5	17.8	15.9~19.7	14.7	12.6~16.7	16.6	14.3~18.9	15.9	13.2~18.6	15.3	13.0~17.7

表 5-18 2015 年中国城乡不同地区 18 岁及以上成人饮酒人群酒精摄入量

单位:g/ 次

	全国		城市		农村		东部		中部		西部	
	$\bar{x}$	$S_{\bar{x}}$	$\bar{x}$	$S_{\bar{x}}$	$\bar{x}$	$S_{\bar{x}}$	$\bar{x}$	$S_{\bar{x}}$	$\bar{x}$	$S_{\bar{x}}$	$\bar{x}$	$S_{\bar{x}}$
合计	28.2	0.7	24.7	0.9	31.9	0.9	29.5	1.3	26.7	1.0	28.0	1.2
男性	30.0	0.7	26.4	0.9	33.7	1.0	31.4	1.4	28.5	1.1	29.8	1.3
女性	12.6	0.7	10.2	0.6	15.3	1.1	12.9	1.1	11.0	1.1	14.0	1.3
18~44 岁												
小计	22.6	0.7	20.7	1.0	24.7	0.8	22.5	1.2	21.9	1.1	23.5	1.1
男性	23.9	0.7	22.1	1.1	25.8	0.9	23.8	1.2	23.2	1.2	24.8	1.2
女性	9.8	0.9	8.4	0.7	12.0	1.7	8.9	1.2	9.0	1.6	12.2	1.5
45~59 岁												
小计	35.1	0.9	29.5	1.0	40.5	1.2	37.5	1.4	33.2	1.5	33.0	1.6
男性	37.6	0.9	31.9	1.0	43.1	1.3	40.1	1.5	35.8	1.5	35.4	1.7
女性	13.3	0.8	11.2	0.8	15.7	1.2	14.1	1.1	11.2	0.9	14.4	1.9
60 岁 ~												
小计	36.9	0.9	32.9	1.3	39.8	1.3	38.9	1.4	33.8	1.3	36.8	2.1
男性	40.0	1.1	35.7	1.4	43.2	1.5	42.4	1.5	36.1	1.5	40.5	2.5
女性	18.6	1.1	15.4	2.0	20.7	1.2	19.7	1.9	17.5	1.7	17.7	1.7

（三）危险饮酒率

2015 年中国 18 岁及以上成人饮酒人群的危险饮酒率为 9.4%；18~44 岁饮酒人群的危险饮酒率为 6.4%，45~59 岁饮酒人群为 12.6%，60 岁及以上饮酒人群为 15.0%，随年龄增长各年龄组危险饮酒率呈上升趋势；在不同性别和不同地区中，危险饮酒率均随着年龄组的升高而升高；城市居民饮酒人群的危险饮酒率为 8.4%，农村居民饮酒人群为 10.4%，农村高于城市（表 5-19）。

（四）有害饮酒率

2015 年中国 18 岁及以上成人饮酒人群有害饮酒率为 13.7%；18~44 岁饮酒人群的有害饮酒率为 9.3%，45~59 岁饮酒人群为 18.7%，60 岁及以上饮酒人群为 21.2%，随着年龄的增长各年龄组有害饮酒率呈上升趋势；在不同性别和不同地区中，有害饮酒率均随着年龄组的升高而升高；城市居民饮酒人群的有害饮酒率为 11.3%，农村居民饮酒人群为 16.3%，农村高于城市（表 5-20）。

（五）不同酒类的饮用现状

1. 低度白酒

2015 年中国 18 岁及以上成人低度白酒饮用情况中，从不饮用、≥1 次 /d、1~6 次 / 周、1~3 次 / 月和 <1 次 / 月的比例分别是 70.6%、7.6%、8.7%、8.1% 和 5.0%。饮用低度白酒的居民主要集中在 1~6 次 / 周，男性和女性分别为 10.4% 和 4.0%，男性高于女性；18~44 岁、45~59 岁和 60 岁及以上居民每周饮用低度白酒 1~6 次的比例依次为 9.0%、9.8% 和 7.0%；城乡居民每周饮用低度白酒 1~6 次的比例分别为 7.5% 和 9.6%（表 5-21）。

表5-19　2015年中国城乡不同地区18岁及以上成人饮酒人群危险饮酒率

单位：%

	全国		城市		农村		东部		中部		西部	
	率	95%CI	率	95%CI	率	95%CI	率	95%CI	率	95%CI	率	95%CI
合计	9.4	8.7~10.2	8.4	7.3~9.6	10.4	9.6~11.2	9.3	7.9~10.8	9.2	8.2~10.2	9.8	8.8~10.8
男性	9.7	8.9~10.5	8.8	7.6~10.0	10.6	9.8~11.4	9.5	8.0~11.1	9.6	8.5~10.6	10.1	9.0~11.2
女性	7.1	5.8~8.4	5.7	4.0~7.4	8.7	6.9~10.5	7.6	5.2~9.9	6.2	4.2~8.2	7.5	5.3~9.6
18~44岁												
小计	6.4	5.6~7.2	5.9	4.7~7.0	7.0	6.0~8.0	6.0	4.5~7.5	6.5	5.4~7.7	6.8	5.7~8.0
男性	6.6	5.8~7.4	6.1	4.9~7.3	7.2	6.2~8.3	6.2	4.7~7.7	6.9	5.7~8.1	6.8	5.6~8.0
女性	4.3	2.9~5.7	4.2	2.1~6.3	4.5	2.8~6.1	3.5	1.6~5.4	2.9	1.0~4.8	7.1	3.7~10.4
45~59岁												
小计	12.6	11.6~13.6	12.1	10.4~13.7	13.1	12.1~14.1	12.8	11.1~14.5	11.9	10.3~13.4	13.2	11.6~14.8
男性	13.1	12.1~14.2	12.9	11.1~14.7	13.4	12.2~14.5	13.2	11.4~15.0	12.5	10.8~14.1	13.9	12.1~15.8
女性	8.2	6.5~9.9	6.0	3.8~8.1	10.8	8.3~12.2	9.4	6.3~12.6	7.1	4.3~10.0	7.5	5.0~10.1
60岁~												
小计	15.0	13.6~16.4	12.7	10.7~14.8	16.7	14.9~18.4	14.6	12.3~17.0	15.1	13.0~17.2	15.4	12.9~18.0
男性	15.4	13.9~16.9	13.0	10.9~15.1	17.2	15.3~19.1	14.8	12.3~17.3	15.0	13.1~17.0	16.9	14.0~19.7
女性	12.6	9.3~15.9	10.9	5.7~16.1	13.7	9.5~18.0	13.6	8.2~19.1	15.7	8.7~22.6	8.3	5.1~11.6

表 5-20　2015 年中国城乡不同地区 18 岁及以上成人饮酒人群有害饮酒率

单位：%

	全国		城市		农村		东部		中部		西部	
	率	95%CI	率	95%CI	率	95%CI	率	95%CI	率	95%CI	率	95%CI
合计	13.7	12.7~14.8	11.3	10.0~12.6	16.3	14.8~17.7	14.5	12.8~16.2	12.7	11.0~14.3	13.7	11.7~15.8
男性	14.5	13.4~15.6	12.1	10.7~13.5	17.0	15.4~18.5	15.4	13.6~17.2	13.5	11.7~15.3	14.5	12.3~16.6
女性	6.7	5.4~8.0	4.3	3.1~5.6	9.5	7.5~11.6	6.9	5.2~8.6	5.4	3.3~7.5	8.1	5.1~11.0
18~44 岁												
小计	9.3	8.3~10.4	8.3	6.9~9.8	10.5	9.1~11.9	9.5	7.9~11.1	8.7	6.8~10.6	9.8	7.9~11.8
男性	9.9	8.8~11.0	9.0	7.5~10.6	10.9	9.4~12.4	10.1	8.5~11.8	9.3	7.2~11.4	10.3	8.3~12.4
女性	3.5	2.2~4.8	2.2	0.9~3.6	5.3	3.0~7.6	2.8	1.0~4.7	2.9	0.6~5.2	5.1	2.5~7.6
45~59 岁												
小计	18.7	17.3~20.0	14.5	12.9~16.1	22.7	20.8~24.6	19.8	17.8~21.8	17.7	15.4~20.0	17.8	14.6~21.0
男性	19.9	18.5~21.3	15.6	13.9~17.2	24.1	22.1~26.1	21.0	18.8~23.2	19.2	16.8~21.6	19.0	15.7~22.2
女性	7.9	5.4~10.4	6.1	2.9~9.3	9.9	6.2~13.7	8.9	4.7~13.2	5.7	2.9~8.5	8.9	3.5~14.4
60 岁~												
小计	21.2	19.6~22.8	18.5	15.9~21.1	23.2	21.2~25.1	22.3	20.0~24.5	18.8	16.2~21.3	22.1	18.5~25.7
男性	22.5	20.8~24.3	20.1	17.3~22.8	24.4	22.1~26.6	23.9	21.6~26.3	19.6	16.7~22.4	23.6	19.7~27.6
女性	13.3	10.5~16.1	8.7	4.5~13.0	16.3	12.7~19.9	12.8	8.0~17.5	13.1	8.1~18.0	14.3	10.4~18.2

表 5-21   2015 年中国城乡不同地区 18 岁及以上成人低度白酒饮用频率

单位:%

	全国	城市	农村	东部	中部	西部
从不饮用						
合计	70.6	73.7	68.4	62.7	73.5	77.9
男性	66.8	69.4	65.1	56.6	70.1	76.5
女性	80.9	83.4	78.6	79.0	82.7	81.6
18~44 岁						
小计	72.8	75.7	70.6	66.9	74.8	77.7
男性	67.6	70.0	66.0	58.8	70.2	75.3
女性	84.6	86.4	82.9	85.0	85.3	83.6
45~59 岁						
小计	68.3	71.4	66.3	58.3	71.7	77.3
男性	64.3	66.8	62.8	52.2	68.1	75.9
女性	79.2	81.4	77.4	75.8	81.7	80.9
60 岁 ~						
小计	71.3	74.3	68.9	63.6	74.4	78.9
男性	69.3	71.7	67.5	60.0	72.6	78.9
女性	78.0	82.1	74.1	75.2	80.9	79.1
≥1 次 /d						
合计	7.6	5.6	9.1	11.0	6.4	4.5
男性	9.3	7.4	10.6	13.9	8.0	4.9
女性	3.0	1.7	4.2	3.1	2.1	3.6
18~44 岁						
小计	3.1	1.8	4.1	3.9	2.5	2.7
男性	4.1	2.6	5.1	5.6	3.5	3.0
女性	1.0	0.5	1.4	0.3	0.4	2.1
45~59 岁						
小计	8.6	6.3	10.1	13.5	6.5	4.7
男性	10.8	8.7	12.1	17.3	8.2	5.1
女性	2.7	1.3	4.0	2.7	1.6	3.7
60 岁 ~						
小计	11.3	8.9	13.3	15.5	10.0	6.8
男性	12.8	10.5	14.5	17.9	11.4	7.0
女性	6.4	4.0	8.6	7.7	4.9	6.0

续表

	全国	城市	农村	东部	中部	西部
1~6 次 / 周						
合计	8.7	7.5	9.6	11.6	7.8	5.9
男性	10.4	9.5	11.1	14.1	9.5	6.8
女性	4.0	3.1	4.9	4.9	3.2	3.6
18~44 岁						
小计	9.0	7.7	9.9	11.7	8.7	6.1
男性	11.6	10.7	12.2	15.5	11.5	7.4
女性	2.9	2.0	3.8	3.2	2.3	3.1
45~59 岁						
小计	9.8	8.7	10.5	13.4	9.0	6.2
男性	11.8	11.1	12.3	16.0	11.0	7.3
女性	4.3	3.6	4.8	5.8	3.5	3.2
60 岁 ~						
小计	7.0	5.8	7.9	9.2	5.5	5.3
男性	7.5	6.4	8.2	10.2	6.0	5.2
女性	5.3	4.0	6.5	6.2	3.7	5.4
1~3 次 / 月						
合计	8.1	7.7	8.4	9.3	7.5	7.1
男性	8.9	8.7	9.1	10.5	8.3	7.7
女性	5.8	5.2	6.2	6.1	5.4	5.7
18~44 岁						
小计	9.7	8.9	10.3	11.3	8.8	8.6
男性	11.6	11.1	12.0	14.4	10.4	9.6
女性	5.3	4.6	6.0	4.6	5.0	6.3
45~59 岁						
小计	8.2	8.0	8.4	9.4	8.2	6.8
男性	8.8	8.6	8.9	9.8	8.8	7.4
女性	6.7	6.6	6.8	8.0	6.6	5.4
60 岁 ~						
小计	6.1	6.0	6.1	7.0	5.4	5.5
男性	6.4	6.6	6.2	7.4	5.8	5.7
女性	5.0	4.2	5.8	5.6	4.1	5.1

续表

	全国	城市	农村	东部	中部	西部
<1 次 / 月						
合计	5.0	5.6	4.6	5.5	4.8	4.6
男性	4.5	5.1	4.1	5.0	4.2	4.2
女性	6.4	6.6	6.1	6.8	6.7	5.6
18~44 岁						
小计	5.4	5.9	5.1	6.2	5.2	4.8
男性	5.1	5.6	4.7	5.8	4.4	4.8
女性	6.3	6.6	6.0	7.0	7.0	5.0
45~59 岁						
小计	5.1	5.6	4.7	5.5	4.6	4.9
男性	4.3	4.9	4.0	4.7	3.9	4.2
女性	7.1	7.2	7.0	7.8	6.6	6.8
60 岁 ~						
小计	4.4	5.0	3.9	4.7	4.8	3.5
男性	4.1	4.8	3.6	4.5	4.3	3.2
女性	5.4	5.8	5.1	5.3	6.4	4.5

2015 年中国 18 岁及以上成人中饮酒者的低度白酒平均饮用量为 36.5g/ 次；男性饮酒者的低度白酒平均饮用量为 44.4g/ 次，女性饮酒者为 12.6g/ 次；城市居民饮酒者的低度白酒平均饮用量为 33.7g/ 次，农村居民饮酒者为 39.8g/ 次（表 5-22）。

表 5-22　2015 年中国城乡不同地区 18 岁及以上成人低度白酒饮用量

单位：g/ 次

	全国		城市		农村		东部		中部		西部	
	$\bar{x}$	$S_{\bar{x}}$	$\bar{x}$	$S_{\bar{x}}$	$\bar{x}$	$S_{\bar{x}}$	$\bar{x}$	$S_{\bar{x}}$	$\bar{x}$	$S_{\bar{x}}$	$\bar{x}$	$S_{\bar{x}}$
合计	36.5	1.8	33.7	2.3	39.8	2.8	43.1	2.7	30.6	2.2	31.7	4.2
男性	44.4	2.2	41.7	3.0	47.5	3.3	53.2	3.3	37.0	2.7	37.6	5.0
女性	12.6	1.0	11.3	1.2	14.4	1.6	12.7	1.4	11.3	1.6	14.1	2.4
18~44 岁												
小计	37.4	2.0	35.5	2.8	40.0	3.0	42.2	3.2	32.0	2.9	35.2	4.5
男性	46.5	2.6	44.7	3.5	48.9	3.7	53.4	4.0	39.6	3.7	42.3	5.4
女性	11.9	1.2	10.8	1.4	13.5	2.0	11.1	1.6	10.2	1.8	15.6	3.0

续表

	全国		城市		农村		东部		中部		西部	
	$\bar{x}$	$S_{\bar{x}}$	$\bar{x}$	$S_{\bar{x}}$	$\bar{x}$	$S_{\bar{x}}$	$\bar{x}$	$S_{\bar{x}}$	$\bar{x}$	$S_{\bar{x}}$	$\bar{x}$	$S_{\bar{x}}$
45~59 岁												
小计	38.6	2.2	32.5	2.5	45.0	3.6	48.6	3.0	31.5	2.6	29.9	5.3
男性	46.2	2.7	40.0	3.5	52.2	4.1	58.4	3.6	37.3	2.9	35.6	6.6
女性	13.6	1.3	11.6	1.6	16.4	1.9	15.1	2.3	13.0	2.2	11.8	1.9
60 岁 ~												
小计	28.0	1.9	26.3	2.8	29.6	2.6	36.5	3.0	22.5	2.2	19.5	4.0
男性	32.0	2.2	30.1	3.2	33.8	3.1	42.4	3.4	25.2	2.4	21.8	4.8
女性	14.1	1.9	13.5	3.3	14.8	2.0	16.4	3.4	13.4	3.1	11.0	2.4

2. 高度白酒

2015 年中国居民高度白酒饮用情况中,从不饮用、≥1 次 /d、1~6 次 / 周、1~3 次 / 月和 <1 次 / 月的比例分别是 54.6%、13.2%、12.7%、12.0% 和 7.5%。饮用高度白酒的居民主要集中在 ≥1 次 /d,其中男性高于女性,分别为 17.0% 和 3.2%;18~44 岁、45~59 岁和 60 岁及以上人群每天饮用高度白酒 ≥1 次的比例依次为 7.4%、14.2% 和 21.7%;城乡人群每天饮用高度白酒 ≥1 次的比例分别为 11.2% 和 14.8%(表 5-23)。

表 5-23　2015 年中国城乡不同地区 18 岁及以上成人高度白酒饮用频率

单位:%

	全国	城市	农村	东部	中部	西部
从不饮用						
合计	54.6	55.5	54.1	63.6	50.4	47.5
男性	46.3	45.1	47.1	55.8	40.7	39.7
女性	77.2	78.9	75.7	84.9	77.1	68.0
18~44 岁						
小计	61.8	63.0	60.9	70.9	59.0	53.8
男性	52.2	51.3	52.7	62.1	47.1	45.1
女性	83.7	85.0	82.4	90.4	85.9	74.2
45~59 岁						
小计	50.8	51.0	50.7	60.2	46.1	43.6
男性	42.4	40.7	43.4	52.8	36.1	35.4
女性	73.7	73.4	73.9	81.5	73.4	65.0
60 岁 ~						
小计	51.7	52.6	51.0	60.1	47.6	44.3
男性	45.3	43.9	46.3	53.3	40.9	38.8
女性	73.2	78.1	68.4	81.9	71.4	62.2

续表

	全国	城市	农村	东部	中部	西部
≥1次/d						
合计	13.2	11.2	14.8	11.9	16.0	12.4
男性	17.0	15.2	18.1	15.4	20.3	15.8
女性	3.2	2.1	4.2	2.5	4.1	3.3
18~44岁						
小计	4.7	3.0	6.0	4.1	5.7	4.8
男性	6.6	4.4	8.0	5.7	8.0	6.5
女性	0.5	0.4	0.7	0.5	0.4	0.7
45~59岁						
小计	14.2	12.1	15.5	13.2	16.7	13.0
男性	18.2	16.7	19.1	16.9	21.4	16.7
女性	3.2	2.2	4.1	2.6	3.9	3.3
60岁~						
小计	21.7	18.9	23.9	18.8	24.8	22.3
男性	26.1	23.8	27.8	23.1	29.3	26.6
女性	7.1	4.5	9.6	5.0	9.2	8.1
1~6次/周						
合计	12.7	12.7	12.6	10.0	15.2	13.6
男性	15.8	16.6	15.2	12.5	19.0	16.9
女性	4.2	3.9	4.5	3.3	4.9	4.8
18~44岁						
小计	12.3	12.2	12.4	8.9	15.2	13.9
男性	16.8	17.8	16.1	12.2	20.8	18.9
女性	2.2	1.8	2.5	1.8	2.5	2.4
45~59岁						
小计	14.3	14.5	14.2	11.9	17.6	14.1
男性	17.8	18.7	17.2	14.6	21.9	17.7
女性	4.8	5.3	4.4	4.1	5.7	4.7
60岁~						
小计	10.8	11.2	10.6	8.7	12.2	12.3
男性	12.2	13.2	11.4	10.1	13.8	13.3
女性	6.4	5.0	7.7	4.2	6.8	9.2

续表

	全国	城市	农村	东部	中部	西部
1~3 次 / 月						
合计	12.0	12.3	11.8	8.5	11.8	16.3
男性	13.7	14.6	13.1	10.1	13.5	18.3
女性	7.4	7.0	7.7	4.4	7.2	11.2
18~44 岁						
小计	13.3	13.1	13.5	9.9	13.3	17.2
男性	16.5	17.0	16.2	13.1	16.4	20.4
女性	6.1	5.9	6.4	2.8	6.5	9.7
45~59 岁						
小计	13.1	14.1	12.5	8.8	13.0	18.6
男性	14.6	16.2	13.7	9.8	14.5	20.8
女性	9.1	9.4	8.8	5.9	9.0	12.8
60 岁 ~						
小计	8.8	9.1	8.6	6.8	8.9	11.8
男性	9.5	10.5	8.8	7.4	10.0	12.0
女性	6.6	5.1	8.0	4.7	5.3	11.0
<1 次 / 月						
合计	7.5	8.4	6.8	6.0	6.6	10.2
男性	7.3	8.6	6.5	6.3	6.6	9.3
女性	8.0	8.1	7.9	5.0	6.8	12.7
18~44 岁						
小计	7.8	8.7	7.2	6.2	6.9	10.4
男性	8.0	9.5	6.9	7.0	7.8	9.2
女性	7.5	7.0	8.0	4.6	4.8	13.1
45~59 岁						
小计	7.6	8.4	7.2	6.0	6.6	10.7
男性	7.1	7.8	6.6	6.0	6.1	9.4
女性	9.2	9.7	8.8	5.9	8.0	14.1
60 岁 ~						
小计	6.9	8.2	5.9	5.7	6.4	9.3
男性	7.0	8.6	5.8	6.1	6.1	9.3
女性	6.7	7.2	6.3	4.3	7.5	9.6

2015 年中国居民中饮酒者的高度白酒平均饮用量为 53.2g/ 次；男性饮酒者的高度白酒平均饮用量为 66.4g/ 次，女性饮酒者为 13.3g/ 次；城市居民饮酒者的高度白酒平均饮用量为 50.2g/ 次，农村居民为饮酒者 56.7g/ 次（表 5-24）。

表 5-24　2015 年中国城乡不同地区居民高度白酒饮用量

单位：g/ 次

	全国		城市		农村		东部		中部		西部	
	$\bar{x}$	$S_{\bar{x}}$	$\bar{x}$	$S_{\bar{x}}$	$\bar{x}$	$S_{\bar{x}}$	$\bar{x}$	$S_{\bar{x}}$	$\bar{x}$	$S_{\bar{x}}$	$\bar{x}$	$S_{\bar{x}}$
合计	53.2	2.5	50.2	3.7	56.7	2.8	42.6	3.0	58.7	4.2	65.6	4.3
男性	66.4	2.9	63.8	4.5	69.4	3.3	53.6	3.7	73.6	4.9	81.0	5.0
女性	13.3	1.0	12.1	1.2	15.0	1.7	9.5	0.9	13.9	1.8	19.6	2.8
18~44 岁												
小计	52.9	3.5	49.4	5.1	57.8	3.7	40.5	4.3	58.4	5.3	69.4	5.9
男性	67.6	4.3	64.0	6.6	72.5	4.4	51.9	5.8	75.3	6.3	87.5	7.0
女性	11.5	1.2	10.0	1.3	13.8	2.3	8.7	1.2	9.7	1.8	19.0	3.8
45~59 岁												
小计	59.9	2.0	57.7	2.8	62.2	2.8	50.1	2.2	67.1	4.2	68.4	3.8
男性	72.7	2.3	72.0	3.2	73.4	3.3	61.5	2.8	81.2	4.7	82.3	4.6
女性	17.8	1.7	17.9	2.6	17.7	1.9	10.9	1.9	21.7	3.1	24.6	2.7
60 岁 ~												
小计	41.1	1.3	38.9	1.8	43.1	1.8	38.0	2.0	44.0	2.2	43.1	2.6
男性	49.0	1.5	46.8	2.2	51.0	2.0	45.8	2.4	51.4	2.4	51.8	2.9
女性	13.7	1.5	11.8	2.4	15.4	1.7	10.7	1.5	19.4	3.6	11.4	1.6

3. 米酒

2015 年中国 18 岁及以上成人米酒饮用情况中，从不饮用、≥1 次 /d、1~6 次 / 周、1~3 次 / 月和 <1 次 / 月的比例分别是 89.0%、2.2%、2.5%、3.1% 和 3.3%。饮用米酒的居民主要集中在 <1 次 / 月，其中女性高于男性，分别为 5.8% 和 2.4%；18~44 岁、45~59 岁和 60 岁及以上居民每月饮用米酒小于 1 次的比例依次为 3.7%、3.1% 和 3.1%；城乡居民每月饮用米酒小于 1 次的比例分别为 3.7% 和 3.1%（表 5-25）。

表 5-25　2015 年中国城乡不同地区 18 岁及以上成人米酒饮用频率

单位：%

	全国	城市	农村	东部	中部	西部
从不饮用						
合计	89.0	91.4	87.3	90.2	87.7	88.8
男性	90.2	93.0	88.3	91.4	90.1	88.7
女性	85.9	87.6	84.2	86.9	80.9	89.1

续表

	全国	城市	农村	东部	中部	西部
18~44 岁						
小计	88.9	90.3	87.9	90.1	87.1	89.1
男性	90.3	92.4	88.9	91.2	91.0	88.7
女性	85.9	86.4	85.4	87.5	78.0	90.0
45~59 岁						
小计	89.4	91.8	87.7	90.0	88.3	89.6
男性	90.5	93.3	88.9	91.1	90.5	89.8
女性	86.2	88.6	84.2	86.9	82.5	89.0
60 岁 ~						
小计	88.6	92.0	85.9	90.5	87.4	87.2
男性	89.7	93.4	86.9	92.0	88.9	87.1
女性	85.2	88.1	82.5	85.8	82.2	87.6
≥1 次 /d						
合计	2.2	0.9	3.1	1.9	2.0	2.6
男性	2.5	1.0	3.5	2.0	2.4	3.2
女性	1.2	0.6	1.8	1.6	0.9	1.0
18~44 岁						
小计	1.0	0.5	1.3	0.9	0.4	1.5
男性	1.2	0.6	1.5	1.0	0.5	1.8
女性	0.5	0.1	0.9	0.8	0.1	0.6
45~59 岁						
小计	2.3	1.0	3.2	2.2	2.3	2.6
男性	2.7	1.2	3.7	2.5	2.6	3.2
女性	1.3	0.8	1.8	1.5	1.3	1.1
60 岁 ~						
小计	3.2	1.3	4.8	2.6	3.2	4.3
男性	3.6	1.3	5.3	2.5	3.8	5.0
女性	2.0	1.1	3.0	2.8	1.4	1.6
1~6 次 / 周						
合计	2.5	1.4	3.2	2.6	1.7	3.1
男性	2.5	1.3	3.3	2.6	1.5	3.4
女性	2.3	1.8	2.8	2.4	2.2	2.2

续表

	全国	城市	农村	东部	中部	西部
18~44 岁						
小计	2.7	1.5	3.6	2.9	1.9	3.1
男性	3.0	1.3	4.2	3.2	1.6	4.0
女性	1.9	1.8	2.1	2.2	2.5	1.2
45~59 岁						
小计	2.4	1.7	2.8	2.5	1.7	2.9
男性	2.4	1.6	2.8	2.6	1.4	2.9
女性	2.5	1.8	3.1	2.5	2.3	2.7
60 岁 ~						
小计	2.3	1.1	3.3	2.2	1.7	3.2
男性	2.2	0.9	3.2	2.0	1.6	3.2
女性	2.6	1.6	3.5	2.7	1.9	3.1
1~3 次 / 月						
合计	3.1	2.6	3.4	2.7	3.6	3.0
男性	2.4	1.9	2.7	2.0	2.6	2.6
女性	4.9	4.2	5.4	4.6	6.2	4.0
18~44 岁						
小计	3.7	3.4	3.9	3.1	4.2	3.9
男性	2.9	2.5	3.2	2.5	2.6	3.5
女性	5.4	5.2	5.7	4.4	7.8	4.9
45~59 岁						
小计	2.8	2.3	3.2	2.7	3.4	2.3
男性	2.2	1.5	2.6	1.9	2.6	2.2
女性	4.5	3.9	5.0	5.2	5.5	2.7
60 岁 ~						
小计	2.7	2.2	3.2	2.3	3.3	2.7
男性	2.1	1.7	2.5	1.8	2.7	2.0
女性	4.6	3.5	5.8	4.0	5.3	4.9
<1 次 / 月						
合计	3.3	3.7	3.1	2.7	5.0	2.6
男性	2.4	2.8	2.2	2.0	3.3	2.1
女性	5.8	5.8	5.8	4.6	9.8	3.7

续表

	全国	城市	农村	东部	中部	西部
18~44 岁						
小计	3.7	4.4	3.3	3.1	6.5	2.4
男性	2.7	3.2	2.3	2.2	4.3	2.0
女性	6.2	6.5	6.0	5.1	11.6	3.4
45~59 岁						
小计	3.1	3.2	3.1	2.5	4.4	2.6
男性	2.2	2.4	2.1	2.0	2.9	1.9
女性	5.5	5.0	5.9	4.0	8.4	4.4
60 岁 ~						
小计	3.1	3.5	2.8	2.4	4.5	2.7
男性	2.4	2.7	2.2	1.7	3.1	2.6
女性	5.6	5.9	5.3	4.7	9.3	2.9

2015 年中国 18 岁及以上成人中饮酒者的米酒平均饮用量为 16.5g/ 次；男性饮酒者的米酒平均饮用量为 16.8g/ 次，女性饮酒者为 15.6g/ 次；城市居民饮酒者的米酒平均饮用量为 15.4g/ 次，农村居民饮酒者为 17.9g/ 次（表 5-26）。

表 5-26　2015 年中国城乡不同地区 18 岁及以上成人米酒饮用量

单位：g/ 次

	全国		城市		农村		东部		中部		西部	
	$\bar{x}$	$S_{\bar{x}}$	$\bar{x}$	$S_{\bar{x}}$	$\bar{x}$	$S_{\bar{x}}$	$\bar{x}$	$S_{\bar{x}}$	$\bar{x}$	$S_{\bar{x}}$	$\bar{x}$	$S_{\bar{x}}$
合计	16.5	1.7	15.4	1.9	17.9	3.0	13.1	2.2	19.4	2.9	19.3	4.6
男性	16.8	1.9	15.6	2.3	18.3	3.3	13.8	2.5	17.3	2.9	21.9	5.4
女性	15.6	2.0	14.8	2.3	16.6	3.7	10.8	1.7	25.6	5.1	11.6	3.3
18~44 岁												
小计	16.9	2.0	16.7	2.5	17.0	3.4	12.2	2.0	21.6	4.0	19.7	5.4
男性	17.2	2.3	16.9	2.9	17.5	3.8	12.7	2.4	18.7	4.0	23.6	6.8
女性	16.0	2.5	16.2	3.1	15.7	4.1	10.6	2.3	29.7	6.7	8.9	2.6
45~59 岁												
小计	16.3	1.8	13.9	2.0	18.9	3.1	15.4	3.0	16.3	2.7	18.0	3.9
男性	16.9	2.1	14.7	2.5	19.1	3.4	16.8	3.6	15.1	2.9	19.4	4.2
女性	14.4	1.9	11.6	1.7	18.2	3.7	10.7	1.9	20.1	4.1	13.4	4.1
60 岁 ~												
小计	15.4	2.3	11.1	1.6	19.2	4.1	12.6	4.0	15.6	2.5	20.2	5.2
男性	15.2	2.6	10.4	1.6	19.7	4.6	12.7	4.6	15.4	2.8	19.6	5.2
女性	15.8	2.4	13.8	2.7	17.6	3.8	12.1	2.6	16.4	3.6	22.2	7.3

4. 啤酒

2015 年中国 18 岁及以上成人啤酒饮用情况中,从不饮用、≥1 次 /d、1~6 次 / 周、1~3 次 / 月和 <1 次 / 月的比例分别是 46.2%、3.5%、16.5%、21.7% 和 12.2%。饮用啤酒的居民主要集中在 1~3 次 / 月,其中男性高于女性,分别为 23.0% 和 18.0%;18~44 岁、45~59 岁和 60 岁及以上居民每月饮用啤酒 1~3 次的比例依次为 28.4%、20.4% 和 15.7%;城乡居民每月饮用啤酒 1~3 次的比例分别为 20.2% 和 22.7%(表 5-27)。

表 5-27 2015 年中国城乡不同地区 18 岁及以上成人啤酒饮用频率

单位:%

	全国	城市	农村	东部	中部	西部
从不饮用						
合计	46.2	49.6	43.7	45.9	44.1	48.5
男性	43.4	45.0	42.3	42.7	42.1	45.3
女性	53.9	60.0	48.2	54.6	49.6	56.8
18~44 岁						
小计	30.7	33.7	28.5	29.3	30.2	32.8
男性	25.6	25.4	25.7	22.9	25.8	28.2
女性	55.8	61.6	50.8	56.2	49.4	61.4
45~59 岁						
小计	48.5	51.9	46.2	48.7	44.9	51.6
男性	45.8	47.5	44.8	46.0	43.3	47.9
女性	42.5	49.2	36.0	43.3	39.9	43.4
60 岁 ~						
小计	60.7	64.2	57.9	60.5	56.3	66.0
男性	58.5	60.9	56.7	58.0	54.5	63.9
女性	68.0	74.0	62.3	68.5	62.7	72.8
≥1 次 /d						
合计	3.5	2.8	4.0	4.3	3.7	2.2
男性	4.3	3.6	4.8	5.4	4.6	2.7
女性	1.1	0.9	1.3	1.4	1.1	0.7
18~44 岁						
小计	3.5	2.6	4.1	3.6	4.3	2.7

续表

	全国	城市	农村	东部	中部	西部
男性	4.7	3.9	5.2	4.9	5.9	3.6
女性	0.6	0.4	0.9	0.8	0.5	0.6
45~59 岁						
小计	3.9	3.1	4.3	5.3	3.8	2.2
男性	4.7	4.0	5.2	6.4	4.7	2.7
女性	8.0	6.0	9.8	8.2	9.4	6.5
60 岁 ~						
小计	2.9	2.4	3.3	4.0	2.9	1.4
男性	3.4	2.9	3.8	4.7	3.4	1.6
女性	1.2	1.1	1.4	1.5	1.2	0.9
1~6 次 / 周						
合计	16.5	14.9	17.7	18.5	16.7	13.9
男性	19.9	19.0	20.5	22.4	19.9	16.8
女性	7.3	5.6	8.9	7.8	8.0	6.1
18~44 岁						
小计	22.3	20.5	23.6	24.8	22.2	19.6
男性	28.8	28.3	29.1	32.4	28.4	25.1
女性	7.6	6.0	9.1	7.9	8.3	6.6
45~59 岁						
小计	16.3	15.0	17.2	18.1	17.4	13.1
男性	19.4	19.2	19.5	21.6	20.4	15.6
女性	1.5	1.3	1.7	2.1	1.4	0.8
60 岁 ~						
小计	10.2	8.6	11.5	12.0	10.6	7.1
男性	11.5	9.9	12.6	13.6	12.0	7.8
女性	5.9	4.5	7.3	7.1	5.4	4.7
1~3 次 / 月						
合计	21.7	20.2	22.7	20.3	23.3	22.0

续表

	全国	城市	农村	东部	中部	西部
男性	23.0	22.7	23.3	21.6	24.3	23.8
女性	18.0	14.6	21.1	16.7	20.5	17.3
18~44 岁						
小计	28.4	27.5	29.1	27.4	29.0	29.2
男性	30.7	31.5	30.1	30.1	30.8	31.2
女性	23.4	20.1	26.5	21.2	25.1	24.5
45~59 岁						
小计	20.4	18.6	21.6	18.3	22.6	20.9
男性	21.7	20.9	22.3	19.2	23.4	23.3
女性	16.7	13.5	19.4	15.6	20.5	14.4
60 岁 ~						
小计	15.7	14.2	16.9	15.1	18.7	13.3
男性	16.9	16.2	17.3	16.0	19.9	14.6
女性	11.9	8.2	15.5	12.0	14.6	9.0
<1 次 / 月						
合计	12.2	12.5	11.9	11.1	12.2	13.5
男性	9.4	9.8	9.2	8.0	9.1	11.4
女性	19.7	18.9	20.5	19.4	20.9	19.1
18~44 岁						
小计	15.1	15.6	14.7	15.0	14.3	15.8
男性	10.3	11.0	9.9	9.7	9.1	11.9
女性	26.0	24.4	27.5	26.7	26.2	24.8
45~59 岁						
小计	11.0	11.4	10.7	9.7	11.3	12.2
男性	8.4	8.5	8.3	6.8	8.3	10.4
女性	18.1	17.7	18.4	17.9	19.4	17.0
60 岁 ~						
小计	10.5	10.6	10.4	8.5	11.5	12.2
男性	9.7	10.0	9.6	7.7	10.2	12.1
女性	13.0	12.3	13.6	11.0	16.1	12.6

2015 年中国 18 岁及以上成人中饮酒者的啤酒平均饮用量为 425.7g/ 次；男性饮酒者的啤酒平均饮用量为 491.9g/ 次，女性饮酒者为 226.5g/ 次；城市居民饮酒者的啤酒平均饮用量为 452.6g/ 次，农村居民饮酒者为 393.1g/ 次（表 5-28）。

表 5-28　2015 年中国城乡不同地区 18 岁及以上成人啤酒饮用量

单位：g/ 次

	全国		城市		农村		东部		中部		西部	
	$\bar{x}$	$S_{\bar{x}}$	$\bar{x}$	$S_{\bar{x}}$	$\bar{x}$	$S_{\bar{x}}$	$\bar{x}$	$S_{\bar{x}}$	$\bar{x}$	$S_{\bar{x}}$	$\bar{x}$	$S_{\bar{x}}$
合计	425.7	15.0	452.6	23.3	393.1	14.1	447.0	23.9	374.3	23.1	451.9	27.0
男性	491.9	21.0	537.0	33.9	439.7	15.4	520.2	37.3	428.9	25.9	520.0	31.9
女性	226.5	15.2	217.5	22.9	238.8	16.0	225.7	27.8	209.8	19.9	249.1	25.1
18~44 岁												
小计	537.5	18.9	565.0	27.5	499.7	20.7	570.1	26.3	451.5	31.2	586.6	38.4
男性	629.2	26.2	676.1	39.3	566.5	22.4	673.9	41.7	524.4	34.9	680.7	44.1
女性	279.6	23.2	265.9	33.9	299.9	24.6	280.3	43.3	242.5	26.6	324.9	37.4
45~59 岁												
小计	303.1	10.1	303.1	16.9	303.1	10.7	300.6	14.1	302.2	18.5	308.5	22.2
男性	346.9	12.5	359.1	21.6	335.3	12.7	346.2	19.2	336.3	20.7	361.8	26.5
女性	158.5	9.9	146.8	15.2	174.7	10.3	144.6	12.9	192.3	20.4	139.9	14.8
60 岁 ~												
小计	165.7	7.0	155.4	10.4	175.0	9.4	170.5	10.6	175.3	12.9	144.2	11.7
男性	188.5	8.2	178.8	12.2	197.2	10.9	193.3	13.2	202.8	14.5	161.5	12.3
女性	86.9	6.9	75.8	10.2	97.2	9.3	91.4	10.0	84.6	12.4	81.5	14.4

5. 葡萄酒

2015 中国 18 岁及以上成人葡萄酒饮用情况中，从不饮用、≥1 次 /d、1~6 次 / 周、1~3 次 / 月和 <1 次 / 月的比例分别为 78.4%、1.2%、3.2%、6.6% 和 10.6%。饮用葡萄酒的居民主要集中在 <1 次 / 月，其中女性高于男性，分别为 20.7% 和 6.9%；18~44 岁、45~59 岁和 60 岁及以上居民每月饮用葡萄酒小于 1 次的比例依次为 13.8%、9.6% 和 8.3%；城乡居民每月饮用葡萄酒小于 1 次的比例分别为 14.8% 和 7.6%（表 5-29）。

表 5-29　2015 年中国城乡不同地区居民葡萄酒饮用频率

单位:%

	全国	城市	农村	东部	中部	西部
从不饮用						
合计	78.4	67.1	86.6	74.8	80.9	80.6
男性	85.0	76.6	90.6	81.6	87.3	87.1
女性	60.6	45.8	74.1	56.5	63.1	63.3
18~44 岁						
小计	73.8	62.0	82.5	68.8	75.4	78.0
男性	81.9	72.7	88.2	77.7	83.3	85.6
女性	55.1	42.0	67.6	49.0	57.6	60.2
45~59 岁						
小计	80.3	69.0	87.8	77.6	82.4	81.5
男性	86.7	78.3	91.6	83.8	88.6	88.4
女性	62.9	48.5	75.4	60.1	65.6	63.6
60 岁 ~						
小计	81.2	70.6	89.6	77.8	84.1	82.7
男性	86.0	78.4	91.8	82.7	89.1	87.1
女性	65.1	47.6	81.7	62.0	66.4	68.3
≥1 次 /d						
合计	1.2	2.1	0.6	1.5	1.2	0.8
男性	0.8	1.5	0.4	1.1	0.9	0.5
女性	2.2	3.5	1.0	2.6	2.2	1.8
18~44 岁						
小计	0.5	0.8	0.3	0.5	0.7	0.4
男性	0.2	0.4	0.2	0.3	0.3	0.1
女性	1.2	1.6	0.8	1.0	1.4	1.2
45~59 岁						
小计	1.0	1.7	0.5	1.2	0.9	0.9
男性	0.7	1.1	0.4	0.8	0.6	0.6
女性	2.0	3.2	1.0	2.4	1.8	1.7

续表

	全国	城市	农村	东部	中部	西部
60 岁 ~						
小计	2.2	3.9	0.9	3.0	2.1	1.3
男性	1.7	2.9	0.7	2.4	1.6	0.7
女性	4.1	7.0	1.4	5.1	3.7	3.1
1~6 次 / 周						
合计	3.2	5.7	1.4	4.4	2.5	2.5
男性	2.3	4.2	1.1	3.6	1.5	1.5
女性	5.6	9.1	2.4	6.4	5.2	5.0
18~44 岁						
小计	3.1	5.3	1.5	4.2	2.6	2.3
男性	2.3	4.0	1.1	3.3	1.7	1.5
女性	5.1	7.7	2.7	6.2	4.7	4.2
45~59 岁						
小计	3.2	6.0	1.3	4.5	2.4	2.4
男性	2.3	4.4	1.0	3.8	1.5	1.2
女性	5.7	9.5	2.3	6.4	4.8	5.7
60 岁 ~						
小计	3.3	5.8	1.4	4.4	2.4	2.8
男性	2.5	4.2	1.2	3.7	1.3	2.0
女性	6.3	10.8	2.0	6.9	6.4	5.2
1~3 次 / 月						
合计	6.6	10.3	3.9	7.8	5.7	5.9
男性	5.0	8.0	3.0	6.1	4.2	4.4
女性	10.9	15.6	6.7	12.6	9.8	9.9
18~44 岁						
小计	8.8	13.6	5.3	10.6	8.2	7.3
男性	6.8	10.8	4.2	8.4	6.3	5.5
女性	13.4	18.7	8.3	15.6	12.5	11.5

续表

	全国	城市	农村	东部	中部	西部
45~59 岁						
小计	5.9	9.6	3.5	6.8	5.4	5.4
男性	4.3	7.2	2.5	5.1	3.7	3.7
女性	10.4	15.0	6.4	11.5	9.9	9.8
60 岁 ~						
小计	5.0	7.5	2.9	6.1	3.7	4.8
男性	4.0	6.1	2.5	4.9	2.9	4.0
女性	8.1	11.8	4.6	9.9	6.3	7.4
<1 次 / 月						
合计	10.6	14.8	7.6	11.5	9.8	10.2
男性	6.9	9.8	4.9	7.7	6.2	6.6
女性	20.7	25.9	15.9	22.0	19.7	20.0
18~44 岁						
小计	13.8	18.4	10.3	15.9	13.1	12.0
男性	8.7	12.2	6.4	10.4	8.3	7.3
女性	25.2	30.0	20.7	28.2	23.8	23.0
45~59 岁						
小计	9.6	13.7	6.9	10.0	8.9	9.8
男性	6.2	9.0	4.5	6.6	5.6	6.1
女性	19.1	23.9	14.8	19.8	18.0	19.3
60 岁 ~						
小计	8.3	12.1	5.3	8.6	7.8	8.5
男性	5.9	8.5	3.9	6.3	5.1	6.2
女性	16.4	22.8	10.3	16.1	17.1	16.0

2015 年中国 18 岁及以上成人中饮酒者的葡萄酒平均饮用量为 43.0g/ 次；男性饮酒者的葡萄酒平均饮用量为 40.9g/ 次，女性饮酒者为 49.5g/ 次；城市居民饮酒者的葡萄酒平均饮用量为 57.6g/ 次，农村居民饮酒者为 25.4g/ 次（表 5-30）。

表 5-30　2015 年中国城乡不同地区居民葡萄酒饮用量

单位：g/ 次

	全国		城市		农村		东部		中部		西部	
	$\bar{x}$	$S_{\bar{x}}$	$\bar{x}$	$S_{\bar{x}}$	$\bar{x}$	$S_{\bar{x}}$	$\bar{x}$	$S_{\bar{x}}$	$\bar{x}$	$S_{\bar{x}}$	$\bar{x}$	$S_{\bar{x}}$
合计	43.0	3.8	57.6	5.5	25.4	1.9	53.9	6.7	34.3	4.0	33.9	3.2
男性	40.9	4.6	57.0	7.1	22.2	2.0	53.5	8.4	31.0	4.7	29.9	3.5
女性	49.5	2.2	59.3	2.6	36.0	2.8	55.0	3.4	44.3	3.4	45.8	3.7
18~44 岁												
小计	53.6	4.8	69.3	6.5	32.1	2.7	67.9	7.6	41.8	6.2	41.8	4.1
男性	52.0	6.0	69.9	8.4	28.1	3.1	68.9	9.7	39.0	7.5	36.9	4.8
女性	58.2	2.9	67.6	3.5	44.2	3.9	65.3	4.3	49.9	4.5	55.4	5.0
45~59 岁												
小计	31.2	2.8	42.5	4.4	19.5	1.8	38.7	5.4	25.5	2.4	25.2	3.2
男性	29.0	3.5	41.2	6.1	17.2	1.9	37.7	6.9	21.8	2.7	22.3	3.2
女性	38.6	2.2	46.0	3.1	28.4	3.0	42.1	3.4	37.4	4.1	34.2	4.1
60 岁 ~												
小计	18.6	1.2	26.1	1.9	11.9	1.2	19.7	2.1	18.7	2.1	16.7	2.2
男性	16.5	1.2	22.8	2.0	10.9	1.3	18.1	2.2	14.9	2.0	15.7	2.2
女性	26.0	2.1	37.4	3.1	15.3	2.2	25.2	3.1	31.0	4.0	20.2	3.3

第六章

血脂、血糖、血压水平

一、血脂水平及血脂异常情况

(一) 6~17 岁儿童青少年平均血脂水平

2016—2017 年中国 6~17 岁儿童青少年纳入分析血脂水平的样本数为 68 940 人；男童 34 426 人，占 49.9%，女童 34 514 人，占 50.1%；6~11 岁儿童 38 211 人，占 55.4%，12~17 岁儿童青少年 30 729 人，占 44.6%；城市 33 141 人，占 48.1%，农村 35 799 人，占 51.2%；东部地区 24 058 人，占 34.9%，中部地区 20 033 人，占 29.1%，西部地区 24 849 人，占 36.0%。

1. 血清 TC

2016—2017 年中国 6~17 岁儿童青少年血清 TC 水平为 3.81mmol/L；男童和女童血清 TC 水平分别为 3.75mmol/L、3.87mmol/L；6~11 岁儿童和 12~17 岁儿童青少年血清 TC 水平分别为 3.91mmol/L、3.71mmol/L；城市和农村儿童青少年血清 TC 水平分别为 3.92mmol/L、3.70mmol/L；东部、中部、西部地区儿童青少年血清 TC 水平分别为 4.09mmol/L、3.61mmol/L、3.62mmol/L。全国小计，农村儿童青少年的血清 TC 水平低于城市儿童青少年；东部地区儿童青少年的血清 TC 水平高于中部、西部地区儿童青少年（表 6-1）。

表 6-1　2016—2017 年中国城乡不同地区 6~17 岁儿童青少年血清 TC 水平

单位：mmol/L

	全国		城市		农村		东部		中部		西部	
	$\bar{x}$	$S_{\bar{x}}$	$\bar{x}$	$S_{\bar{x}}$	$\bar{x}$	$S_{\bar{x}}$	$\bar{x}$	$S_{\bar{x}}$	$\bar{x}$	$S_{\bar{x}}$	$\bar{x}$	$S_{\bar{x}}$
合计	3.81	0.04	3.92	0.05	3.70	0.04	4.09	0.05	3.61	0.04	3.62	0.02
6~11 岁	3.91	0.04	4.06	0.06	3.80	0.05	4.22	0.06	3.69	0.05	3.73	0.03
12~17 岁	3.71	0.03	3.82	0.05	3.60	0.04	3.97	0.05	3.54	0.05	3.52	0.03
男童												
小计	3.75	0.04	3.87	0.05	3.65	0.05	4.03	0.05	3.55	0.04	3.57	0.03

续表

	全国		城市		农村		东部		中部		西部	
	$\bar{x}$	$S_{\bar{x}}$	$\bar{x}$	$S_{\bar{x}}$	$\bar{x}$	$S_{\bar{x}}$	$\bar{x}$	$S_{\bar{x}}$	$\bar{x}$	$S_{\bar{x}}$	$\bar{x}$	$S_{\bar{x}}$
6~11 岁	3.90	0.04	4.06	0.06	3.79	0.05	4.21	0.06	3.69	0.05	3.72	0.03
12~17 岁	3.61	0.03	3.72	0.05	3.50	0.05	3.87	0.05	3.43	0.05	3.42	0.03
女童												
小计	3.87	0.04	3.99	0.05	3.77	0.04	4.16	0.05	3.68	0.05	3.67	0.03
6~11 岁	3.92	0.04	4.06	0.06	3.81	0.05	4.23	0.06	3.70	0.05	3.73	0.03
12~17 岁	3.83	0.04	3.93	0.06	3.72	0.04	4.09	0.05	3.66	0.05	3.62	0.03

2. 血清 LDL-C

2016—2017 年中国 6~17 岁儿童青少年血清 LDL-C 水平为 2.09mmol/L；男童和女童血清 LDL-C 水平分别为 2.05mmol/L、2.12mmol/L；6~11 岁儿童和 12~17 岁儿童青少年血清 LDL-C 水平分别为 2.14mmol/L、2.03mmol/L；城市和农村儿童青少年血清 LDL-C 水平分别为 2.15mmol/L、2.03mmol/L；东部、中部、西部地区儿童青少年血清 LDL-C 水平分别为 2.22mmol/L、1.99mmol/L、1.99mmol/L。全国小计，农村儿童青少年的血清 LDL-C 水平低于城市儿童青少年；东部地区儿童青少年的血清 LDL-C 水平高于中部、西部儿童青少年（表 6-2）。

表 6-2　2016—2017 年中国城乡不同地区 6~17 岁儿童青少年血清 LDL-C 水平

单位：mmol/L

	全国		城市		农村		东部		中部		西部	
	$\bar{x}$	$S_{\bar{x}}$	$\bar{x}$	$S_{\bar{x}}$	$\bar{x}$	$S_{\bar{x}}$	$\bar{x}$	$S_{\bar{x}}$	$\bar{x}$	$S_{\bar{x}}$	$\bar{x}$	$S_{\bar{x}}$
合计	2.09	0.02	2.15	0.03	2.03	0.03	2.22	0.03	1.99	0.03	1.99	0.02
6~11 岁	2.14	0.02	2.23	0.03	2.07	0.03	2.30	0.04	2.03	0.04	2.04	0.02
12~17 岁	2.03	0.02	2.09	0.02	1.97	0.02	2.16	0.02	1.94	0.03	1.95	0.02
男童												
小计	2.05	0.02	2.12	0.03	1.99	0.03	2.19	0.03	1.95	0.03	1.96	0.02
6~11 岁	2.13	0.03	2.22	0.03	2.05	0.03	2.29	0.04	2.01	0.04	2.03	0.03
12~17 岁	1.98	0.02	2.04	0.03	1.92	0.03	2.11	0.03	1.88	0.03	1.89	0.02
女童												
小计	2.12	0.02	2.18	0.03	2.07	0.03	2.26	0.02	2.04	0.03	2.03	0.02
6~11 岁	2.16	0.03	2.24	0.03	2.10	0.04	2.32	0.04	2.06	0.04	2.05	0.02
12~17 岁	2.09	0.02	2.14	0.03	2.04	0.02	2.20	0.02	2.01	0.04	2.01	0.02

3. 血清 HDL-C

2016—2017 年中国 6~17 岁儿童青少年血清 HDL-C 水平为 1.42mmol/L；男童和女童血清 HDL-C 水平分别为 1.41mmol/L、1.43mmol/L；6~11 岁儿童和 12~17 岁儿童青少年血清 HDL-C 水平分别为 1.48mmol/L、1.36mmol/L；城市和农村儿童青少年血清 HDL-C 水平分别为

1.43mmol/L、1.41mmol/L；东部、中部、西部地区儿童青少年血清 HDL-C 水平分别为 1.47mmol/L、1.36mmol/L、1.40mmol/L。全国小计，农村儿童青少年的血清 HDL-C 水平低于城市儿童青少年；东部地区儿童青少年的血清 HDL-C 水平高于中部、西部儿童青少年（表 6-3）。

表 6-3　2016—2017 年中国城乡不同地区 6~17 岁儿童青少年血清 HDL-C 水平

单位：mmol/L

	全国		城市		农村		东部		中部		西部	
	$\bar{x}$	$S_{\bar{x}}$	$\bar{x}$	$S_{\bar{x}}$	$\bar{x}$	$S_{\bar{x}}$	$\bar{x}$	$S_{\bar{x}}$	$\bar{x}$	$S_{\bar{x}}$	$\bar{x}$	$S_{\bar{x}}$
合计	1.42	0.01	1.43	0.02	1.41	0.01	1.47	0.02	1.36	0.02	1.40	0.02
6~11 岁	1.48	0.01	1.50	0.02	1.47	0.02	1.53	0.02	1.42	0.02	1.47	0.03
12~17 岁	1.36	0.01	1.37	0.02	1.35	0.01	1.41	0.02	1.30	0.02	1.35	0.01
男童												
小计	1.41	0.01	1.41	0.02	1.41	0.01	1.45	0.02	1.36	0.02	1.40	0.02
6~11 岁	1.50	0.01	1.52	0.02	1.49	0.02	1.55	0.02	1.45	0.02	1.49	0.02
12~17 岁	1.32	0.01	1.33	0.02	1.32	0.01	1.37	0.02	1.26	0.02	1.31	0.01
女童												
小计	1.43	0.01	1.44	0.02	1.41	0.01	1.48	0.02	1.36	0.02	1.41	0.02
6~11 岁	1.45	0.01	1.47	0.02	1.43	0.02	1.51	0.02	1.38	0.02	1.44	0.03
12~17 岁	1.41	0.01	1.43	0.02	1.39	0.01	1.47	0.02	1.35	0.02	1.38	0.02

4. 血清 TG

2016—2017 年中国 6~17 岁儿童青少年血清 TG 水平为 0.90mmol/L；男童和女童血清 TG 水平分别为 0.87mmol/L、0.93mmol/L；6~11 岁儿童和 12~17 岁儿童青少年血清 TG 水平分别为 0.86mmol/L、0.93mmol/L；城市和农村儿童青少年血清 TG 水平分别为 0.91mmol/L、0.89mmol/L；东部、中部、西部地区儿童青少年血清 TG 水平分别为 0.91mmol/L、0.87mmol/L、0.91mmol/L。全国小计，农村儿童青少年的血清 TG 水平低于城市儿童青少年；中部地区儿童青少年的血清 TG 水平低于中部、西部儿童青少年（表 6-4）。

表 6-4　2016—2017 年中国城乡不同地区 6~17 岁儿童青少年血清 TG 水平

单位：mmol/L

	全国		城市		农村		东部		中部		西部	
	$\bar{x}$	$S_{\bar{x}}$	$\bar{x}$	$S_{\bar{x}}$	$\bar{x}$	$S_{\bar{x}}$	$\bar{x}$	$S_{\bar{x}}$	$\bar{x}$	$S_{\bar{x}}$	$\bar{x}$	$S_{\bar{x}}$
合计	0.90	0.01	0.91	0.01	0.89	0.01	0.91	0.01	0.87	0.01	0.91	0.02
6~11 岁	0.86	0.01	0.87	0.01	0.86	0.02	0.88	0.02	0.84	0.01	0.87	0.02
12~17 岁	0.93	0.01	0.93	0.01	0.92	0.01	0.94	0.02	0.90	0.01	0.94	0.02
男童												
小计	0.87	0.01	0.88	0.01	0.85	0.01	0.88	0.01	0.83	0.01	0.87	0.02
6~11 岁	0.83	0.01	0.84	0.02	0.82	0.02	0.84	0.02	0.79	0.01	0.84	0.02

续表

	全国		城市		农村		东部		中部		西部	
	$\bar{x}$	$S_{\bar{x}}$	$\bar{x}$	$S_{\bar{x}}$	$\bar{x}$	$S_{\bar{x}}$	$\bar{x}$	$S_{\bar{x}}$	$\bar{x}$	$S_{\bar{x}}$	$\bar{x}$	$S_{\bar{x}}$
12~17 岁	0.90	0.01	0.91	0.02	0.88	0.01	0.92	0.01	0.87	0.02	0.90	0.02
女童												
小计	0.93	0.01	0.93	0.01	0.94	0.01	0.94	0.01	0.92	0.01	0.95	0.02
6~11 岁	0.91	0.01	0.91	0.01	0.91	0.02	0.92	0.02	0.89	0.01	0.91	0.03
12~17 岁	0.96	0.01	0.95	0.01	0.97	0.01	0.95	0.01	0.94	0.02	0.99	0.02

（二）18 岁及以上成人血脂水平及血脂异常情况

2015 年中国成人慢性病与营养监测 18 岁及以上成人（不含孕妇）纳入分析血脂水平的样本数为 179 728 人；男性 83 466 人，占 46.4%，女性 96 262 人，占 53.6%；18~44 岁 54 124 人，占 30.1%，45~59 岁 66 656 人，占 37.1%，60 岁及以上 58 948 人，占 32.8%；城市 73 443 人，其中男性 32 970 人，占 44.9%，女性 40 473 人，占 55.1%；农村 106 285 人，其中男性 50 496 人，占 47.5%，女性 55 789 人，占 52.5%；东部地区 67 309 人，占 37.4%、中部地区 51 677 人，占 28.8%，西部地区 60 742 人，占 33.8%。

1. 18 岁及以上成人血脂水平

（1）血清 TC：2015 年中国 18 岁及以上成人血清 TC 水平为 4.63mmol/L；男性和女性血清 TC 水平均为 4.63mmol/L；18~44 岁居民血清 TC 水平为 4.42mmol/L，45~59 岁居民为 4.88mmol/L，60 岁及以上居民为 4.93mmol/L，TC 水平随年龄增加而增高；城市和农村居民血清 TC 水平分别为 4.61mmol/L 和 4.64mmol/L，农村略高于城市；东部、中部和西部地区居民血清 TC 水平分别为 4.73mmol/L、4.57mmol/L 和 4.56mmol/L，东部地区居民高于中部和西部地区（表 6-5）。

表 6-5　2015 年中国城乡不同地区 18 岁及以上成人血清 TC 水平

单位：mmol/L

	全国		城市		农村		东部		中部		西部	
	$\bar{x}$	$S_{\bar{x}}$	$\bar{x}$	$S_{\bar{x}}$	$\bar{x}$	$S_{\bar{x}}$	$\bar{x}$	$S_{\bar{x}}$	$\bar{x}$	$S_{\bar{x}}$	$\bar{x}$	$S_{\bar{x}}$
合计	4.63	0.02	4.61	0.02	4.64	0.03	4.73	0.03	4.57	0.02	4.56	0.04
男性	4.63	0.02	4.61	0.02	4.64	0.03	4.74	0.03	4.57	0.02	4.56	0.04
女性	4.63	0.02	4.61	0.02	4.65	0.03	4.73	0.03	4.58	0.02	4.57	0.03
18~44 岁												
小计	4.42	0.02	4.42	0.02	4.43	0.03	4.53	0.03	4.37	0.02	4.36	0.04
男性	4.51	0.02	4.52	0.03	4.51	0.03	4.62	0.04	4.47	0.03	4.44	0.05
女性	4.33	0.02	4.32	0.02	4.34	0.03	4.43	0.03	4.27	0.02	4.27	0.04
45~59 岁												
小计	4.88	0.02	4.87	0.02	4.89	0.03	4.99	0.03	4.82	0.02	4.82	0.04

	全国		城市		农村		东部		中部		西部	
	$\bar{x}$	$S_{\bar{x}}$	$\bar{x}$	$S_{\bar{x}}$	$\bar{x}$	$S_{\bar{x}}$	$\bar{x}$	$S_{\bar{x}}$	$\bar{x}$	$S_{\bar{x}}$	$\bar{x}$	$S_{\bar{x}}$
男性	4.81	0.02	4.80	0.02	4.83	0.03	4.93	0.04	4.75	0.03	4.75	0.04
女性	4.95	0.02	4.94	0.02	4.96	0.02	5.05	0.03	4.90	0.02	4.89	0.03
60岁~												
小计	4.93	0.02	4.92	0.02	4.94	0.03	5.03	0.04	4.88	0.02	4.86	0.03
男性	4.71	0.02	4.69	0.02	4.74	0.03	4.84	0.04	4.64	0.02	4.64	0.04
女性	5.13	0.02	5.12	0.02	5.14	0.03	5.21	0.03	5.10	0.03	5.07	0.03

(2) 血清 TG：2015 年中国 18 岁及以上成人血清 TG 水平为 1.47mmol/L；男性血清 TG 水平为 1.62mmol/L，女性为 1.33mmol/L，男性高于女性；18~44 岁居民血清 TG 水平为 1.39mmol/L，45~59 岁居民为 1.61mmol/L，60 岁及以上居民为 1.53mmol/L；城市和农村居民血清 TG 水平分别为 1.52mmol/L 和 1.43mmol/L，城市高于农村；东部、中部和西部地区居民血清 TG 水平分别为 1.43mmol/L、1.52mmol/L 和 1.48mmol/L（表 6-6）。

表 6-6　2015 年中国城乡不同地区 18 岁及以上成人血清 TG 水平

单位：mmol/L

	全国		城市		农村		东部		中部		西部	
	$\bar{x}$	$S_{\bar{x}}$	$\bar{x}$	$S_{\bar{x}}$	$\bar{x}$	$S_{\bar{x}}$	$\bar{x}$	$S_{\bar{x}}$	$\bar{x}$	$S_{\bar{x}}$	$\bar{x}$	$S_{\bar{x}}$
合计	1.47	0.01	1.52	0.02	1.43	0.02	1.43	0.02	1.52	0.03	1.48	0.02
男性	1.62	0.02	1.70	0.02	1.54	0.02	1.60	0.02	1.67	0.04	1.61	0.03
女性	1.33	0.01	1.34	0.02	1.32	0.02	1.27	0.02	1.37	0.03	1.35	0.02
18~44岁												
小计	1.39	0.01	1.43	0.02	1.36	0.02	1.35	0.02	1.43	0.03	1.41	0.02
男性	1.64	0.02	1.72	0.02	1.58	0.02	1.62	0.02	1.69	0.04	1.63	0.03
女性	1.14	0.01	1.15	0.02	1.14	0.02	1.08	0.02	1.18	0.03	1.18	0.02
45~59岁												
小计	1.61	0.02	1.66	0.02	1.56	0.02	1.57	0.02	1.67	0.04	1.60	0.03
男性	1.70	0.02	1.81	0.03	1.61	0.02	1.68	0.02	1.75	0.05	1.68	0.04
女性	1.52	0.02	1.52	0.02	1.51	0.02	1.46	0.02	1.58	0.03	1.52	0.03
60岁~												
小计	1.53	0.02	1.61	0.02	1.46	0.02	1.49	0.02	1.58	0.03	1.53	0.04
男性	1.42	0.02	1.52	0.02	1.33	0.02	1.39	0.02	1.45	0.04	1.42	0.03
女性	1.64	0.02	1.69	0.03	1.58	0.02	1.58	0.03	1.70	0.03	1.64	0.04

（3）血清 HDL-C：2015 年中国 18 岁及以上成人血清 HDL-C 水平为 1.26mmol/L；男性血清 HDL-C 水平为 1.20mmol/L，女性为 1.31mmol/L，女性高于男性；18~44 岁居民血清 HDL-C 水平为 1.24mmol/L，45~59 岁居民为 1.28mmol/L，60 岁及以上居民为 1.29mmol/L，随年龄增加有逐渐上升趋势；城市和农村居民血清 HDL-C 分别为 1.23mmol/L 和 1.28mmol/L，农村高于城市；东部、中部和西部地区居民血清 HDL-C 水平分别为 1.27mmol/L、1.24mmol/L 和 1.26mmol/L（表 6-7）。

表 6-7 2015 年中国城乡不同地区 18 岁及以上成人血清 HDL-C 水平

单位：mmol/L

	全国		城市		农村		东部		中部		西部	
	$\bar{x}$	$S_{\bar{x}}$	$\bar{x}$	$S_{\bar{x}}$	$\bar{x}$	$S_{\bar{x}}$	$\bar{x}$	$S_{\bar{x}}$	$\bar{x}$	$S_{\bar{x}}$	$\bar{x}$	$S_{\bar{x}}$
合计	1.26	0.01	1.23	0.01	1.28	0.01	1.27	0.01	1.24	0.01	1.26	0.02
男性	1.20	0.01	1.16	0.01	1.24	0.01	1.21	0.01	1.19	0.01	1.21	0.02
女性	1.31	0.01	1.30	0.01	1.32	0.01	1.32	0.01	1.29	0.01	1.31	0.01
18~44 岁												
小计	1.24	0.01	1.22	0.01	1.25	0.01	1.25	0.01	1.22	0.01	1.24	0.02
男性	1.17	0.01	1.14	0.01	1.20	0.01	1.18	0.01	1.15	0.01	1.18	0.02
女性	1.30	0.01	1.30	0.01	1.31	0.01	1.32	0.01	1.28	0.01	1.30	0.01
45~59 岁												
小计	1.28	0.01	1.25	0.01	1.30	0.01	1.29	0.01	1.26	0.01	1.29	0.02
男性	1.24	0.01	1.19	0.01	1.28	0.01	1.25	0.01	1.22	0.01	1.25	0.02
女性	1.32	0.01	1.31	0.01	1.33	0.01	1.33	0.01	1.30	0.01	1.33	0.01
60 岁 ~												
小计	1.29	0.01	1.25	0.01	1.33	0.01	1.30	0.01	1.27	0.01	1.30	0.02
男性	1.26	0.01	1.20	0.01	1.31	0.01	1.27	0.01	1.24	0.02	1.27	0.02
女性	1.32	0.01	1.29	0.01	1.34	0.01	1.33	0.01	1.30	0.01	1.32	0.01

（4）血清 LDL-C：2015 年中国 18 岁及以上成人血清 LDL-C 水平为 2.87mmol/L；男性血清 LDL-C 水平为 2.90mmol/L，女性为 2.83mmol/L，男性高于女性；18~44 岁居民血清 LDL-C 水平为 2.71mmol/L，45~59 岁居民为 3.06mmol/L，60 岁及以上居民为 3.09mmol/L，血清 LDL-C 水平有随年龄增加的趋势；城市和农村居民血清 LDL-C 水平分别为 2.88mmol/L 和 2.85mmol/L，城市高于农村；东部、中部和西部地区居民血清 LDL-C 水平分别为 2.96mmol/L、2.84mmol/L 和 2.79mmol/L，东部地区居民显著高于中部和西部地区（表 6-8）。

2. 成人血脂异常患病率

（1）高胆固醇血症患病率：2015 年中国 18 岁及以上成人高胆固醇血症患病率为 5.8%；男性高胆固醇血症患病率为 5.5%，女性为 6.1%，女性高于男性；18~44 岁、45~59 岁、60 岁及以上居民高胆固醇血症患病率分别为 3.4%、8.3%、9.9%，患病率随年龄增加而增高；城市和农村居民高胆固醇血症患病率分别为 5.3% 和 6.2%，农村高于城市；东部、中部和西部地区居民高胆固醇血症患病率分别为 7.1%、4.6% 和 5.4%（表 6-9）。

表 6-8　2015 年中国城乡不同地区 18 岁及以上成人血清 LDL-C 水平

单位:mmol/L

	全国		城市		农村		东部		中部		西部	
	$\bar{x}$	$S_{\bar{x}}$	$\bar{x}$	$S_{\bar{x}}$	$\bar{x}$	$S_{\bar{x}}$	$\bar{x}$	$S_{\bar{x}}$	$\bar{x}$	$S_{\bar{x}}$	$\bar{x}$	$S_{\bar{x}}$
合计	2.87	0.02	2.88	0.02	2.85	0.02	2.96	0.02	2.84	0.02	2.79	0.03
男性	2.90	0.02	2.94	0.02	2.87	0.03	3.00	0.03	2.88	0.02	2.82	0.03
女性	2.83	0.01	2.84	0.02	2.83	0.02	2.92	0.02	2.81	0.02	2.76	0.02
18~44 岁												
小计	2.71	0.02	2.73	0.02	2.69	0.02	2.80	0.03	2.69	0.02	2.64	0.03
男性	2.84	0.02	2.88	0.03	2.80	0.02	2.93	0.03	2.82	0.02	2.76	0.03
女性	2.58	0.02	2.59	0.02	2.58	0.02	2.67	0.03	2.56	0.02	2.51	0.03
45~59 岁												
小计	3.06	0.02	3.08	0.02	3.04	0.02	3.15	0.03	3.04	0.02	2.99	0.03
男性	3.02	0.02	3.05	0.02	3.00	0.02	3.12	0.03	3.00	0.02	2.95	0.03
女性	3.10	0.02	3.11	0.02	3.09	0.02	3.19	0.03	3.08	0.02	3.03	0.02
60 岁 ~												
小计	3.09	0.02	3.12	0.02	3.06	0.02	3.19	0.03	3.07	0.03	3.00	0.02
男性	2.93	0.02	2.96	0.02	2.90	0.03	3.05	0.03	2.89	0.03	2.84	0.03
女性	3.25	0.02	3.27	0.02	3.22	0.02	3.32	0.03	3.25	0.03	3.17	0.02

(2) 胆固醇边缘升高患病率:2015 年中国 18 岁及以上成人胆固醇边缘升高患病率为 20.1%;男性胆固醇边缘升高患病率为 20.3%,女性为 19.8%,男性略高于女性;18~44 岁、45~59 岁、60 岁及以上居民胆固醇边缘升高患病率分别为 14.9%、26.3%、27.6%,患病率随年龄增加而增高;城市和农村居民胆固醇边缘升高患病率分别为 19.6% 和 20.5%,农村略高于城市;东部、中部和西部地区居民胆固醇边缘升高患病率分别为 22.1%、19.1% 和 18.8%,东部地区显著高于中西部地区(表 6-10)。

(3) 高甘油三酯血症患病率:2015 年中国 18 岁及以上成人高甘油三酯血症患病率为 15.0%;男性高甘油三酯血症患病率为 18.8%,女性为 11.2%,男性高于女性;18~44 岁、45~59 岁、60 岁及以上居民患病率分别为 13.4%、18.1%、15.5%,45~59 岁居民患病率高于其他两个年龄组居民;城市居民高甘油三酯血症患病率为 16.2%,农村居为 13.9%,城市高于农村;东部、中部和西部地区居民高甘油三酯血症患病率分别为 14.2%、16.4% 和 14.8%(表 6-11)。

(4) 甘油三酯边缘升高患病率:2015 年中国 18 岁及以上成人甘油三酯边缘升高患病率为 11.9%;男性甘油三酯边缘升高患病率为 13.2%,女性为 10.6%,男性高于女性;18~44 岁、45~59 岁、60 岁及以上居民甘油三酯边缘升高患病率分别为 10.6%、13.6%、13.8%,患病率随年龄增加呈上升趋势;城市和农村居民甘油三酯边缘升高患病率分别为 12.2% 和 11.6%,城市高于农村;东部、中部和西部地区居民甘油三酯边缘升高患病率分别为 11.1%、12.5%、12.3%(表 6-12)。

表 6-9 2015 年中国城乡不同地区 18 岁及以上成人高胆固醇血症患病率

单位：%

	全国		城市		农村		东部		中部		西部	
	率	95%CI	率	95%CI	率	95%CI	率	95%CI	率	95%CI	率	95%CI
合计	5.8	5.3~6.3	5.3	4.8~5.8	6.2	5.4~6.9	7.1	6.1~8.0	4.6	4.1~5.1	5.4	4.5~6.3
男性	5.5	4.9~6.1	5.0	4.4~5.7	5.9	5.0~4.7	6.9	5.8~8.0	4.2	3.6~4.8	5.1	4.1~6.1
女性	6.1	5.6~6.6	5.6	5.1~6.1	6.5	5.7~7.2	7.3	6.4~8.2	5.0	4.3~5.6	5.7	4.8~6.5
18~44 岁												
小计	3.4	3.0~3.8	3.1	2.5~3.6	3.7	3.0~4.3	4.0	3.2~4.8	2.6	2.1~3.1	3.3	2.6~4.0
男性	4.3	3.7~4.8	4.0	3.2~4.9	4.4	3.7~5.2	5.1	4.0~6.2	3.4	2.7~4.1	4.1	3.1~5.1
女性	2.5	2.1~2.9	2.1	1.7~2.6	2.8	2.2~3.5	3.0	2.2~3.8	1.8	1.3~2.4	2.5	1.9~3.1
45~59 岁												
小计	8.3	7.6~9.0	7.7	7.0~8.4	8.8	7.7~9.8	10.3	9.0~11.6	6.6	5.8~7.3	7.6	6.4~8.9
男性	7.8	6.9~8.6	7.1	6.2~8.0	8.3	7.1~9.5	9.9	8.2~11.7	5.8	4.9~6.8	7.1	5.8~8.3
女性	8.9	8.1~9.6	8.4	7.6~9.2	9.3	8.2~10.4	10.8	9.5~12.1	7.3	6.4~8.2	8.2	6.8~9.6
60 岁~												
小计	9.9	9.1~10.6	9.6	8.7~10.4	10.1	8.9~11.3	12.2	10.8~13.6	8.1	7.1~9.0	8.9	7.5~10.2
男性	6.1	5.4~6.9	5.5	4.7~6.4	6.6	5.6~7.7	8.2	6.8~9.7	4.3	3.6~5.0	5.4	4.1~6.6
女性	13.5	12.5~14.4	13.2	12.0~14.4	13.7	12.2~15.3	16.0	14.3~17.8	11.7	10.2~13.2	12.3	10.6~13.9

表6-10　2015年中国城乡不同地区18岁及以上成人胆固醇边缘升高患病率

单位：%

	全国		城市		农村		东部		中部		西部	
	率	95%CI	率	95%CI	率	95%CI	率	95%CI	率	95%CI	率	95%CI
合计	20.1	19.2~21.0	19.6	18.6~20.6	20.5	19.2~21.8	22.1	20.7~23.6	19.1	17.8~20.4	18.8	17.2~20.4
男性	20.3	19.2~21.4	19.9	18.6~21.3	20.6	19.1~22.1	22.5	20.7~24.3	19.3	17.6~21.1	18.9	16.9~20.8
女性	19.8	19.0~20.7	19.2	18.3~20.2	20.4	19.2~21.6	21.8	20.3~23.3	18.8	17.6~20.1	18.7	17.2~20.1
18~44岁												
小计	14.9	14.0~15.9	14.4	13.3~15.5	15.4	14.0~16.8	17.2	15.7~18.8	13.6	12.1~15.1	13.7	12.0~15.3
男性	17.8	16.5~19.1	17.6	15.8~19.4	18.0	16.2~19.7	20.2	18.1~22.4	16.8	14.7~18.9	16.2	14.0~18.3
女性	12.1	11.2~13.0	11.3	10.3~12.4	12.8	11.5~14.1	14.2	12.7~15.8	10.4	9.0~11.8	11.2	9.6~12.7
45~59岁												
小计	26.3	25.3~27.3	26.2	24.9~27.4	26.4	24.9~27.4	28.0	26.4~29.7	25.6	24.0~27.1	25.2	23.2~27.1
男性	24.3	23.1~25.5	24.1	22.5~25.7	24.5	22.8~26.2	25.7	23.9~27.6	23.8	21.8~25.8	23.3	20.9~25.7
女性	28.3	27.2~29.4	28.2	26.7~29.7	28.4	27.0~29.8	30.4	28.6~32.1	27.4	25.5~29.3	27.0	25.1~28.9
60岁~												
小计	27.6	26.6~28.7	27.6	26.1~29.1	27.7	26.3~29.0	29.4	27.3~31.4	27.5	25.8~29.3	26.0	24.3~27.8
男性	22.5	21.3~23.8	21.9	20.2~23.5	23.1	21.5~24.8	25.1	22.8~27.4	21.0	18.8~23.3	21.2	19.3~23.0
女性	32.6	31.3~33.8	32.8	30.9~34.6	32.4	30.8~33.9	33.5	31.2~35.8	33.8	31.9~35.7	30.8	28.6~32.9

表 6-11　2015 年中国城乡不同地区 18 岁及以上成人高甘油三酯血症患病率

单位：%

	全国		城市		农村		东部		中部		西部	
	率	95%CI	率	95%CI	率	95%CI	率	95%CI	率	95%CI	率	95%CI
合计	15.0	14.3~15.7	16.2	15.4~17.1	13.9	13.0~14.7	14.2	13.2~15.2	16.4	14.8~17.9	14.8	13.6~16.0
男性	18.8	17.8~19.8	21.4	20.0~22.7	16.6	15.6~17.7	18.5	17.1~19.9	20.3	18.1~22.5	18.1	16.5~19.8
女性	11.2	10.5~11.8	11.3	10.5~12.1	11.1	10.2~11.9	9.9	8.9~10.9	12.5	11.1~13.8	11.5	10.4~12.6
18~44 岁												
小计	13.4	12.7~14.2	14.4	13.4~15.5	12.5	11.6~13.4	12.5	11.3~13.6	14.8	13.3~16.4	13.4	12.1~14.7
男性	19.7	18.4~20.9	22.1	20.3~23.9	17.4	16.1~18.7	19.1	17.3~21.0	21.6	18.9~24.2	18.9	16.9~20.8
女性	7.2	6.6~7.9	7.0	6.1~7.8	7.4	6.6~8.3	5.7	4.8~6.6	8.1	6.7~9.5	8.0	6.9~9.0
45~59 岁												
小计	18.1	17.2~19.0	19.8	18.6~20.9	16.8	15.7~20.9	17.6	16.4~18.8	19.4	17.5~21.4	17.6	16.1~19.2
男性	20.9	19.8~22.0	23.8	22.2~25.3	18.6	17.3~19.9	21.0	19.6~22.6	21.9	19.5~24.3	20.0	18.1~22.0
女性	15.3	14.4~16.2	15.8	14.6~17.0	14.8	13.7~15.9	14.1	12.8~15.4	17.0	15.2~18.7	15.2	13.7~16.8
60 岁~												
小计	15.5	14.5~16.5	17.3	15.9~18.7	13.9	12.8~14.9	14.8	13.4~16.2	17.0	15.1~18.9	15.1	13.3~16.9
男性	12.9	11.9~13.9	15.2	13.8~16.6	10.9	9.8~12.0	12.4	11.1~13.7	13.8	11.8~15.9	12.6	10.8~14.4
女性	18.0	16.8~19.2	19.1	17.5~20.8	16.9	15.5~18.3	17.0	15.2~18.9	20.1	17.8~22.3	17.5	15.4~19.6

表6-12 2015年中国城乡不同地区居民甘油三酯边缘升高患病率

单位:%

	全国		城市		农村		东部		中部		西部	
	率	95%CI	率	95%CI	率	95%CI	率	95%CI	率	95%CI	率	95%CI
合计	11.9	11.5~12.3	12.2	11.7~12.8	11.6	11.0~12.2	11.1	10.6~11.7	12.5	11.6~13.3	12.3	11.4~13.1
男性	13.2	12.6~13.7	13.8	13.1~14.5	12.6	11.8~13.4	12.4	11.8~13.2	13.5	12.5~14.5	13.6	12.5~14.7
女性	10.6	10.1~11.2	10.7	10.0~11.4	10.6	9.9~11.3	9.8	9.0~10.5	11.4	10.4~12.5	10.9	10.0~11.9
18~44岁												
小计	10.6	10.0~11.1	10.6	9.8~11.4	10.6	9.9~11.2	9.6	8.9~10.2	11.1	9.9~12.3	11.2	10.3~12.0
男性	13.4	12.6~14.2	13.7	12.5~14.8	13.2	12.2~14.2	12.4	11.3~13.5	13.5	11.9~15.1	14.3	13.0~15.7
女性	7.7	7.1~8.3	7.5	6.7~8.4	7.9	7.1~8.6	6.7	5.9~7.5	8.7	7.4~10.0	8.0	6.9~9.1
45~59岁												
小计	13.6	12.9~14.2	14.0	13.2~14.8	13.2	12.3~14.1	12.8	11.9~13.6	14.4	13.2~15.6	13.7	12.5~14.9
男性	13.5	12.8~14.3	14.3	13.2~15.5	12.9	11.9~13.9	12.9	11.8~14.1	14.4	12.9~15.8	13.5	12.2~14.8
女性	13.6	12.8~14.4	13.6	12.5~14.8	13.5	12.5~14.6	12.6	11.5~13.7	14.4	13.1~15.7	13.9	12.4~15.5
60岁~												
小计	13.8	13.2~14.5	15.4	14.6~16.3	12.4	11.6~13.2	13.7	12.8~14.7	14.1	12.8~15.4	13.7	12.5~14.9
男性	11.7	11.0~12.4	13.6	12.4~14.6	10.1	9.3~11.0	11.8	10.7~12.8	12.1	10.5~13.7	11.4	10.1~12.7
女性	15.9	15.0~16.8	17.1	15.9~18.4	14.6	13.4~15.8	15.6	14.2~17.1	16.0	14.3~17.7	16.0	14.4~17.6

(5) 低 HDL-C 血症患病率:2015 年中国 18 岁及以上成人低 LDL-C 血症患病率为 24.9%;男性低 LDL-C 血症患病率为 31.7%,女性为 18.2%,男性高于女性;18~44 岁、45~59 岁、60 岁及以上居民低 LDL-C 血症患病率分别为 26.3%、23.4%、22.9%;城市居民低 LDL-C 血症患病率为 27.1%,农村居民为 23.0%;东部、中部和西部地区居民低 LDL-C 血症患病率分别为 23.5%、26.3% 和 25.3%(表 6-13)。

(6) 高 LDL-C 血症患病率:2015 年中国 18 岁及以上成人高 LDL-C 血症患病率为 7.2%;男性高 LDL-C 血症患病率为 7.4%,女性为 7.0%,男性高于女性;18~44 岁、45~59 岁、60 岁及以上居民高 LDL-C 血症患病率分别为 4.7%、9.8%、11.3%,患病率随年龄增加而增高;城市居民高 LDL-C 血症患病率为 7.1%,农村居民为 7.2%,城市与农村接近;东部、中部和西部地区居民高 LDL-C 血症患病率分别为 8.8%、6.3% 和 6.1%(表 6-14)。

(7) LDL-C 边缘升高患病率:2015 年中国 18 岁及以上成人 LDL-C 边缘升高患病率为 18.2%;男性 LDL-C 边缘升高患病率为 19.4%,女性为 16.9%,男性显著高于女性;18~44 岁、45~59 岁、60 岁及以上居民 LDL-C 边缘升高患病率分别为 14.4%、22.9%、23.6%,患病率随年龄增加而增高;城市居民 LDL-C 边缘升高患病率为 19.3%,农村居民为 17.2%,城市高于农村;东部、中部和西部地区居民 LDL-C 边缘升高患病率分别为 20.2%、17.9% 和 16.4%,东部地区居民显著高于中部和西部地区(表 6-15)。

3. 成人血脂检测率、血脂异常知晓率及治疗率

2015 年中国 18 岁及以上成人血脂检测率为 34.4%;男性血脂检测率为 33.8%,女性为 35.0%;18~44 岁、45~59 岁、60 岁及以上居民血脂检测率分别为 23.9%、33.5%、45.2%;城市居民血脂检测率为 47.8%,农村居民为 25.3%,城市高于农村;东部、中部和西部地区居民血脂检测率分别为 42.3%、33.9% 和 26.2%,东部显著高于中部和西部地区(表 6-16)。

2015 年中国 18 岁及以上成人血脂异常知晓率为 11.1%;男性血脂异常知晓率为 10.2%,女性为 12.2%;18~44 岁、45~59 岁、60 岁及以上居民血脂异常知晓率分别为 5.2%、11.8%、15.3%;城市居民血脂异常知晓率为 15.8%,农村居民为 7.5%,城市高于农村;东部、中部和西部地区居民血脂异常知晓率分别为 13.5%、11.3% 和 8.3%,东部地区居民高于中部和西部地区(表 6-17)。

2015 年中国 18 岁及以上成人血脂异常治疗率为 6.9%;男性为 6.2%,女性为 7.6%;18~44 岁、45~59 岁、60 岁及以上居民血脂异常治疗率分别为 3.1%、7.2%、9.6%;城市居民血脂异常治疗率为 10.0%,农村为 4.5%,城市高于农村;东部、中部和西部地区居民血脂异常治疗率分别为 8.3%、6.9% 和 5.2%,东部高于中部和西部地区(表 6-18)。

二、血糖水平

(一) 6~17 岁儿童青少年血糖状况

2016—2017 年中国儿童与乳母营养健康监测 6~17 岁儿童青少年纳入分析血糖状况的样本数为 68 641 人;男童为 34 303 人,占 50.0%,女童为 34 338 人,占 50.0%;6~11 岁儿童 38 088 人,占 55.5%,12~17 岁儿童青少年 30 553 人,占 44.5%;城市 32 647 人,占 47.6%,农村 35 994 人,占 52.4%;东部地区 23 633 人,占 34.4%,中部地区 20 515 人,占 29.9%,西部地区 24 493 人,占 35.7%。

表6-13　2015年中国城乡不同地区18岁及以上成人低HDL-C血症患病率

单位：%

	全国		城市		农村		东部		中部		西部	
	率	95%CI	率	95%CI	率	95%CI	率	95%CI	率	95%CI	率	95%CI
合计	24.9	23.5~26.4	27.1	25.4~28.8	23.0	21.1~24.8	23.5	21.6~25.4	26.3	23.8~28.9	25.3	22.3~28.3
男性	31.7	29.8~33.6	36.1	33.8~38.4	27.9	25.8~30.0	30.4	27.8~33.0	33.4	30.2~36.6	31.8	28.0~35.6
女性	18.2	16.9~19.4	18.4	17.1~19.7	17.9	16.2~19.7	16.6	15.1~18.1	19.3	16.9~21.7	18.8	16.4~21.2
18~44 岁												
小计	26.3	24.6~28.0	27.8	25.9~29.6	24.9	22.6~27.2	24.7	22.7~26.7	27.3	24.3~30.4	27.0	23.7~30.4
男性	34.5	32.3~36.6	38.0	35.5~40.6	31.2	28.4~33.9	33.0	30.1~35.9	35.8	31.9~39.8	34.9	30.6~39.2
女性	18.1	16.6~19.5	17.7	16.2~19.2	18.4	16.2~20.6	16.3	14.6~18.0	18.9	15.8~21.9	19.1	16.5~21.8
45~59 岁												
小计	23.4	21.9~24.8	26.0	24.1~27.9	21.2	19.6~22.8	21.7	19.8~23.7	25.6	23.4~27.8	23.3	20.4~26.3
男性	28.8	27.0~30.7	33.6	31.0~36.2	25.1	23.2~26.9	27.6	25.0~30.3	31.1	28.1~34.1	28.4	24.8~32.0
女性	17.8	16.5~19.1	18.6	16.9~20.2	17.2	15.5~18.8	15.8	14.1~17.5	19.9	17.8~21.9	18.2	15.6~20.9
60 岁 ~												
小计	22.9	21.3~24.4	26.3	24.3~28.3	19.7	18.0~21.3	22.2	20.0~24.4	24.2	21.3~27.2	22.5	19.7~25.3
男性	26.9	24.9~29.0	33.1	30.4~35.9	21.7	19.9~23.5	26.0	22.9~29.2	28.8	25.2~32.4	26.5	22.8~30.2
女性	19.0	17.6~20.3	20.3	18.5~22.0	17.6	15.8~19.5	18.6	16.6~20.5	19.9	17.1~22.6	18.6	16.2~21.1

表6-14 2015年中国城乡不同地区18岁及以上成人高LDL-C血症患病率

单位:%

	全国		城市		农村		东部		中部		西部	
	率	95%CI	率	95%CI	率	95%CI	率	95%CI	率	95%CI	率	95%CI
合计	7.2	6.6~7.7	7.1	6.5~7.8	7.2	6.4~8.0	8.8	7.8~9.9	6.3	5.7~6.9	6.1	5.3~7.0
男性	7.4	6.7~8.0	7.4	6.5~8.2	7.4	6.4~8.3	9.1	7.7~10.5	6.4	5.5~7.3	6.4	5.3~7.4
女性	7.0	6.5~7.4	6.9	6.3~7.5	7.0	6.3~7.7	8.6	7.6~9.6	6.2	5.6~6.8	5.9	5.2~6.7
18~44岁												
小计	4.7	4.2~5.2	4.5	3.8~5.2	4.9	4.2~5.6	5.8	4.8~6.8	4.1	3.3~4.9	4.1	3.3~4.9
男性	6.4	5.6~7.2	6.4	5.4~7.5	6.4	5.4~7.3	7.7	6.2~9.1	5.8	4.5~7.1	5.6	4.5~6.8
女性	3.0	2.6~3.4	2.7	2.1~3.2	3.3	2.7~4.0	3.8	3.0~4.7	2.4	1.8~3.0	2.6	2.0~3.2
45~59岁												
小计	9.8	9.1~10.5	9.8	9.0~10.6	9.8	8.7~10.8	12.1	10.7~13.5	8.6	7.8~9.4	8.4	7.3~9.5
男性	9.2	8.4~10.1	9.2	8.2~10.2	9.2	8.1~10.4	11.5	9.7~13.3	8.1	7.0~9.2	7.9	6.8~9.0
女性	10.3	9.5~11.1	10.4	9.4~11.3	10.3	9.2~11.4	12.6	11.2~14.1	9.1	8.2~10.1	8.9	7.6~10.2
60岁~												
小计	11.3	10.5~12.1	12.1	11.0~13.1	10.6	9.5~11.8	14.2	12.7~15.8	10.2	8.9~11.4	9.3	8.1~10.5
男性	7.6	6.8~8.5	7.8	6.7~8.9	7.5	6.3~8.7	10.3	8.6~12.1	5.8	4.9~6.7	6.4	5.0~7.8
女性	14.8	13.8~15.9	15.9	14.4~17.4	13.8	12.5~15.2	18.0	16.1~19.9	14.4	12.4~16.3	12.2	10.8~13.6

表6-15 2015年中国城乡不同地区18岁及以上成人LDL-C边缘升高患病率

单位：%

	全国		城市		农村		东部		中部		西部	
	率	95%CI	率	95%CI	率	95%CI	率	95%CI	率	95%CI	率	95%CI
合计	18.2	17.4~19.0	19.3	18.3~20.3	17.2	16.2~18.1	20.2	18.9~21.6	17.9	16.8~19.0	16.4	15.2~17.7
男性	19.4	18.4~20.5	21.4	19.8~23.0	17.8	16.6~18.9	21.6	19.6~23.6	19.3	17.6~20.9	17.6	16.0~19.1
女性	16.9	16.2~17.7	17.3	16.4~18.2	16.6	15.6~17.6	18.9	17.6~20.2	16.6	15.5~17.6	15.4	14.2~16.5
18~44岁												
小计	14.4	13.5~15.3	15.9	14.5~17.2	13.0	12.0~14.1	16.7	15.0~18.4	13.8	12.4~15.2	12.6	11.3~13.9
男性	18.0	16.6~19.4	20.6	18.3~22.8	15.7	14.4~17.0	20.3	17.5~23.2	17.7	15.6~19.9	16.0	14.3~17.8
女性	10.8	9.9~11.6	11.2	10.1~12.4	10.3	9.1~11.5	13.1	11.4~14.8	9.9	8.7~11.0	9.2	7.9~10.6
45~59岁												
小计	22.9	22.1~23.8	23.9	22.6~25.1	22.2	21.1~23.2	24.6	23.2~26.1	23.0	21.7~25.6	21.3	19.8~22.8
男性	22.3	21.2~23.4	23.5	22.0~25.0	21.4	20.0~22.7	23.7	21.9~25.5	22.1	20.5~23.7	21.1	19.2~23.0
女性	23.6	22.6~24.5	24.2	22.8~25.7	23.0	21.9~24.1	25.5	23.9~27.1	23.9	22.2~25.6	21.5	20.0~23.0
60岁~												
小计	23.6	22.6~24.5	24.6	23.3~25.8	22.6	21.5~23.8	25.3	23.7~26.8	24.0	22.2~25.6	21.7	20.2~23.2
男性	19.8	18.9~20.9	21.2	19.7~22.7	18.7	17.3~20.1	22.7	21.0~24.4	20.0	17.8~22.2	17.0	15.5~18.6
女性	27.1	26.0~28.2	27.6	26.0~29.2	26.7	25.4~28.0	27.8	25.8~29.8	27.6	25.9~29.4	26.2	24.3~28.0

表 6-16 2015 年中国城乡不同地区 18 岁及以上成人血脂检测率

单位:%

	全国	城市	农村	东部	中部	西部
合计	34.4	47.8	25.3	42.3	33.9	26.2
男性	33.8	47.4	24.9	42.2	33.1	25.2
女性	35.0	48.1	25.5	42.5	34.6	27.1
18~44 岁						
小计	23.9	34.9	16.1	30.1	22.9	18.6
男性	23.4	35.0	15.6	29.9	22.4	17.7
女性	24.4	34.8	16.7	30.3	23.4	19.2
45~59 岁						
小计	33.5	46.9	24.9	40.4	32.4	26.6
男性	31.9	45.1	23.9	39.2	30.9	24.7
女性	34.8	48.2	25.7	41.4	33.7	28.2
60 岁 ~						
小计	45.2	60.3	34.2	55.3	44.1	34.1
男性	44.4	59.6	33.9	55.1	42.6	33.3
女性	46.0	61.0	34.4	55.5	45.6	34.8

表 6-17 2015 年中国城乡不同地区 18 岁及以上成人血脂异常知晓率

单位:%

	全国	城市	农村	东部	中部	西部
合计	11.1	15.8	7.5	13.5	11.3	8.3
男性	10.2	14.6	6.6	12.4	9.8	7.9
女性	12.2	17.3	8.4	14.6	12.8	8.7
18~44 岁						
小计	5.2	7.8	3.4	6.0	5.4	4.4
男性	6.0	9.1	3.6	7.1	6.3	4.7
女性	4.1	5.7	2.9	4.3	3.9	4.0
45~59 岁						
小计	11.8	16.1	8.7	14.0	11.8	9.1
男性	11.2	15.6	8.0	13.4	10.7	9.1
女性	12.3	16.8	9.3	14.6	13.0	9.2
60 岁 ~						
小计	15.3	21.7	9.7	18.5	14.8	11.3
男性	13.3	18.9	8.2	16.4	11.9	10.5
女性	17.1	24.4	11.1	20.4	17.6	12.0

表 6-18 2015 年中国城乡不同地区 18 岁及以上成人血脂异常治疗率

单位:%

	全国	城市	农村	东部	中部	西部
合计	6.9	10.0	4.5	8.3	6.9	5.2
男性	6.2	9.0	3.9	7.6	5.9	4.9
女性	7.6	11.2	5.1	9.1	8.0	5.7
18~44 岁						
小计	3.1	4.6	2.1	3.4	3.3	2.8
男性	3.6	5.4	2.2	4.1	3.9	2.8
女性	2.4	3.2	1.8	2.1	2.4	2.7
45~59 岁						
小计	7.2	10.0	5.3	8.2	7.6	5.8
男性	6.8	9.3	5.0	7.9	6.7	5.7
女性	7.7	10.8	5.6	8.6	8.4	6.0
60 岁 ~						
小计	9.6	14.2	5.7	12.1	8.7	7.2
男性	8.2	12.2	4.5	10.5	6.6	6.5
女性	10.9	16.1	6.7	13.5	10.7	7.7

2016—2017 年中国 6~11 岁儿童血糖水平为 4.98mmol/L,;男童和女童血糖水平分别为 5.03mmol/L、4.92mmol/L;其中城市和农村儿童血糖水平分别为 5.07mmol/L、4.92mmol/L g/L。2016—2017 年中国 12~17 岁儿童青少年血糖水平为 5.03mmol/L;男童和女童血糖水平分别为 5.07mmol/L、4.98mmol/L;其中城市和农村儿童青少年血糖水平分别为 5.13mmol/L、4.93mmol/L（表 6-19）。

表 6-19 2016—2017 年中国城乡不同地区 6~17 儿童青少年血糖状况

单位:mmol/L

		全国		城市		农村		东部		中部		西部	
		$\bar{x}$	$S_{\bar{x}}$	$\bar{x}$	$S_{\bar{x}}$	$\bar{x}$	$S_{\bar{x}}$	$\bar{x}$	$S_{\bar{x}}$	$\bar{x}$	$S_{\bar{x}}$	$\bar{x}$	$S_{\bar{x}}$
6~11 岁	小计	4.98	0.03	5.07	0.04	4.92	0.04	5.12	0.04	4.90	0.05	4.88	0.04
	男童	5.03	0.03	5.12	0.04	4.97	0.04	5.17	0.04	4.96	0.05	4.94	0.04
	女童	4.92	0.03	5.01	0.04	4.85	0.04	5.07	0.04	4.83	0.06	4.82	0.04
12~17 岁	小计	5.03	0.03	5.13	0.04	4.93	0.04	5.18	0.03	5.01	0.06	4.85	0.05
	男童	5.07	0.03	5.18	0.04	4.96	0.04	5.23	0.03	5.05	0.06	4.89	0.05
	女童	4.98	0.03	5.07	0.04	4.88	0.04	5.13	0.03	4.96	0.06	4.80	0.05

（二）18 岁及以上成人血糖和糖化血红蛋白状况

2015 年中国成人慢性病与营养监测 18 岁及以上成人(不含孕妇)纳入分析空腹血糖水平的样本数为 179 262 人；男性 83 896 人，占 46.8%，女性 95 366 人，占 53.2%；18~44 岁 53 833 人，占 30.0%，45~59 岁 66 580 人，占 37.2%，60 岁及以上 58 849 人，占 32.8%；城市 73 156 人，其中男性 33 090 人，占 45.2%，女性 40 066 人，占 54.8%；农村 106 106 人，其中男性 50 806 人，占 47.9%，女性 55 300 人，占 52.1%；东部地区 67 660 人，占 37.7%，中部地区 51 700 人，占 28.8%，西部地区 59 902 人，占 33.4%。

2015 年中国成人慢性病与营养监测 18 岁及以上成人(不含孕妇)纳入分析空腹糖化血红蛋白水平的样本数为 180 417 人；男性 84 558 人，占 46.9%，女性 95 859 人，占 53.1%；18~44 岁 54 332 人，占 30.1%，45~59 岁 67 001 人，占 37.1%，60 岁及以上 59 084 人，占 32.8%；城市 73 553 人，其中男性 33 305 人，占 45.3%，女性 40 248 人，占 54.7%；农村 106 864 人，其中男性 51 253 人，占 48.0%，女性 55 611 人，占 52.0%；东部地区 67 355 人，占 37.3%，中部地区 51 896 人，占 28.8%，西部地区 61 166 人，占 33.9%。

2015 年中国 18 岁及以上成人空腹血糖水平为 5.35mmol/L；男性空腹血糖水平为 5.41mmol/L，女性为 5.289mmol/L；青年组(18~44 岁)、中年组(45~59 岁)及老年组(60 岁 ~) 空腹血糖水平分别为 5.12mmol/L、5.57mmol/L 和 5.74mmol/L；城市居民空腹血糖水平为 5.38mmol/L，农村居民为 5.31mmol/L，城市高于农村；东部、中部和西部地区居民空腹血糖水平分别为 5.39mmol/L、5.42mmol/L 和 5.20mmol/L(表 6-20)。全国、城乡和东中西部地区成人空腹血糖均值均有随年龄增加而升高的趋势(表 6-20)。

表 6-20 2015 年中国城乡不同地区 18 岁及以上成人空腹血糖水平

单位：mmol/L

	全国		城市		农村		东部		中部		西部	
	$\bar{x}$	$S_{\bar{x}}$	$\bar{x}$	$S_{\bar{x}}$	$\bar{x}$	$S_{\bar{x}}$	$\bar{x}$	$S_{\bar{x}}$	$\bar{x}$	$S_{\bar{x}}$	$\bar{x}$	$S_{\bar{x}}$
合计	5.35	0.02	5.38	0.03	5.31	0.03	5.39	0.04	5.42	0.04	5.20	0.05
男性	5.41	0.03	5.46	0.03	5.35	0.03	5.44	0.04	5.48	0.05	5.25	0.05
女性	5.29	0.02	5.30	0.03	5.27	0.03	5.33	0.04	5.35	0.04	5.15	0.05
18~44 岁												
小计	5.12	0.02	5.14	0.03	5.09	0.03	5.14	0.04	5.20	0.04	5.00	0.04
男性	5.22	0.03	5.25	0.03	5.18	0.03	5.23	0.04	5.32	0.06	5.09	0.05
女性	5.02	0.02	5.04	0.03	5.01	0.03	5.04	0.04	5.09	0.03	4.92	0.04
45~59 岁												
小计	5.57	0.02	5.65	0.03	5.50	0.03	5.65	0.04	5.62	0.04	5.37	0.05
男性	5.64	0.03	5.75	0.04	5.53	0.03	5.74	0.05	5.68	0.06	5.42	0.05
女性	5.51	0.02	5.56	0.03	5.46	0.03	5.57	0.03	5.57	0.04	5.32	0.05
60 岁 ~												
小计	5.74	0.03	5.91	0.04	5.61	0.04	5.82	0.05	5.78	0.05	5.59	0.07
男性	5.68	0.03	5.87	0.05	5.54	0.03	5.75	0.05	5.71	0.05	5.55	0.07
女性	5.80	0.03	5.95	0.04	5.69	0.04	5.88	0.05	5.84	0.06	5.63	0.08

2015 年中国 18 岁及以上成人空腹糖化血红蛋白水平为 4.95%,男性空腹糖化血红蛋白水平为 4.97 %,女性为 4.94 %;青年组(18~44 岁)、中年组(45~59 岁)及老年组(60 岁 ~)空腹糖化血红蛋白水平分别为 4.81%、5.09% 和 5.22%;城市居民空腹糖化血红蛋白水平为 4.98%,农村居民为 4.93 %,城市高于农村;东部、中部和西部地区居民空腹糖化血红蛋白水平分别为 4.99%、4.95% 和 4.90%。全国、城乡和东中西部地区成人空腹糖化血红蛋白水平均有随年龄增加而升高的趋势(表 6-21)。

表 6-21 2015 年中国城乡不同地区 18 岁及以上成人空腹糖化血红蛋白水平

单位:%

	全国		城市		农村		东部		中部		西部	
	$\bar{x}$	$S_{\bar{x}}$	$\bar{x}$	$S_{\bar{x}}$	$\bar{x}$	$S_{\bar{x}}$	$\bar{x}$	$S_{\bar{x}}$	$\bar{x}$	$S_{\bar{x}}$	$\bar{x}$	$S_{\bar{x}}$
合计	4.95	0.02	4.98	0.03	4.93	0.03	4.99	0.05	4.95	0.02	4.90	0.04
男性	4.97	0.02	5.00	0.03	4.94	0.03	5.01	0.05	4.96	0.02	4.91	0.04
女性	4.94	0.02	4.95	0.04	4.93	0.03	4.97	0.05	4.95	0.02	4.88	0.04
18~44 岁												
小计	4.81	0.02	4.82	0.03	4.80	0.03	4.82	0.05	4.81	0.02	4.77	0.04
男性	4.85	0.02	4.86	0.03	4.84	0.03	4.87	0.05	4.86	0.02	4.81	0.04
女性	4.76	0.02	4.77	0.04	4.75	0.03	4.78	0.05	4.77	0.02	4.72	0.04
45~59 岁												
小计	5.09	0.03	5.13	0.03	5.05	0.03	5.12	0.04	5.08	0.03	5.02	0.03
男性	5.08	0.02	5.14	0.03	5.02	0.03	5.13	0.04	5.07	0.03	5.02	0.04
女性	5.09	0.02	5.11	0.03	5.07	0.03	5.12	0.05	5.10	0.03	5.03	0.04
60 岁 ~												
小计	5.22	0.04	5.35	0.04	5.12	0.03	5.30	0.05	5.21	0.03	5.12	0.04
男性	5.17	0.03	5.30	0.04	5.06	0.03	5.25	0.05	5.14	0.03	5.06	0.04
女性	5.28	0.03	5.38	0.04	5.19	0.03	5.34	0.05	5.28	0.03	5.17	0.04

三、血压水平

(一) 6~17 岁儿童青少年血压水平

2016—2017 年中国 7~17 岁儿童青少年纳入血压分析者 69 805 人,其中,男 34 889 人,占 50.0%,女性 34 916 人,占 50.0%;城市 32 953 人,占 47.2%,农村 36 852 人,占 52.8%;东部地区 23 394 人,占 33.5%,中部地区 21 792 人,占 31.2%,西部地区 24 619 人,占 35.3%。

1. 平均收缩压

2016—2017 年中国 7~17 岁儿童青少年的平均收缩压为 112mmHg,其中,男童平均收缩压为 114mmHg,女童为 110mmHg;7 岁组、8 岁组、9 岁组、10 岁组、11 岁组、12 岁组、13 岁组、14 岁组、15 岁组、16 岁组、17 岁组儿童青少年的平均收缩压分别为 105mmHg、106mmHg、108mmHg、108mmHg、111mmHg、112mmHg、114mmHg、115mmHg、115mmHg、117mmHg、

117mmHg;城市儿童青少年平均收缩压为 113mmHg,农村儿童青少年为 111mmHg;东部地区儿童青少年平均收缩压为 113mmHg,中部地区儿童青少年为 113mmHg,西部地区儿童青少年为 110mmHg。可见,儿童青少年的收缩压为男童高于女童;随年龄增长而升高;收缩压随着东中西部逐渐降低(表 6-22)。

表 6-22 2016—2017 年中国城乡不同地区 7~17 岁儿童青少年的平均收缩压

单位:mmHg

	全国		城市		农村		东部		中部		西部	
	$\bar{x}$	$S_{\bar{x}}$	$\bar{x}$	$S_{\bar{x}}$	$\bar{x}$	$S_{\bar{x}}$	$\bar{x}$	$S_{\bar{x}}$	$\bar{x}$	$S_{\bar{x}}$	$\bar{x}$	$S_{\bar{x}}$
合计	112	0.3	113	0.5	111	0.4	113	0.6	113	0.5	110	0.5
男童	114	0.4	115	0.6	112	0.5	115	0.7	114	0.6	111	0.6
女童	110	0.3	110	0.5	110	0.4	110	0.5	111	0.5	109	0.6
7 岁												
小计	105	0.5	105	0.7	105	0.7	106	0.8	105	0.7	103	0.8
男童	105	0.5	106	0.7	105	0.8	106	0.8	105	0.8	104	1.0
女童	104	0.5	104	0.7	105	0.7	106	0.9	104	0.7	103	0.8
8 岁												
小计	106	0.5	106	0.8	107	0.6	107	0.9	107	0.7	105	0.8
男童	108	0.5	107	0.8	108	0.6	109	0.9	108	0.6	106	0.9
女童	105	0.5	105	0.8	105	0.7	106	1.1	105	0.8	104	0.7
9 岁												
小计	108	0.6	107	0.8	108	0.7	108	1.1	109	0.7	107	1.0
男童	109	0.6	108	0.9	109	0.8	109	1.2	109	0.8	107	1.1
女童	107	0.6	106	0.8	108	0.7	107	1.2	108	0.6	106	1.0
10 岁												
小计	108	0.5	108	0.7	109	0.6	109	0.7	110	1.0	107	0.9
男童	109	0.5	109	0.7	108	0.8	109	0.7	110	1.2	107	1.0
女童	108	0.6	108	1.1	109	0.6	108	1.0	109	0.9	107	1.0
11 岁												
小计	111	0.5	111	0.7	111	0.6	112	0.7	111	0.9	110	0.9
男童	111	0.6	112	0.8	110	0.7	112	0.8	111	1.1	110	1.0
女童	111	0.5	111	0.7	111	0.7	112	0.9	112	0.8	110	0.9
12 岁												
小计	112	0.4	113	0.6	112	0.6	113	0.8	113	0.7	111	0.8
男童	113	0.5	114	0.7	112	0.6	114	0.7	113	1.0	110	0.7
女童	112	0.5	111	0.7	112	0.8	111	0.8	113	0.6	111	1.2

续表

	全国		城市		农村		东部		中部		西部	
	$\bar{x}$	$S_{\bar{x}}$	$\bar{x}$	$S_{\bar{x}}$	$\bar{x}$	$S_{\bar{x}}$	$\bar{x}$	$S_{\bar{x}}$	$\bar{x}$	$S_{\bar{x}}$	$\bar{x}$	$S_{\bar{x}}$
13 岁												
小计	114	0.4	115	0.6	113	0.5	116	0.7	115	0.7	112	0.6
男童	115	0.5	117	0.8	114	0.6	117	0.9	116	0.9	113	0.7
女童	113	0.5	113	0.7	113	0.6	114	0.7	115	0.7	111	0.7
14 岁												
小计	115	0.5	116	0.8	114	0.6	116	0.9	116	1.2	113	0.5
男童	117	0.7	118	1.0	115	0.8	119	1.2	118	1.7	114	0.7
女童	113	0.4	112	0.7	113	0.6	113	0.7	114	0.9	112	0.7
15 岁												
小计	115	0.4	115	0.5	115	0.7	114	0.8	117	0.7	114	0.8
男童	119	0.6	119	0.8	118	0.8	119	1.3	120	0.7	117	0.9
女童	112	0.5	111	0.7	113	0.7	111	0.7	114	0.9	112	0.9
16 岁												
小计	117	0.4	117	0.5	116	0.6	117	0.7	118	0.5	115	0.6
男童	121	0.5	122	0.7	119	0.5	122	0.9	121	0.6	118	0.5
女童	112	0.5	112	0.6	112	0.6	112	0.8	114	0.7	111	0.8
17 岁												
小计	117	0.4	117	0.6	116	0.5	118	0.7	118	0.6	115	0.5
男童	121	0.5	122	0.8	120	0.5	122	0.9	122	0.7	118	0.6
女童	113	0.4	113	0.6	113	0.6	113	0.7	115	0.7	111	0.6

2016—2017 年中国 7~17 岁儿童青少年 7~11 岁组、12~17 岁组的收缩压分别为 108mmHg、115mmHg；城市儿童青少年为 113mmHg，农村为 111mmHg；东部地区儿童青少年为 113mmHg，中部地区为 113mmHg，西部地区为 110mmHg。可见，儿童青少年的收缩压为男童高于女童；随年龄增长而升高；收缩压随着东中西部逐渐降低（表 6-23，表 6-24）。

表 6-23　2016—2017 年中国城乡不同地区 7~17 岁儿童青少年的平均收缩压

单位：mmHg

	全国		城市		农村		东部		中部		西部	
	$\bar{x}$	$S_{\bar{x}}$	$\bar{x}$	$S_{\bar{x}}$	$\bar{x}$	$S_{\bar{x}}$	$\bar{x}$	$S_{\bar{x}}$	$\bar{x}$	$S_{\bar{x}}$	$\bar{x}$	$S_{\bar{x}}$
合计	112	0.3	113	0.5	111	0.4	113	0.6	113	0.5	110	0.5
男童	114	0.4	115	0.6	112	0.5	115	0.7	114	0.6	111	0.6
女童	110	0.3	110	0.5	110	0.4	110	0.5	111	0.5	109	0.6

续表

	全国		城市		农村		东部		中部		西部	
	$\bar{x}$	$S_{\bar{x}}$	$\bar{x}$	$S_{\bar{x}}$	$\bar{x}$	$S_{\bar{x}}$	$\bar{x}$	$S_{\bar{x}}$	$\bar{x}$	$S_{\bar{x}}$	$\bar{x}$	$S_{\bar{x}}$
7~11 岁												
小计	108	0.4	108	0.6	108	0.5	109	0.7	108	0.6	106	0.7
男童	108	0.4	109	0.6	108	0.5	109	0.7	109	0.6	107	0.8
女童	107	0.4	107	0.7	108	0.5	108	0.7	108	0.6	106	0.7
12~17 岁												
小计	115	0.3	116	0.5	115	0.4	116	0.6	117	0.5	113	0.4
男童	118	0.4	119	0.6	116	0.5	119	0.7	119	0.6	115	0.4
女童	112	0.3	112	0.4	113	0.5	112	0.6	114	0.4	111	0.5

表 6-24　2016—2017 年和 2010—2013 年中国城乡 7~17 岁儿童青少年平均收缩压比较

单位：mmHg

	2016—2017 年			2010—2013 年		
	全国	城市	农村	全国	城市	农村
合计	112	113	111	101	101	100
男童	114	115	112	102	102	101
女童	110	110	110	99	99	99

注：2010—2013 年为 6~17 岁儿童青少年，并且使用汞柱式血压计。

2. 平均舒张压

2016—2017 年中国 7~17 岁儿童青少年的平均舒张压为 67mmHg，其中，男童平均舒张压为 66mmHg，女童为 67mmHg；7 岁组、8 岁组、9 岁组、10 岁组、11 岁组、12 岁组、13 岁组、14 岁组、15 岁组、16 岁组、17 岁组儿童青少年的平均舒张压分别为 64mmHg、64mmHg、65mmHg、66mmHg、67mmHg、67mmHg、67mmHg、67mmHg、67mmHg、68mmHg、69mmHg；城市儿童青少年平均舒张压为 66mmHg，农村儿童青少年为 67mmHg；东部地区儿童青少年平均舒张压为 67mmHg，中部地区儿童青少年为 67mmHg，西部地区儿童青少年为 66mmHg。可见，儿童青少年的舒张压为女童高于男童 1mmHg；随年龄增长而升高（表 6-25）。

2016—2017 年中国 7~17 岁儿童青少年中 7~11 岁组、12~17 岁组的平均舒张压分别为 65mmHg、68mmHg；城市儿童青少年平均舒张压为 66mmHg，农村为 67mmHg；东部地区儿童青少年平均舒张压为 67mmHg，中部地区儿童青少年为 67mmHg，西部地区儿童青少年为 66mmHg。可见，儿童青少年的舒张压为女童高于男童 1mmHg；随年龄增长而升高（表 6-26）。

表 6-25　2016—2017 年中国 7~17 岁儿童青少年的平均舒张压

单位:mmHg

	全国		城市		农村		东部		中部		西部	
	$\bar{x}$	$S_{\bar{x}}$	$\bar{x}$	$S_{\bar{x}}$	$\bar{x}$	$S_{\bar{x}}$	$\bar{x}$	$S_{\bar{x}}$	$\bar{x}$	$S_{\bar{x}}$	$\bar{x}$	$S_{\bar{x}}$
合计	67	0.3	66	0.4	67	0.3	67	0.5	67	0.4	66	0.4
男童	66	0.3	66	0.4	67	0.4	67	0.5	67	0.4	66	0.4
女童	67	0.3	66	0.4	67	0.4	67	0.5	67	0.4	66	0.4
7 岁												
小计	64	0.6	63	0.7	64	0.8	65	1.0	64	0.8	62	0.8
男童	63	0.6	63	0.7	64	0.8	65	1.0	64	0.8	62	0.9
女童	64	0.6	63	0.8	64	0.9	66	1.1	64	0.8	62	0.9
8 岁												
小计	64	0.5	64	0.7	65	0.7	66	0.8	64	0.9	63	0.8
男童	65	0.6	64	0.7	65	0.8	66	0.9	65	1.0	63	1.0
女童	64	0.5	63	0.7	65	0.7	65	0.9	64	1.0	63	0.7
9 岁												
小计	65	0.5	64	0.7	66	0.6	66	1.0	66	0.9	64	0.6
男童	65	0.5	64	0.8	66	0.6	66	1.1	66	0.9	64	0.6
女童	65	0.5	64	0.6	66	0.7	66	0.9	66	1.0	64	0.7
10 岁												
小计	66	0.4	65	0.6	66	0.6	65	0.6	67	0.8	65	0.6
男童	66	0.6	66	0.8	66	0.8	65	0.8	68	1.2	65	0.7
女童	66	0.4	64	0.5	67	0.5	65	0.6	66	0.6	66	0.7
11 岁												
小计	67	0.3	66	0.5	67	0.4	66	0.5	68	0.6	67	0.6
男童	66	0.4	66	0.6	67	0.6	65	0.6	68	0.7	66	0.6
女童	67	0.4	66	0.5	68	0.5	67	0.6	68	0.6	67	0.7
12 岁												
小计	67	0.4	66	0.5	68	0.5	66	0.6	68	0.5	67	0.7
男童	67	0.4	66	0.4	67	0.5	66	0.5	67	0.6	67	0.8
女童	67	0.5	66	0.6	68	0.6	66	0.8	68	0.6	68	0.7
13 岁												
小计	67	0.3	66	0.5	68	0.4	67	0.5	69	0.5	66	0.5
男童	67	0.4	66	0.5	67	0.5	66	0.6	69	0.6	66	0.5
女童	68	0.3	67	0.5	69	0.4	67	0.6	69	0.4	67	0.6

续表

	全国 $\bar{x}$	全国 $S_{\bar{x}}$	城市 $\bar{x}$	城市 $S_{\bar{x}}$	农村 $\bar{x}$	农村 $S_{\bar{x}}$	东部 $\bar{x}$	东部 $S_{\bar{x}}$	中部 $\bar{x}$	中部 $S_{\bar{x}}$	西部 $\bar{x}$	西部 $S_{\bar{x}}$
14 岁												
小计	67	0.3	67	0.5	68	0.4	67	0.6	68	0.6	67	0.5
男童	67	0.4	67	0.5	66	0.5	67	0.7	67	0.8	66	0.6
女童	68	0.4	67	0.6	69	0.4	68	0.7	69	0.5	68	0.5
15 岁												
小计	67	0.3	67	0.5	68	0.5	67	0.7	68	0.5	68	0.5
男童	67	0.4	67	0.6	68	0.6	67	0.8	67	0.7	67	0.6
女童	68	0.3	67	0.5	68	0.4	67	0.7	68	0.5	68	0.5
16 岁												
小计	68	0.3	68	0.4	68	0.5	68	0.5	68	0.4	67	0.5
男童	68	0.3	68	0.5	68	0.4	69	0.6	69	0.5	67	0.5
女童	68	0.4	68	0.4	68	0.6	68	0.6	68	0.5	68	0.7
17 岁												
小计	69	0.3	69	0.4	68	0.4	69	0.5	69	0.5	68	0.4
男童	69	0.3	69	0.4	68	0.5	69	0.5	69	0.5	68	0.5
女童	69	0.3	69	0.4	68	0.5	69	0.6	69	0.7	68	0.4

表 6-26 2016—2017 年中国 7~17 岁儿童青少年的平均舒张压

单位：mmHg

	全国 $\bar{x}$	全国 $S_{\bar{x}}$	城市 $\bar{x}$	城市 $S_{\bar{x}}$	农村 $\bar{x}$	农村 $S_{\bar{x}}$	东部 $\bar{x}$	东部 $S_{\bar{x}}$	中部 $\bar{x}$	中部 $S_{\bar{x}}$	西部 $\bar{x}$	西部 $S_{\bar{x}}$
合计	67	0.3	66	0.4	67	0.3	67	0.5	67	0.4	66	0.4
男童	66	0.3	66	0.4	67	0.4	67	0.5	67	0.4	66	0.4
女童	67	0.3	66	0.4	67	0.4	67	0.5	67	0.4	66	0.4
6~11 岁												
小计	65	0.4	64	0.5	66	0.5	66	0.6	66	0.7	64	0.6
男童	65	0.4	65	0.5	65	0.5	65	0.7	66	0.7	64	0.6
女童	65	0.4	64	0.5	66	0.5	66	0.6	66	0.7	64	0.6
12~17 岁												
小计	68	0.2	68	0.3	68	0.3	68	0.4	68	0.3	67	0.4
男童	67	0.2	67	0.3	67	0.3	68	0.4	68	0.3	67	0.3
女童	68	0.3	68	0.3	68	0.4	68	0.5	69	0.3	68	0.4

（二）18 岁及以上成人血压水平

2015 年中国成人慢性病与营养监测 18 岁及以上成人纳入分析血压水平的样本数为 179 231 人；其中，男性 83 468 人，占 46.6%，女性 91 488 人，占 53.4%；城市 73 322 人，占 40.9%，农村 101 276 人，占 59.1%；东部地区 67 060 人，占 37.4%，中部地区 51 265 人，占 28.6%，西部地区 60 906 人，占 34.0%。

1. 平均收缩压

2015 年中国 18 岁及以上成人的平均收缩压为 130mmHg，其中，男性平均收缩压为 132mmHg，女性为 128mmHg；18~44 岁居民平均收缩压为 123mmHg，45~59 岁居民为 135mmHg，60 岁及以上居民为 146mmHg；城市居民平均收缩压为 128mmHg，农村居民为 132mmHg；东部地区居民平均收缩压为 129mmHg，中部地区居民为 131mmHg，西部地区居民为 129mmHg。全国成人的平均收缩压为男性高于女性，并随着年龄的增长逐渐增高，60 岁及以上居民中，女性平均收缩压高于男性；农村居民的平均收缩压高于城市；中部地区居民的平均收缩压高于东部地区和西部地区（表 6-27）。

表 6-27   2015 年中国城乡不同地区 18 岁及以上成人的平均收缩压

单位：mmHg

	全国		城市		农村		东部		中部		西部	
	$\bar{x}$	$S_{\bar{x}}$	$\bar{x}$	$S_{\bar{x}}$	$\bar{x}$	$S_{\bar{x}}$	$\bar{x}$	$S_{\bar{x}}$	$\bar{x}$	$S_{\bar{x}}$	$\bar{x}$	$S_{\bar{x}}$
合计	130	0.4	128	0.7	132	0.4	129	0.9	131	0.5	129	0.4
男性	132	0.4	130	0.6	133	0.4	132	0.8	133	0.5	130	0.5
女性	128	0.5	125	0.8	130	0.4	127	1.0	129	0.6	127	0.5
18~44 岁												
小计	123	0.4	121	0.6	124	0.4	122	0.8	124	0.5	121	0.4
男性	127	0.4	126	0.6	127	0.4	127	0.8	128	0.5	125	0.4
女性	118	0.5	117	0.7	120	0.4	117	0.9	120	0.6	118	0.4
45~59 岁												
小计	135	0.3	133	0.4	136	0.4	134	0.5	136	0.5	134	0.4
男性	135	0.3	134	0.5	136	0.4	134	0.6	136	0.5	133	0.5
女性	135	0.4	132	0.5	137	0.4	134	0.6	135	0.7	134	0.5
60 岁~												
小计	146	0.4	144	0.6	147	0.5	145	0.6	147	0.6	145	0.7
男性	144	0.4	143	0.5	146	0.6	144	0.7	146	0.6	143	0.7
女性	147	0.5	146	0.8	148	0.5	147	0.8	148	0.7	147	0.8

与 2010—2013 年中国居民营养与健康状况监测相比,不论合计、男性女性、不同年龄组,2015 年中国 18 岁及以上成人的平均收缩压水平均有不同程度的增加(表 6-28)。

表 6-28 2015 年和 2010—2013 年中国城乡 18 岁及以上成人平均收缩压水平比较

单位:mmHg

	2015 年			2010—2013 年		
	全国	城市	农村	全国	城市	农村
合计	130	128	132	129	129	129
男性	132	130	133	130	131	130
女性	128	125	130	127	128	127
18~44 岁						
小计	123	121	124	122	122	122
男性	127	126	127	126	126	125
女性	118	117	120	119	119	119
45~59 岁						
小计	135	133	136	134	134	134
男性	135	134	136	134	134	133
女性	135	132	137	134	133	134
60 岁 ~						
小计	146	144	147	143	144	143
男性	144	143	146	142	142	142
女性	147	146	148	145	145	144

注:2010—2013 年为汞柱式血压计测量值换算为电子血压计数值后的结果。

2. 平均舒张压

2015 年中国 18 岁及以上成人的平均舒张压为 78mmHg,其中,男性平均舒张压为 80mmHg,女性为 76mmHg;18~44 岁居民平均舒张压为 76mmHg,45~59 岁居民为 81mmHg,60 岁及以上居民为 79mmHg;城市居民平均舒张压为 77mmHg,农村居民为 79mmHg;东部地区居民平均舒张压为 78mmHg,中部地区居民为 78mmHg,西部地区居民为 76mmHg。全国成人的平均舒张压为男性高于女性,并随着年龄的增长有增高趋势;农村居民的平均舒张压略微高于城市;西部地区居民的平均舒张压高于东部地区和西部地区最低(表 6-29)。

表 6-29 2015 年中国城乡不同地区 18 岁及以上成人的平均收缩压

单位：mmHg

	全国		城市		农村		东部		中部		西部	
	$\bar{x}$	$S_{\bar{x}}$	$\bar{x}$	$S_{\bar{x}}$	$\bar{x}$	$S_{\bar{x}}$	$\bar{x}$	$S_{\bar{x}}$	$\bar{x}$	$S_{\bar{x}}$	$\bar{x}$	$S_{\bar{x}}$
合计	78	0.2	77	0.3	78	0.2	78	0.3	78	0.3	76	0.3
男性	80	0.2	80	0.3	80	0.2	80	0.3	81	0.3	78	0.3
女性	75	0.2	75	0.3	76	0.2	75	0.4	76	0.3	75	0.3
18~44 岁												
小计	76	0.2	75	0.3	76	0.2	76	0.4	76	0.3	75	0.3
男性	78	0.2	78	0.3	78	0.3	79	0.4	79	0.3	77	0.3
女性	73	0.2	72	0.3	74	0.3	73	0.4	74	0.3	72	0.3
45~59 岁												
小计	81	0.2	81	0.2	81	0.2	82	0.2	81	0.3	80	0.3
男性	83	0.2	83	0.3	83	0.3	84	0.3	84	0.3	81	0.4
女性	79	0.2	78	0.2	80	0.2	80	0.3	79	0.3	78	0.3
60 岁 ~												
小计	79	0.2	79	0.2	79	0.3	80	0.2	79	0.3	78	0.3
男性	80	0.2	80	0.2	80	0.3	81	0.3	81	0.3	79	0.4
女性	78	0.2	78	0.3	78	0.3	79	0.3	78	0.4	77	0.4

与 2010—2013 年中国居民营养与健康状况监测相比，不论合计、男性女性、不同年龄组，2015 年中国 18 岁及以上成人的平均舒张压水平均有不同程度的增加（表 6-30）。

表 6-30 2015 年和 2010—2013 年中国城乡 18 岁及以上成人平均收缩舒张压水平比较

单位：mmHg

	2015 年			2010—2013 年		
	全国	城市	农村	全国	城市	农村
合计	78	77	78	76	76	76
男性	80	80	80	78	78	77
女性	75	75	76	75	75	75
18~44 岁						
小计	76	75	76	74	74	74

续表

	2015 年			2010—2013 年		
	全国	城市	农村	全国	城市	农村
男性	78	78	78	76	76	75
女性	73	72	74	72	72	72
45~59 岁						
小计	81	81	81	79	80	79
男性	83	83	83	80	81	80
女性	79	78	80	79	78	79
60 岁 ~						
小计	79	79	79	79	79	79
男性	80	80	80	79	79	80
女性	78	78	78	79	79	79

注：为汞柱式血压计测量值换算为电子血压计数值后的结果。

第三部分

总结

1. 中国城乡居民膳食能量供给基本充足,部分微量营养素缺乏。2015 年居民每人每天平均能量摄入量为 2 007kcal,蛋白质摄入量为 60g,脂肪摄入量为 79g,碳水化合物摄入量为 267g,三大营养素供能基本充足,能量需要得到满足。钙、铁、维生素 A、维生素 D 等部分营养素缺乏依然存在。

2. 膳食结构不合理,全国城乡居民膳食脂肪供能比首次超出 30% 的脂肪供能比合理范围上限。中国城乡居民粮谷类食物,蔬菜、水果等摄入量基本保持稳定,城乡居民优质蛋白质摄入比重有所增加,但豆类和奶类消费量依然偏低。与 2010—2012 年结果相比,城乡居民能量来源于动物性食物的比例增加。与 2010—2012 年相比,城乡居民脂肪摄入量过多,尤其农村居民脂肪摄入量增速过快。

3. 儿童营养状况进一步改善,成人需适量增加蛋白质摄入。中国 3~5 岁、6~11 岁、12~17 岁儿童青少年大部分食物、能量及三大宏量营养素、微量营养素摄入量随年龄的增长而增加,18~59 岁成人大部分食物、能量及三大宏量营养素、微量营养素摄入量高于 60 岁及以上成人,其中奶类摄入量 18~59 岁居民最低。3~5 岁、6~11 岁、12~17 岁儿童青少年的蛋白质摄入量达到了中国居民膳食蛋白质参考摄入量的平均摄入量,18~59 岁和 60 岁及以上成人均未达到蛋白质参考摄入量的平均摄入量。

4. 中国 6 岁及以上居民多为一日三餐,其中 18~59 岁西部地区居民达不到每日三餐的比例较高。与 2010—2012 年相比,城乡居民及不同年龄段人群的每日三餐率均有所下降,天天吃早餐、午餐和晚餐的比例均有所下降。该人群的早餐、午餐和晚餐主要吃在家制作的食物,其次是食堂,尤其 6~11 岁儿童和 12~17 岁儿童青少年在食堂就餐的比例较高。6 岁及以上居民在外就餐的比例达到 46.3%,高于 2010—2012 年的 35.5%。各年龄组中,12~17 岁儿童青少年在外就餐比例最高,达到 84.6%,同时男性高于女性,城市居民明显高于农村,东部地区居民高于中部和西部。

5. 2015 年中国 18 岁及以上居民与 2010—2012 年相比,各年龄段贫血患病率均有下降。女性贫血患病率仍然高于男性,农村居民贫血患病率高于城市居民。老年人和育龄妇女贫血患病率较高。

6. 2015 年中国 18 岁及以上居民各年龄段维生素 A 营养状况均较好,缺乏率和边缘缺乏率均较低,主要以边缘缺乏为主。西部地区的缺乏率和边缘缺乏率高于东部和中部。儿童青少年维生素 A 边缘缺乏率高,6~11 岁儿童为维生素 A 缺乏高发人群。农村儿童青少年维生素 A 缺乏和边缘缺乏率均高于城市。

7. 2015 年中国 18 岁及以上居民各年龄段维生素 D 缺乏率和不足率均较高,其中女性为维生素 D 缺乏高发人群。城市居民的维生素 D 缺乏率高于农村,西部地区缺乏率高于东部地区和中部地区。儿童青少年维生素 D 缺乏率和不足率均较高,女童为维生素 D 缺乏高发人群。中部地区缺乏率高于东部地区和西部地区。

8. 2015 年中国 18 岁及以上成人锌营养状况良好,血清锌缺乏率整体处于较低水平。男性、60 岁以上老人、农村及西部地区人群的锌缺乏率相对较高。6~17 岁儿童青少年血清锌缺乏率显著高于成年人,其中男童血清锌缺乏率高于女童。农村儿童青少年血清锌缺乏率高于城市。中部地区儿童青少年血清锌缺乏率高于东部地区和西部地区。6~11 岁儿童青少年血清锌缺乏率高于 12~17 岁。

9. 2015 年中国孕妇的维生素 A 营养状况较好,缺乏率和边缘缺乏率均较低,需关注孕妇的边缘缺乏情况。维生素 D 营养状况较差,缺乏率显著高于 2010—2012 年。血清锌水平整体状况良好,其缺乏率处于较低水平,低于国际公认的健康风险界值。尿碘中位数 146.0μg/L,接近适宜碘营养状况的下限(150μg/L)。东部、中部、西部地区,只有中部地区孕妇尿碘中位数在 150μg/L 以上,应持续监测孕妇碘营养状况。

10. 与 2012 年相比,2015 年中国 18 岁及以上居民血脂平均水平和血脂异常患病率发生了一定的变化。从血脂平均水平来看,血清 TC、TG、LDL-C 和 HDL-C 水平均呈现上升趋势。从血脂异常患病率来看,中国 18 岁及以上成人高胆固醇血症患病率为 5.8%,高甘油三酯血症为 15.0%,高 LDL-C 血症患病率为 7.2%,低 HDL-C 血症为 24.9%。血脂异常依然以高甘油三脂血症和低 HDL-C 血症为主,中年男性的血脂水平和血脂异常患病率高于青年男性和老年男性,而女性血脂水平和血脂异常患病率呈现随年龄增加而上升的趋势。另一方面,与 2012 年相比,尽管血脂检测率有所上升,但血脂异常知晓率和治疗率依然非常低,仅为 11.1% 和 6.9%,这提示中国居民血脂异常的防控工作依然艰巨。

附录

监测点名单

1. 2015 年中国成人慢性病与营养监测点名单(302 个)

省	地级市	监测点
北京市(7)	市辖区	东城区、海淀区、门头沟区、通州区、昌平区、怀柔区
	市辖县	密云县
天津市(7)	市辖区	河西区、南开区、红桥区、津南区、武清区、宝坻区
	市辖县	蓟县
河北省(13)	石家庄市	新华区、藁城市
	唐山市	迁安市
	秦皇岛市	海港区
	邯郸市	磁县、武安市
	邢台市	邢台县
	保定市	安国市
	张家口市	宣化县、桥东区
	承德市	丰宁满族自治县
	沧州市	海兴县
	廊坊市	三河市
山西省(8)	太原市	杏花岭区
	大同市	大同县
	阳泉市	平定县
	长治市	壶关县
	朔州市	朔城区
	晋中市	榆次区
	运城市	绛县
	吕梁市	临县
内蒙古自治区(8)	呼和浩特市	回民区
	包头市	土默特右旗
	赤峰市	巴林右旗
	通辽市	开鲁县
	鄂尔多斯市	伊金霍洛旗

续表

省	地级市	监测点
	呼伦贝尔市	牙克石市
	巴彦淖尔市	临河区
	锡林郭勒盟	苏尼特右旗
辽宁省(10)	沈阳市	沈河区
	大连市	沙河口区
	鞍山市	铁西区
	抚顺市	清原满族自治县
	丹东市	凤城市、元宝区
	阜新市	阜新蒙古族自治县
	辽阳市	辽阳县
	盘锦市	大洼县
	铁岭市	银州区
吉林省(8)	长春市	南关区、德惠市
	吉林市	丰满区
	通化市	集安市
	松原市	前郭尔罗斯蒙古族自治县
	白城市	洮南市
	延边朝鲜族自治州	延吉市、龙井市
黑龙江省(10)	哈尔滨市	南岗区、道外区
	齐齐哈尔	依安县
	鹤岗市	萝北县
	大庆市	大同区
	佳木斯市	桦川县
	七台河市	勃利县
	牡丹江市	宁安市、穆棱市
	绥化市	北林区
上海市(7)	市辖区	黄浦区、长宁区、普陀区、闵行区、金山区、松江区、奉贤区

续表

省	地级市	监测点
江苏省(13)	南京市	秦淮区
	无锡市	崇安区
	徐州市	云龙区
	常州市	武进区
	苏州市	吴中区、张家港市
	南通市	如皋市
	连云港市	东海县
	淮安市	金湖县
	盐城市	响水县
	扬州市	邗江区
	镇江市	京口区
	泰州市	姜堰区
浙江省(10)	杭州市	下城区
	宁波市	奉化市
	温州市	苍南县
	嘉兴市	桐乡市、海宁市
	绍兴市	绍兴县
	金华市	婺城区
	衢州市	常山县
	台州市	三门县
	丽水市	遂昌县
安徽省(12)	合肥市	巢湖区
	芜湖市	镜湖区
	蚌埠市	固镇县
	马鞍山市	雨山区
	安庆市	望江县
	滁州市	天长市
	阜阳市	颍州区
	宿州市	埇桥区
	六安市	寿县
	亳州市	蒙城县
	池州市	石台县
	宣城市	泾县

续表

省	地级市	监测点
福建省(10)	福州市	连江县
	厦门市	思明区
	莆田市	涵江区
	三明市	梅列区
	泉州市	惠安县
	漳州市	长泰县
	南平市	延平区
	龙岩市	新罗区、永定县
	宁德市	屏南县
江西省(10)	南昌市	东湖区
	九江市	武宁县
	新余市	渝水区
	鹰潭市	余江县
	赣州市	龙南县、章贡区
	吉安市	吉州区
	宜春市	奉新县、上高县
	上饶市	横峰县
山东省(14)	济南市	章丘市
	青岛市	市北区
	淄博市	沂源县
	枣庄市	薛城区
	烟台市	芝罘区、蓬莱市
	潍坊市	高密市
	济宁市	邹城市
	泰安市	宁阳县
	威海市	乳山市
	莱芜市	莱城区
	临沂市	莒南县
	聊城市	高唐县
	滨州市	滨城区
河南省(14)	郑州市	中原区
	洛阳市	吉利区、新安县
	平顶山市	郏县

续表

省	地级市	监测点
	安阳市	滑县
	鹤壁市	淇县
	新乡市	辉县市
	焦作市	解放区
	濮阳市	华龙区
	许昌市	魏都区
	三门峡市	灵宝市
	南阳市	唐河县
	商丘市	睢县
	信阳市	漯河源汇区
湖北省(10)	武汉市	江岸区
	黄石市	黄石港区
	十堰市	竹山县
	宜昌市	伍家岗区
	襄阳市	谷城县
	荆门市	钟祥市
	孝感市	云梦县
	黄冈市	麻城市
	恩施州	恩施市
	省直辖县级行政区划	天门市
湖南省(13)	长沙市	天心区、浏阳市
	株洲市	芦淞区
	湘潭市	湘潭县
	衡阳市	常宁市
	邵阳市	邵东县
	岳阳市	平江县
	常德市	武陵区
	益阳市	资阳区
	郴州市	苏仙区
	永州市	道县
	怀化市	洪江市
	湘西土家族自治州	凤凰县

续表

省	地级市	监测点
广东省(14)	广州市	越秀区
	韶关市	南雄市、曲江区
	深圳市	南山区
	佛山市	顺德区
	湛江市	吴川市
	茂名市	高州市
	肇庆市	四会市
	惠州市	惠阳区
	梅州市	五华县
	汕尾市	汕尾市城区
	清远市	清城区
	揭阳市	惠来县
	云浮市	云城区
广西壮族自治区(10)	南宁市	兴宁区、宾阳县
	柳州市	柳北区
	桂林市	秀峰区
	北海市	合浦县
	钦州市	钦北区
	贵港市	桂平市
	百色市	凌云县
	贺州市	富川瑶族自治县
	河池市	罗城仫佬族自治县
海南省(6)	海口市	美兰区
	三亚市	市辖区
	省直辖县级行政区划	万宁市、定安县、昌江黎族自治县、保亭黎族苗族自治县
重庆市(9)	市辖区	万州区、渝中区、綦江区、大足区、长寿区、江津区
	县	丰都县、奉节县、秀山土家族苗族自治县
四川省(13)	成都市	青羊区、彭州市
	攀枝花市	仁和区
	德阳市	什邡市
	广元市	利州区
	遂宁市	安居区
	内江市	资中县

续表

省	地级市	监测点
	南充市	西充县
	眉山市	青神县
	宜宾市	宜宾县
	雅安市	汉源县
	巴中市	巴州区
	资阳市	乐至县
贵州省(8)	六盘水市	六枝特区
	遵义市	红花岗区、湄潭县
	铜仁市	玉屏侗族自治县
	黔西南布依族苗族自治州	册亨县
	毕节市	七星关区
	黔东南苗族侗族自治州	雷山县
	黔南布依族苗族自治州	福泉市
云南省(10)	玉溪市	红塔区、通海县
	保山市	隆阳区、腾冲县
	红河哈尼族彝族自治州	蒙自市
	文山壮族苗族自治州	广南县
	西双版纳傣族自治州	勐腊县
	大理白族自治州	祥云县、巍山彝族回族自治县
	怒江傈僳族自治州	兰坪白族普米族自治县
西藏自治区(6)	拉萨市	城关区、墨竹工卡县
	山南地区	乃东县
	日喀则地区	日喀则市、江孜县
	林芝地区	米林县
陕西省(10)	西安市	莲湖区
	宝鸡市	眉县、陈仓区
	咸阳市	泾阳县
	渭南市	华阴市
	延安市	黄陵县、宝塔区
	汉中市	略阳县
	安康市	旬阳县
	商洛市	商州区

续表

省	地级市	监测点
甘肃省(8)	兰州市	西固区
	白银市	景泰县
	天水市	麦积区
	武威市	凉州区
	张掖市	甘州区
	平凉市	静宁县
	酒泉市	敦煌市
	甘南藏族自治州	临潭县
青海省(6)	西宁市	城中区、城北区
	海东地区	平安县、互助县
	海北藏族自治州	门源回族自治县
	海西蒙古族藏族自治州	都兰县
宁夏回族自治区(6)	银川市	兴庆区
	石嘴山市	平罗县
	吴忠市	青铜峡市
	固原市	原州区、西吉县
	中卫市	沙坡头区
新疆维吾尔自治区(8)	乌鲁木齐	天山区
	哈密地区	哈密市
	昌吉回族自治州	阜康市
	阿克苏地区	新和县
	喀什地区	莎车县
	和田地区	和田县
	伊犁哈萨克自治州	新源县
	塔城地区	塔城市
新疆生产建设兵团(4)		第二师、第三师、第六师、第八师

2. 2016年中国儿童与孕母营养健康监测点名单（148个）

省/市/区	合计/个	大城市(26) 编码	名称	中小城市(43) 编码	名称	普通农村(48) 编码	名称	贫困农村(31) 编码	名称
北京	3	110101	朝阳区	110114	昌平区	110229	延庆区		
天津	3	120103	河北区	120113	北辰区	120223	静海县		
河北	7	130105	石家庄市新华区	130205	唐山市路北区	130526	邢台市任县	131123	衡水市武强县
						130631	保定市望都县	130425	邯郸市大名县
								130722	张家口市张北县
山西	5	140107	太原市杏花岭区	140502	晋城市城区	140321	阳泉市平定县	140930	忻州市河曲县
						140426	长治市黎城县		
内蒙古	4	150103	呼和浩特市玉泉区	150602	呼伦贝尔市海拉尔区	150523	通辽市开鲁县		
						150425	赤峰市克什克腾旗		
辽宁	3	210204	大连沙河口区			210522	抚顺清原满族自治县		
						210682	丹东凤城市		
吉林	3	220112	长春市双阳区	220581	通化市梅河口市	220421	辽源市东丰县		
黑龙江	5	230103	哈尔滨市南岗区	231182	黑河市五大连池市	230223	齐齐哈尔市依安县	230422	鹤岗市绥滨县
								230833	佳木斯市抚远县
上海	3	310101	黄浦区	310118	青浦区	310230	崇明县		
江苏	6	320104	南京市秦淮区	320684	南通市海门市	320124	南京市溧水县		
				320111	南京市浦口区	320722	连云港市东海县		
				321203	泰州市泰兴市				
浙江	5	330103	杭州市下城区	330681	金华市金东区	331124	丽水市松阳县		
				330782	金华市义乌市	330226	宁波市宁海县		

续表

省/市/区	合计 个	大城市(26) 编码	名称	中小城市(43) 编码	名称	普通农村(48) 编码	名称	贫困农村(31) 编码	名称
安徽	6	340102	合肥市瑶海区	340181	合肥市巢湖市	341622	亳州市蒙城县	341524	六安市金寨县
						340822	安庆市怀宁县		
						340823	安庆市枞阳县		
福建	3	350206	厦门市湖里区	350503	泉州市丰泽区	350627	漳州市南靖县		
江西	6	360102	南昌市东湖区	360403	九江市浔阳区	360727	赣州市龙南县	360721	赣州市赣县
						361129	上饶市万年县	360827	吉安市遂川县
山东	7	370203	青岛市市北区	370684	烟台市蓬莱市	370522	东营市利津县		
				370783	潍坊市寿光市	371428	德州市武城县		
				371302	临沂市兰山区	371524	聊城市东阿县		
河南	8	410105	郑州市金水区	411082	许昌市长葛市	410224	开封市开封县	410324	洛阳市栾川县
				410305	洛阳市涧西区	411328	南阳市唐河县	411725	驻马店市确山县
				410402	平顶山市新华区				
湖北	6	420104	武汉市硚口区	420607	襄阳市襄州区	420525	宜昌市远安县	422826	恩施土家族苗族自治州咸丰县
				420703	鄂州市华容区			429021	神农架林区
湖南	7	430102	长沙市芙蓉区	433101	湘西土家族苗族自治州吉首市	431228	怀化市芷江侗族自治县	430524	邵阳市隆回县
						430821	张家界市慈利县		
						430424	衡阳市衡东县		
						431321	娄底市双峰县		

续表

省/市/区	合计/个	大城市 (26)		中小城市 (43)		普通农村 (48)		贫困农村 (31)	
		编码	名称	编码	名称	编码	名称	编码	名称
广东	7	440303	深圳市罗湖区	440282	韶关市南雄市	441322	惠州市博罗县		
				440604	佛山市禅城区	441624	河源市和平县		
				441202	肇庆市端州区	441723	阳江市阳东县		
广西	6	450102	南宁市兴宁区	450304	桂林市象山区	450521	北海市合浦县	451025	百色市靖西县
				450502	北海市海城区			451225	河池市罗城仫佬族自治县
海南	2			460107	海口市琼山区	469021	定安县		
重庆	3	500108	南岸区			500222	綦江县	500236	奉节县
四川	8	510107	成都市武侯区	510303	自贡市贡井区	511821	雅安市名山县	511321	南充市南部县
				511181	乐山市峨眉山市	511524	宜宾市长宁县	513434	阿坝州黑水县
				511381	广安市华蓥市				
贵州	6	520102	贵阳市南明区	522601	黔东南苗族侗族自治州凯里市	520121	贵阳市开阳县	522636	黔东南苗族侗族自治州丹寨县
								520221	六盘水市水城县
								522227	铜仁地区德江县
云南	8	530102	昆明市五华区	532502	红河哈尼族彝族自治州开远市	530127	昆明市嵩明县	532627	文山壮族苗族自治州广南县
				533103	德宏傣族景颇族自治州潞西市	530721	丽江市玉龙纳西族自治县	530823	普洱市景东彝族自治县
								532324	楚雄彝族自治州南华县

续表

省/市/区	合计/个	大城市(26) 编码	名称	中小城市(43) 编码	名称	普通农村(48) 编码	名称	贫困农村(31) 编码	名称
陕西	4	610103	西安市碑林区	610581	渭南市韩城市	610326	宝鸡市眉县	610921	安康市汉阴县
甘肃	5	620102	兰州市城关区			621221	陇南市成县	620826	平凉市静宁县
								621124	定西市临洮县
								620524	天水市武山县
青海	3			630105	西宁市城北区	632523	海南藏族自治州贵德县	632128	海东地区循化撒拉族自治县
宁夏	3			640502	中卫市沙坡头区	640121	银川市永宁县	640423	固原市隆德县
新疆	3			650203	克拉玛依市克拉玛依区				
				652801	巴音郭楞蒙古自治州库尔勒市				
				653001	克孜勒苏柯尔克孜自治州阿图什市				

3. 2017年中国儿童与乳母营养健康监测（121个）

省/市/区	合计/个	大城市 (5) 代码	名称	中小城市 (54) 代码	名称	普通农村 (49) 代码	名称	贫困农村 (13) 代码	名称
北京	2	110101	东城区	110113	顺义区				
天津	2	120116	滨海新区塘沽	120114	武清区				
河北	5			139002	石家庄市辛集市	130523	邢台市内邱县		
				130606	保定市莲池区（原南市区）				
				130802	承德市双桥区				
				130902	沧州市新华区				
山西	4			140981	忻州市原平市	140121	太原市清徐县	140224	大同市灵丘县
				141081	临汾市侯马市				
内蒙古	4			150781	呼伦贝尔市满洲里市	152921	阿拉善盟阿拉善左旗	150525	通辽市奈曼旗
								150926	乌兰察布市察哈尔右翼前旗
吉林	3			220303	四平市铁东区	220721	松原市前郭尔罗斯蒙古族自治县		
						222405	延边朝鲜族自治州龙井市（县级市）		
黑龙江	6			230382	鸡西市密山市	230127	哈尔滨市木兰县		
				230702	伊春市伊春区	230221	齐齐哈尔市龙江县		
				232701	大兴安岭加格达奇	231283	绥化市海伦市		
上海	2	310106	静安区（原闸北区）	310113	宝山区				

续表

省/市/区	合计/个	大城市(5) 代码	名称	中小城市(54) 代码	名称	普通农村(49) 代码	名称	贫困农村(13) 代码	名称
江苏	6	320114	南京市雨花台区	320281	无锡市江阴市				
				320481	常州市溧阳市				
				320706	连云港市海州区				
				320804	淮安市淮阴区				
				321182	镇江市扬中市				
浙江	5			330683	绍兴市嵊州市	330122	杭州市桐庐县		
				331002	台州市椒江区	330324	温州市永嘉县		
						331126	丽水市庆元县		
安徽	5			340207	芜湖市鸠江区	340122	合肥市肥东县		
				340406	淮南市潘集区	340621	淮北市濉溪县		
				341003	黄山市黄山区				
福建	4			350103	福州市台江区	350424	三明市宁化县		
				350783	南平市建瓯市	350623	漳州市漳浦县		
江西	4					360123	南昌市安义县		
						360322	萍乡市上栗县		
						360428	九江市都昌县		
						360925	宜春市靖安县		
山东	6			370305	淄博市临淄区	370831	济宁市泗水县		
				370683	烟台市莱州市	371323	临沂市沂水县		
						371403	德州市陵城区		
						371703	菏泽市定陶区		

续表

省/市/区	合计/个	大城市(5) 代码	名称	中小城市(54) 代码	名称	普通农村(49) 代码	名称	贫困农村(13) 代码	名称
河南	6			410182	郑州市荥阳市	410622	鹤壁市淇县		
				410781	新乡市卫辉市	411726	驻马店市泌阳县		
				419001	济源市济源区	411627	周口市太康县		
湖北	4			420981	孝感市应城市	421022	荆州市公安县		
						421221	咸宁市嘉鱼县		
						421321	随州市随县		
湖南	5			431025	永州市冷水滩区	430223	株洲市攸县	430923	益阳市安化县
						430723	常德市澧县		
						431226	怀化市麻阳苗族自治县		
广东	6			440113	广州市番禺区	440229	韶关市翁源县		
				440403	珠海市斗门区				
				440781	江门市台山市				
				441881	清远市英德市				
				445381	云浮市罗定市				
广西	5			450603	防城港市防城区	450223	柳州市鹿寨县		
				451381	来宾市合山市	450423	梧州市蒙山县		
						451021	百色市田阳县		

续表

省/市/区	合计/个	大城市 (5)		中小城市 (54)		普通农村 (49)		贫困农村 (13)	
		代码	名称	代码	名称	代码	名称	代码	名称
海南	2			469002	琼海市	469001	五指山市（县级市）		
重庆	3	500112	渝北区	500116	江津区			500235	云阳县
四川	6			511002	内江市市中区	510116	成都市双流区		
						510322	自贡市富顺县		
						510521	泸州市泸县		
						510723	绵阳市盐亭县		
						512022	资阳市乐至县		
贵州	4			522702	黔南布依族苗族自治州福泉市	522730	黔南布依族苗族自治州龙里县	520624	铜仁市思南县
								520521	毕节市大方县
云南	5			530802	普洱市思茅区			530523	保山市龙陵县
				532801	西双版纳傣族自治州景洪市			532326	楚雄彝族自治州大姚县
								532925	大理白族自治州弥渡县
西藏	2					542421	那曲地区那曲县		
						540528	山南市加查县		

续表

省/市/区	合计/个	大城市(5)		中小城市(54)		普通农村(49)		贫困农村(13)	
		代码	名称	代码	名称	代码	名称	代码	名称
陕西	3			610115	西安市临潼区				
				610304	宝鸡市陈仓区				
				610582	渭南市华阴市				
甘肃	3			620602	武威市凉州区			621121	定西市通渭县
				620982	酒泉市敦煌市				
青海	3			632121	海东市平安区	630223	海东市互助县		
						632523	海南藏族自治州贵德县		
宁夏	3			640302	吴忠市利通区	640221	石嘴山市平罗县	640324	吴忠市同心县
新疆	3			653101	喀什地区喀什市	654021	伊犁哈萨克自治州伊宁县	653221	和田地区和田县